［編］━━━━━━━熊谷嘉人＋姫野誠一郎＋渡辺知保

毒性の科学

分子・細胞から人間集団まで

Science of Toxicity
From Molecule to Human Population

東京大学出版会

Science of Toxicity:
From Molecule to Human Population
Yoshito KUMAGAI, Seiichiro HIMENO and Chiho WATANABE, Editors
University of Tokyo Press, 2014
ISBN978-4-13-062410-7

はじめに

　本書は，毒性学（トキシコロジー；toxicology）に関する入門書である．通常の毒性学，中毒学の教科書的な本は，まず毒性学の基本の考え方を説明した後，個々の有害物質を列挙してその特性を論じ，次に各臓器に特有の症状と毒性発現機構を説明する，という構成をとることが多い．本書は，そのような既成の本とは少し異なった考えのもとに構成されている．では，本書はどのような観点から毒性学についての「入門」書をつくろうとしたのか．

　現在，毒性の現れ方は，その物質が体内に取り込まれた後，トキシコキネティクスとトキシコダイナミクスという過程を経て現れる，との考えで整理されている．トキシコダイナミクスとは，標的となる臓器，細胞に到達した化学物質あるいはその代謝物が，標的となる生体分子と相互作用をする過程全体をいう．すなわち，毒性が現れるかどうかは，毒といわれる物質の側だけに責任があるのではなく，生体側のさまざまな因子との相互作用の結果として決まる．したがって，入ってきた毒を相手にする生体側がどのような応答をするかを理解しない限り，毒性の全体を理解することはできない．たとえば花粉症を理解し，その対策を考える場合，さまざまな花粉の種類と特徴を学習するだけでは不十分である．花粉に含まれる成分が生体内でどのように処理され，生体側のどの分子がどのように反応するのか，それが個人ごとにどう異なるのか，を理解することが必須である．

　しかし，これまで世に出されたいわゆる「毒」に関するさまざまな本は，物質としての毒の説明に大きな比重がおかれ，生体側が毒に対してどのような防御機構を有しているのかについて，必ずしも十分に説明されていなかったきらいがある．現代の生物学において，細胞が有するさまざまな生体防御機構とその破綻を回避する機構として，酸化ストレスや親電子物質に対する応答機構，小胞体ストレス応答，オートファジー，アポトーシスなどの機構が詳細に研究されている．これらはすべて有害化学物質との相互作用に関わる因子であり，トキシコダイナミクスの主役である．また，遺伝子レベルでの生体応答についても，転写因子のみならず，DNAメチル化，マイクロRNAなどによるエピジェネティックな制御の関与が明らかにされつつある．毒性学を研究しようとする人間にとって，これらの生体側の防御機構に関する基本概念を理解することは必須であると考え，本書では第2章「毒性発現のメカニズムと生体内因子」の内容を充実させることに重きをおいた．

　このような分子レベルでの毒性研究を志向する若手の研究者や大学院生にとって，メカニズムを明らかにすることは研究者としての喜びも大きく，またハイレベルな学術誌への論文掲載の期待も高まるだろう．しかし，メカニズムの解明とクリアなデータを求めることに夢中になるあまり，現実的ではない高濃度の化学物質を作用させた論文が数多く出て

いることも否めない．毒性学の基本中の基本となる概念は，あくまで用量－反応関係である．第1章「毒性学の基本概念」は，この基本概念の確認と，用量－反応関係を人間に当てはめてリスク管理をする過程で必要となる基本的な用語を整理した．実は，用量－反応関係とメカニズム志向の研究は相反するものではない．第4章「さまざまな有害物質」で示されるように，有機スズ化合物によって起こる内分泌かく乱作用は，どのような濃度設定で実験するかによってまったく異なった結果を生みだすことがある．メカニズム解明を目指した毒性学の研究においても，用量－反応関係の基本概念をつねに意識することの重要性を理解してほしい．

　用量－反応関係は毒性学に特有のものでなく，医薬品の作用を研究する薬理学においても重要である．また，トキシコキネティクスとトキシコダイナミクスに対応する概念として，ファーマコキネティクスとファーマコダイナミクスがある．両者の違いは何か．薬理学では，医薬品の作用標的，あるいは既知の副作用の標的における医薬品の濃度分布，生体分子との相互作用を理解することが最重要課題である．しかし，これまでの多くの食品や環境汚染物質による中毒事例が示しているように，毒性は想定外の臓器や細胞において現れることが稀でない．想定外の部位で起こる想定外の現象を事前に把握するのが毒性学の使命であるとすれば，これはなかなか困難な作業である．毒性学が目指す目的を達成するためには，実は科学としての総合性，先進性が強く求められるのである．今日，オミクスと名のつく網羅的な解析手法がさまざまな分野で活用されているが，この意味で毒性学と網羅的解析とは相性がよい．第3章「新規解析手法の毒性学への応用」では，これ以外にもさまざまな先端的な解析手法の毒性学への応用を紹介する．

　第4章「さまざまな有害物質」では，個別の有害物質について紹介する．紙数の制限もあるため，主に重金属を中心として解説し，ダイオキシン，ナノ物質などについて論じる．本書は全体として重金属毒性に関する話題が多い．それが特徴であり，限界でもある．重金属毒性というと水俣病やイタイイタイ病のような過去の重篤な健康障害のイメージが強い．しかし，現在は低濃度の鉛やカドミウムの長期摂取の影響が問題となっており，本書でもそちらに重点をおいた．編者の3人は，いずれもメチル水銀やカドミウム，ヒ素などの重金属毒性に関わりをもち，それぞれ，実験的研究からアジア各地でのヒ素汚染に関する野外調査にまで深く関わっている．本書では，対象物質の種類をいたずらに増やすのではなく，重金属に焦点を当てることで，分子から人間集団に至る広範囲のテーマについて包括的に扱うことを目標とした．

　ヒトや動物レベルで研究している者にとって，臓器の中で起こっていることはブラックボックスであり，臓器，細胞，オルガネラのレベルまで深く降りていく研究はそのブラックボックスに光を当てる作業になるだろう．しかし，逆に，シンプルな実験モデルを使って化学物質の影響を日常的に調べている者にとっては，その物質が環境から人間集団の中に拡散したときにどのような影響が起こるのかについては，複雑すぎて手の出せないブラックボックスになっているのではないか．第5章「人間集団における毒性学」で扱う野外

調査を中心とする疫学的研究は，環境因子と人間側の因子が複雑に交錯するなかで，有害物質の健康影響を明らかにすることを目指すものである．ブラックボックスの中を白日の下にさらす作業が科学であるならば，分子レベルの研究も人間集団の研究も，いずれもブラックボックスと格闘する毒性の「科学」であろう．

毒性学は，その成果を社会に還元し，人々の安全な暮らしの確保に寄与することが求められている．第6章「毒性学と社会との関わり」では，第1章「毒性学の基本概念」で解説した不確実係数，ベンチマークドーズなどのリスク評価の概念が実際の環境基準の設定にどのように活かされているのか，さらに魚介類のメチル水銀をめぐるリスクコミュニケーションのあり方について，それぞれ現場で実際に深く関わっている立場から論じている．

本書は，限られた紙数で最新の情報を盛り込もうとしたため，内容的に偏りがあることは否めない．構成の意図を理解しやすくするため，各章の先頭に章の概要を示して道しるべとした．読者層として，毒性学の研究を開始した学生・大学院生，企業や大学，公的機関などで安全性研究に関わっている若手の研究者をイメージして作成した．分子・細胞レベルでの毒性メカニズムから，野外調査やリスクコミュニケーションの現場からの臨場感あふれる報告にいたるまで，ミクロからマクロまでを包括的に扱った毒性の科学に関する本として希有のものができあがったのではないかと自負している．若い読者が本書を読んで，毒性学がチャレンジしがいのある魅力的な「科学」であることを感じ取っていただければ，編者として望外の喜びである．

最後に，このような企画を快く受け入れていただき，最後まで忍耐強く編集作業を行なっていただいた東京大学出版会の丹内利香さんに深く感謝いたします．

2014年2月

熊谷嘉人・姫野誠一郎・渡辺知保

目次

はじめに　iii

第 1 章　毒性学の基本概念 …………………………………………………… 1

本章の概要　2

1.1　用量 – 反応関係（姫野誠一郎）　4

　1　用量 – 反応関係の基本概念／2　用量・反応の種類と用量 – 反応曲線／3　さまざまな用量 – 反応関係

1.2　トキシコキネティクスとトキシコダイナミクス（古澤　華・渡辺知保）　8

　1　毒性発現の概念──毒物はなぜ毒物になるか？／2　トキシコキネティクス／3　トキシコダイナミクス──分子レベルでの相互作用／4　トキシコダイナミクス──細胞毒性への発展と修復

1.3　毒性評価に関わる指標や基準策定の基本（亀尾聡美）　13

　1　リスク分析（環境リスク分析，食品のリスク分析）／2　毒性学における毒性評価および関連指標／3　閾値のある毒性と閾値のない毒性／4　閾値のある毒性物質に用いる用語／5　閾値のない毒性物質に用いる用語

第 2 章　毒性発現のメカニズムと生体内因子 ……………………………… 21

本章の概要　22

2.1　有害物質の膜輸送とトランスポーター（神戸大朋）　24

　1　膜輸送とトランスポーター／2　今後の展開

2.2　Keap1/Nrf2 システムと毒物の解毒・排泄（田口恵子）　28

　1　毒物の解毒・排泄／2　生体防御に働く Keap1/Nrf2 システム

2.3　活性酸素のセンサー（久下周佐・岩井健太）　34

　1　Prx の研究展開と重要性／2　Prx の新たな機能／3　過酸化による Prx の抗酸化活性の失活とその役割

2.4　タンパク質の化学修飾とその制御系（安孫子ユミ）　39

　1　タンパク質の化学修飾／2　親電子物質によるシステイン残基を介した化学修飾（親電子修飾）／3　親電子修飾の制御系

2.5 MTF1とメタロチオネインの役割（木村朋紀） 44

　　1 恒常性維持システムと防御システム／2 メタロチオネインによる有害金属の解毒／3 亜鉛に応答したMTF1による転写の活性化／4 亜鉛以外の金属に応答した転写活性化メカニズム／5 残された課題

2.6 環境因子によるエピジェネティック制御（鈴木武博・野原恵子） 49

　　1 エピジェネティクスとは／2 エピジェネティクスの制御機構／3 環境化学物質による遺伝子発現のエピジェネティック制御／4 今後の研究課題と展望

2.7 異物代謝酵素のmicroRNAによる制御（中島美紀） 53

　　1 発現調節因子としてのmicroRNA／2 microRNAの命名法／3 microRNAの標的となるmRNAの同定／4 異物代謝制御におけるmicroRNAの役割／5 異物への曝露によるmicroRNA発現の変動／6 病態または毒性バイオマーカーとしてのmicroRNA／7 今後の展望

2.8 小胞体ストレス（新開泰弘） 58

　　1 細胞内におけるタンパク質の動態／2 タンパク質の小胞体品質管理と小胞体ストレス応答機構／3 環境化学物質による小胞体ストレス／4 毒性防御系としてのUPR

2.9 ユビキチン・プロテアソームシステム（黄　基旭） 63

　　1 ユビキチン・プロテアソームシステムとは／2 損傷タンパク質の分解／3 MAPキナーゼシグナル伝達系の調節／4 細胞死の調節

2.10 オートファジー（藤井重元） 68

　　1 オートファジーとは／2 オートファジーの基本メカニズム／3 環境ストレスによるオートファジー誘導とその細胞保護作用／4 オートファジーと細胞死／5 今後の展望

第3章　新規解析手法の毒性学への応用 ……73

本章の概要　74

3.1 酵母を用いた化学物質感受性に関わる遺伝子スクリーニング（高橋　勉） 75

　　1 酵母のモデル生物としての有用性／2 遺伝子発現プロファイル解析を用いた化学物質の標的分子の検索／3 酵母ライブラリーを用いた化学物質の標的分子の網羅的検索／4 酵母を利用したトキシコゲノミクス研究

3.2 ケミカルバイオロジー（熊谷嘉人） 79

　　1 毒性学におけるケミカルバイオロジーの進展／2 環境中親電子物質／3 環境中親電子物質により化学修飾されたタンパク質を検出するアッセイ

3.3 メタボローム解析による新規肝毒性マーカーの探索（曽我朋義） 84

　　1 メタボローム解析による肝毒性マーカー探索／2 CE-MSによるメタボローム測定法／3 アセトアミノフェンによる肝炎マウスのメタボローム解析／4 オフタルミン酸生合成経路の発見／5 肝毒性を示す血中バイオマーカーの発見

3.4 生体内複数元素の同時イメージング（谷口将済・榎本秀一） 89

　　1 生体内の微量金属元素と分子イメージング／2 代謝解析法としてのマルチトレーサー法と複

数分子同時イメージング装置／3　GREI の撮像原理と複数分子イメージングへの応用／4　まとめ

3.5　化学形態別分析（小椋康光）　93

1　生体微量元素の化学形態別分析とは／2　化学形態別分析における HPLC を用いた分離／3　化学形態別分析における ICP-MS を用いた元素特異的な検出／4　化学形態別分析による分析例

3.6　高次脳機能の行動試験法（掛山正心）　98

1　高次脳機能とその種差／2　一般的な神経毒性試験／3　新たな高次脳機能行動試験法

3.7　バイオインフォマティクス（大橋　順）　103

1　トキシコゲノミクスとは／2　DNA マイクロアレイデータの標準化／3　二群間比較／4　遺伝子機能グループ解析（GSEA）／5　トキシコゲノミクス関連データベース

第4章　さまざまな有害物質　107

本章の概要　108

4.1　メチル水銀の毒性（永沼　章・黄　基旭）　109

1　水俣病／2　メチル水銀の環境中での動態／3　メチル水銀の体内動態／4　メチル水銀毒性の発現機構

4.2　ヒ素化合物の代謝と毒性（角　大悟）　113

1　ヒ素のキネティクス／2　ヒ素毒性の修飾因子／3　ヒ素毒性のエンドポイント／4　今後の展望

4.3　カドミウム毒性の分子メカニズム（佐藤雅彦）　117

1　カドミウム毒性／2　カドミウムによるアポトーシス誘導機構／3　カドミウムの細胞膜輸送機構／4　カドミウム毒性とメタロチオネイン

4.4　有機スズによる毒性とその分子メカニズム（中西　剛）　122

1　環境汚染物質としての有機スズ／2　ヒトに対する有機スズの曝露／3　有機スズの構造と細胞毒性／4　有機スズの内分泌かく乱作用／5　核内受容体アゴニストとしての有機スズ／6　核内受容体を介した有機スズの毒性／7　今後の展開

4.5　亜鉛シグナル異常による脳機能障害（武田厚司）　127

1　亜鉛と脳機能／2　グルタミン酸神経毒性を介した毒性発現／3　亜鉛シグナルの機能と毒性／4　亜鉛摂取不足時の毒性／5　ストレス負荷時の毒性／6　学習・記憶障害ならびに認知症との関係／7　亜鉛神経毒性研究の今後

4.6　鉛の毒性メカニズム（吉永　淳）　132

1　高レベル曝露によるヒトへの毒性／2　低レベル曝露による毒性／3　遺伝的多型による鉛毒性の修飾

4.7　ダイオキシン曝露が授乳期の齧歯類に引き起こす水腎症の発症メカニズム（吉岡　亘）　136

1　ダイオキシン類／2　ダイオキシン毒性／3　ダイオキシン曝露による授乳期マウスの水腎症

の病態と発症の原因／4　ダイオキシン曝露による授乳期マウスの水腎症発症の分子メカニズム

 4.8　大気中の粒子状物質（鳥羽　陽）　140
  1　微小粒子状物質（$PM_{2.5}$）／2　粒子状物質に含まれる変異原物質／3　粒子状物質に含まれる酸化ストレス誘導物質

 4.9　ナノ物質と粒子の毒性（平野靖史郎）　144
  1　ナノ物質とは／2　粒子状物質の毒性の考え方／3　ナノ物質の生体影響／4　今後の展望

第5章　人間集団における毒性学　149

 本章の概要　150

 5.1　公衆衛生学者によるヒ素汚染地域の調査——内モンゴル（吉田貴彦）　152
  1　社会医学の研究ツールとしての疫学調査／2　中国における風土病としてのヒ素中毒の背景／3　記述疫学的な調査／4　分析疫学的な調査／5　介入疫学研究へ／6　フィールド疫学調査を成功させる鍵

 5.2　人類生態学者からみたヒ素汚染の問題——バングラデシュ・ネパール
  （渡辺知保）　157
  1　南アジアにおけるヒ素汚染の問題／2　ヒ素汚染に対する人々の意識／3　ヒ素の用量-反応関係とその"修飾要因"／4　水の確保と食糧の確保／5　ヒ素の摂取源の問題／6　ヒ素毒性にみる地域性

 5.3　分子毒性学者によるヒ素汚染地域の調査——内モンゴル（熊谷嘉人）　162
  1　フィールドサイエンスと実験科学／2　細胞での検討による予防医学への貢献／3　今後の期待

 5.4　世界の水銀汚染地帯——タンザニア・中国（吉田　稔）　166
  1　世界の水銀汚染／2　発展途上国の金採掘方法／3　アフリカ・タンザニアの小規模金鉱山における水銀汚染と健康影響／4　中国の小規模水銀鉱山における水銀汚染と健康影響／5　今後に向けて

 5.5　低濃度メチル水銀の神経発達影響に関する調査——フェロー諸島とセイシェル
  （村田勝敬）　171
  1　出生コホート研究とは／2　米国科学アカデミーのメチル水銀評価／3　フェロー諸島とセイシェルの研究／4　異なる結論の帰結／5　2つの出生コホート研究からの教訓／6　毒性学における疫学と動物実験の補完関係

第6章　毒性学と社会との関わり　177

 本章の概要　178

 6.1　有害化学物質のリスク評価と管理——有害大気汚染物質の事例
  （青木康展・松本　理）　180
  1　リスク評価とは／2　環境中への化学物質の排出量把握／3　大気中の化学物質の環境基準／4

大気の環境基準・指針値設定のリスク評価／5　動物実験のデータに基づいたリスク評価
6.2　リスクコミュニケーションの現場から——メチル水銀を例に（佐藤　洋）　186
　　1　開催された会議／2　会議後の報道——キンメダイの切り身／3　「生活ほっとモーニング」／
　　4　キンメダイの環境コミュニケーション／5　ふりかえって考えると

略語一覧　193

索　引　196

執筆者一覧　199

第1章

毒性学の基本概念

本章の概要

毒の定義は16世紀の医師にして錬金術師のパラケルススの下記の言葉に凝縮されている.

「すべての物質は毒である．物質にして毒でないものは何もない．毒と薬とを分かつのは量の適切な区別だけである．」

医食同源や薬食同源という言葉があるが，薬毒同源といってもよいだろう．抗がん剤や農薬の中には，元をたどれば第2次世界大戦中の毒ガス兵器の開発にその端を発するものもある．薬毒同源という立場に立てば，完全に副作用のない医薬品，完璧に安全な農薬や食品添加物というのは，本質的に不可能である．

毒性の科学を大きく2つに分けると，このような化学物質の「量」の違いによって起こる生体影響を評価するハザード評価，リスクアセスメントの流れと，臓器，細胞，分子のレベルで化学物質がどのような作用を起こすのかを解明するメカニズム志向の毒性学に分けられる．前者は医薬品や化粧品の開発，あるいは食品や環境汚染物質の安全性評価においてきわめて重要な位置を占めており，社会との接点も多い．これに対して，メカニズム志向の毒性研究においては，データの明瞭性を求めるあまり，ともすれば生体内では起こり得ないような高濃度の化学物質を動物や細胞に与えている例や，用量−反応関係という視点を欠いた研究も散見される．本書の読者はどちらかというと最新の手法を駆使して毒性のメカニズムを解明したいという意欲的な大学院生・学生や若手研究者が多いと想定されるが，毒性学の学習・研究をはじめるにあたり，用量と生体反応との関係をどのようにとらえるべきなのか，まず基本的な考え方を身につける必要があるだろう．本書を読み進むにつれて，実はメカニズム志向の研究とリスクに関する量的評価を重視する研究とはつながっていることを理解してもらえると思う．

古典的ともいえる毒性学の基本として，用量−反応関係（dose-response relationship），用量−影響関係（dose-effect relationship），閾値（threshold），などの概念がある．第1章の最初に，まず，これらの基本的な考え方を概説し，その具体例，および，最近の新たな考え方などを紹介する．

毒が毒であるゆえんはその「量」によって決まる．もう少し具体的にいうと，ある物質，あるいはその代謝物が毒性の標的となる部位でどのくらいの濃度になるか，また，その部位にどのくらい滞在しているのか，によって生体影響の程度が決まる．そのプロセスと機構を明らかにするのがトキシコキネティクスであり，標的部位で生体分子とどのような相互作用が起こって毒作用につながっていくかを明らかにするのがトキシコダイナミクスである．この考えは医薬品が標的臓器に必要な濃度運ばれて作用を発揮するプロセスを把握するファーマコキネティクスとファーマコダイナミクスに対応している．しかし，医薬品の場合は薬理作用が起こる標的部位をはっきりと想定して濃度の把握をすればよいのに対

して，毒性学では想定外の部位での想定外の生体影響をも対象としなければならない．あらゆる生体反応を相手にしなければならないという点で，毒性学は科学としての総合性・先進性をもたなければならない．想定外の生体影響をキャッチするためには，さまざまな優れたバイオマーカーの開発と最新のテクノロジーの導入が求められている（第3章で詳述）．実は，メカニズム志向の研究の成果は毒性の量的評価のための新たなマーカーの開発にもつながる．したがって，最初に述べた毒性研究の2つの流れは別個の分野ではなく，つねに相互の情報交換が必要である．また，医薬品の副作用や環境汚染，食品汚染による健康影響を抑止するため，毒性学はこれらの研究成果を直接的に社会に還元することが求められている．

物質の「量」という観点から，安全性，危険性を評価し，社会に対して一定の指針を提供するために，さまざまな概念と手法が開発されてきた．化学物質の影響を人間で試すことはできないので，疫学的に十分なデータがある場合を除き，多くは動物実験の結果を人間に外挿しなければならない．NOAEL, LOAEL, BMD, SF, UF, ADI, TDI, RfD, MOE, VSDなど，さまざまな用語が安全性の評価で用いられている．これらの概念の多くは，動物実験の結果から人間への外挿という困難な作業をいかに科学的に行なうか，という苦心の末に編み出されたものである．トキシコキネティクスとトキシコダイナミクスの考えは，動物実験の結果を人間に外挿するうえで，きわめて重要な位置を占めている．従来，発がん物質の生体影響には閾値がないので，安全な摂取レベルの設定は困難，とされてきたが，近年は，発がん物質についても一定の安全量を設定するための手法が開発されている．これらの点についても紹介する．

1.1 用量−反応関係

姫野誠一郎

1.1.1 用量−反応関係の基本概念

用量−反応関係（dose-response relationship）は，理論面においても応用面においても，毒性学の根本となる概念である．用量−反応関係の基本概念はすでに16世紀にパラケルススが述べた下記の言葉に集約されている．

「すべての物質は毒である．物質にして毒でないものは何もない．毒と薬とを分かつのは量の適切な区別だけである．」

すなわち，世の中には有害な物質と無害な物質があるわけではなく，ある物質が有害作用を示すかどうかは，すべてその量に依存している．どの量の物質を与えたときに，どのような種類の生体影響がどの程度の強さで起こるか，用量−反応関係を把握することが毒性の科学の基本命題である．リスク評価の流れで位置づけると，まずハザード（健康への悪影響をもたらす物質，またはその状態）の同定があり，次に，同定されたハザードについて用量−反応関係を明らかにする，という流れとなる．用量−反応関係の概念を無視して有害物質の生体影響を論じることは，毒性学の立場からいえば，根拠に乏しい議論となる．実は，メカニズム志向の研究において，この概念が軽視されたまま，データの拡大解釈が起こることがしばしばあるので注意を要する．

1.1.2 用量・反応の種類と用量−反応曲線

用量にはさまざまなレベルがある．大気汚染物質濃度のように環境中に存在する物質の濃度を人間集団が曝露されている用量とする，あるいは，動物実験での投与量を用量とすることが一般的である．しかし，ある物質の量に応じて生体が応答するのはその物質の標的臓器，標的分子において起こることである．有害物質が体内に取り込まれた後，吸収，分布，代謝，排泄（いわゆるADME，1.2節を参照）という障壁を越えて，最終的に標的臓器に達するまでに，用量は変化していく（図1.1.1）．標的臓器における用量の測定は困難であるため，血液中での用量（血液中濃度）を用いて用量と生体影響との解析を分析することも多い．この場合，単に濃度−反応（concentration-response）関係と表現することもある．

用量−反応関係における「反応」には，死亡，あるいは肝障害の発症のようなすべてか無かの反応（quantal response）と，酵素活性のような連続的な

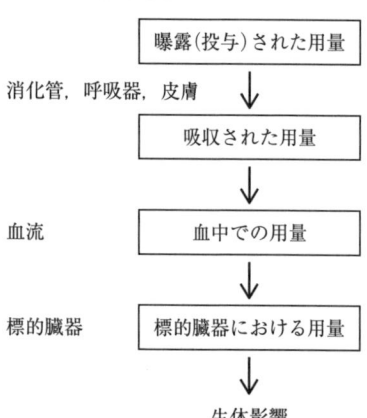

図1.1.1 用量と体内動態との関係

反応（graded response）がある．後者は，用量－影響（dose-effect）関係として評価する方が適切かもしれない．たとえば，肝毒性物質によってどの程度の肝障害が起こるかについての用量－影響関係は，肝毒性物質の用量を横軸にとり，血中 AST, ALT などの指標酵素の活性を縦軸にとって図示することになる．しかし，酵素活性は連続的に変化する反応（graded response）ととらえれば，この図も用量－反応曲線ということができる．一方，肝障害が起こるか起こらないかを，すべてか無かの quantal response として評価すれば，用量－反応曲線の縦軸は累積反応率となり，用量の増加にともなって累積反応率は 100% に近づく（図 1.1.2）．

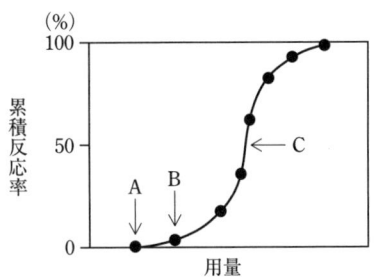

A：NOAEL　B：LOAEL　C：$LD_{50}, LC_{50}, ED_{50}$

図 1.1.2　基本的な用量－反応曲線の形状

用量－反応曲線の形状から，用量－反応関係に関するさまざまな情報が得られる．感受性の高い個体は，低い用量から反応しはじめ，感受性の低い（抵抗力の強い）個体は，高い用量になってはじめて反応する．そのため，用量に対する反応の頻度は，もっとも多くの個体が反応する平均的な用量（図 1.1.2 の C）を中心に，つねに一定の変動幅をもっている．用量の低い側から反応した個体の累積数を積み上げていくと図 1.1.2 のようにシグモイドカーブを描く．いずれの個体もまだ反応しない最大濃度が NOAEL（no-observed-adverse-effect level，無毒性量）であり，もっとも感受性の高い個体がはじめて反応するときの用量が LOAEL（lowest-observed-adverse-effect level，最小毒性量）である（図 1.1.2 の A, B）．より厳密にいうと，有害影響の頻度あるいは程度が，適切に設定された対照群に比べて有意に増加しない最大用量が NOAEL であり，有意に増加する最小用量が LOAEL である．これらの指標は，有害物質の用量から生体影響を予測する，あるいは安全な用量を推定するうえで活用される．詳細は 1.3 節で述べられる．

有害物質が生物個体に引き起こす毒性影響の最大のものは死である．しかし，死に至るまでに現れる影響は一様ではない．どのようなエンドポイントで用量と生体影響との関係を評価するかによって，用量ごとの生体影響の発生頻度は異なってくる．図 1.1.3 は，メチル水銀によってもたらされる神経毒性の症状ごとに用量－反応曲線が異なってくることを模式的に示したものである．ここでは用量として標的器官である脳の水銀濃度と高い相関を示す毛髪中水銀濃度を用いている．比較的低い用量から知覚異常などの症状が起こり，用量が増すにつれて運動失調，構音障害などのより重度の症状が現れ

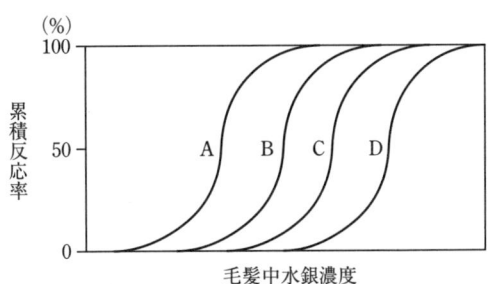

A：知覚異常　B：運動失調　C：構音障害　D：死

図 1.1.3　複数のエンドポイントによる用量－反応関係

る[1]. また, 鉛による生体影響の場合は, 用量の変化によって, 知能への影響, 造血障害, 神経症状, というように標的臓器そのものが変化することもある.

1.1.3 さまざまな用量−反応関係

必須微量元素の亜鉛やセレンなどは, 過剰量の摂取によって中毒症状を起こすが, 摂取量が不足すれば欠乏症状を起こす. 欠乏症状の現れる頻度も欠乏の程度（用量）に依存して変化するので, このような物質の用量−反応曲線はU字型と呼ばれる形状となる（図1.1.4（A））. 中央部の過剰症状も欠乏症状も起こらない範囲の摂取量が適切な摂取量になる. しかし, U字型の用量−反応曲線において, より鋭敏に変化するエンドポイントを使うと毒性影響のカーブは左にシフトし, 欠乏症状のカーブは右にシフトしてくる. このため, 過剰症状の起こるLOAELを単純に安全係数100で除してしまうと, 安全な摂取量は欠乏症状を引き起こす用量になってしまう. このように欠乏症状と過剰症状の両方を考慮する必要のある物質については, 不確実係数（UF, 1.3節参照）の設定の際に多くの因子を考慮する必要がある.

図1.1.2のような用量−反応関係の図が描けるのは非発がん物質の場合である. 非発がん物質による生体影響にNOAELやLOAELのような閾値が存在するのは, 有害物質に対する解毒能, 起こった生体影響に対する修復能を超える用量になったときにはじめて生体影響が表面化するからである. これに対して, 発がん物質が生体に引き起こす遺伝子異常などの作用には閾値が存在しないと考えられているため, 理論上, 用量−反応曲線は図1.1.4（B）のような形状になる.

一方, 近年, 内分泌かく乱化学物質の生体影響について, 低用量効果（low-dose effect）

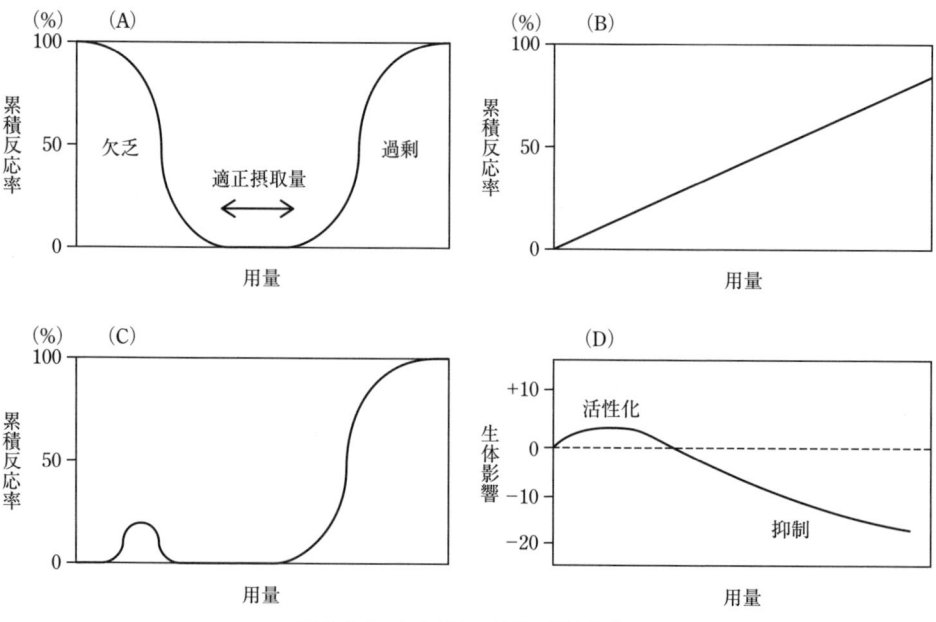

図1.1.4 さまざまな用量−反応曲線

といわれる現象が報告されている．図1.1.4（C）のように，通常の生体影響が観察される濃度より非常に低い濃度において，高用量とは異なった生体影響が起こることが報告されている．たとえば，フタル酸エステルの一種であるDEHP（フタル酸ジ-(2-エチルヘキシル)）は高濃度でアロマターゼ活性を上昇させるが，低濃度では逆に抑制する[2]．あるいはエストロゲン様作用を示すPCBやDDEなどの化学物質は0.1 nMという著しく低い濃度をピークに肥満細胞からのヒスタミン遊離を促進するが，10 nM以上ではそのような作用は観察されなくなる[3]．低用量効果を示すのは一部の農薬やPCB，ビスフェノールAなどの内分泌かく乱化学物質が多い[4]．低用量効果による生体影響は，通常の安全性試験では予測できないため，古典的な用量-反応関係に基づいた安全性の評価方法に疑問を投げかけることになった．低用量効果に対応するためには，用量-反応関係において，生体反応が単調に増加する（monotonic）というモデルだけでなく，用量によって生体が単調ではない変化をする（non-monotonic）モデルも考える必要があることが指摘されている[5]．しかし，この分野はまだ論争が続いており，今後の知見の蓄積を待つ必要があるだろう．

　古くからホルミシスという現象が観察されている．図1.1.4の（D）に示したように，用量-影響関係において，低い用量では有害作用の逆の作用，生体にとってよい作用を示すことがある．たとえば，ある物質が抑制的な生体反応を引き起こすのに，低濃度では逆に反応を活性化することがある．現在，このような現象は，閾値より低い用量の有害物質に曝露された生体側の適応による防御反応を反映している可能性が考えられている[6]．

　用量-反応関係は，毒性学の根幹をなす概念であり，用量-反応曲線は安全性評価のさまざまな指標を設定するうえでの基本となるデータである．本書では紙面の都合上，用量-反応関係に関する他の重要な項目を割愛したので，毒性学に関する他の成書を参考にされたい[7,8]．用量-反応関係の基本は，すでに16世紀にパラケルススによって述べられたが，実際にこの原理を安全性評価に応用するうえではさまざまな条件や影響を及ぼす因子について慎重に考慮する必要がある．

引用文献
1) Camner, P. *et al.* (1979) In *Handbook on the Toxicology of Metals*, Friberg, L. *et al.* (eds.), Elsevier/North-Holland, Amsterdam; pp. 65–97.
2) Andrade, A. J. M. *et al.* (2006) *Toxicology* **227**, 185–192.
3) Narita, S. *et al.* (2007) *Environ. Health Perspect.* **115**, 48–52.
4) Vandenberg, L. N. *et al.* (2012) *Endocrine Reviews* **33**. (doi:10.1210/er.2011-1050)
5) Birnbaum, L. S. (2012) *Environ. Health Perspective* **120**, A143–A144.
6) Calabrese, E. J. and Mattson, M. P. (2011) *J. Cell Commun. Signal.* **5**, 25–38.
7) Eaton, D. L. and Klaassen, C. D. (2004) 『キャサレット＆ドール　トキシコロジー』Klaassen, C. D.（編），サイエンティスト社；pp. 13–39.
8) Beck, B. D. *et al.* (2001) In *Principles and Methods of Toxicology*, Hayes, A. W. (ed.), Talor & Francis, Philadelphia; pp. 23–76.

1.2 トキシコキネティクスとトキシコダイナミクス

古澤　華・渡辺知保

1.2.1 毒性発現の概念——毒物はなぜ毒物になるか？

1.1節で解説された毒物の用量と反応とは，いわば毒性発現の入口と出口ともいえるが，どのようにして用量が反応に結びつくかを理解するためには，両者をつなぐプロセスをたどることが不可欠である．毒性学の研究，とくに実験的研究のほとんどが，このブラックボックスの分解と解読，つまり，体内に侵入した毒物の移動と移動先での挙動とを明らかにすることに向けられている．このうち，毒物の移動，すなわち，何らかの経路を経て標的とする組織・部位にたどりつき，さらにそこから消失していく経過を明らかにするのがトキシコキネティクス（toxicokinetics, TK）である．一方，標的部位に達した物質が，そこにある生体側のシステムと何らかの形でやりとりをして，最終的に毒性を発揮するまでの経過を明らかにするのがトキシコダイナミクス（toxicodynamics, TD）である．

TK/TDによって毒性発現メカニズムを明らかにすることは，毒性の個体差や集団間差（実験であれば，種差・系統差），栄養・環境条件による毒性の修飾などを説明するうえで不可欠であり，毒性学の基礎的側面において重要である一方で，化学物質のリスク評価という実践的側面においても重要である．たとえば，発がん性を有する物質では，遺伝子そのものに毒物が直接影響を与えるかどうかによって，適用する用量－反応関係のモデルが変わる．

毒性発現という言葉には，毒物が本来もつ性質が現れてくるようなイメージがある．実際は生体と化学物質（毒物）との相互作用の結果，生体にとって都合の悪い状態に至るのが毒性であるから，毒物と生体のしくみの両方を理解しないと毒性発現も理解できない（図1.2.1）．言い換えると，毒物だけをいくらていねいに分析しても"毒性"はわからないのである．この観点から，TK/TDを理解するには以下の点をつねに念頭においておく必要がある．(1) 生体は開放系（open system）である．つまり，環境からつねに物質を取り入れている．この中には栄養素，水・酸素のような代謝に不可欠な物質と同時に，生存に影響しない物質

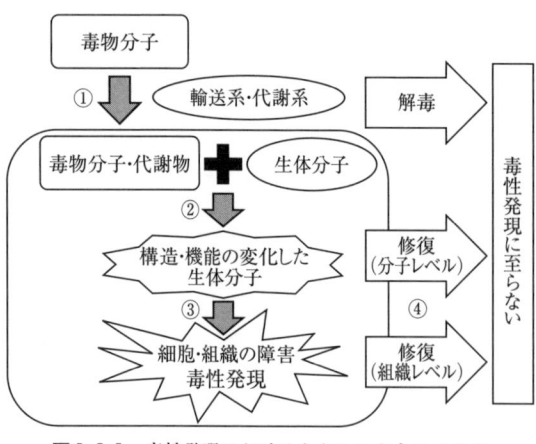

図1.2.1　毒性発現におけるトキシコキネティクス（TK）とトキシコダイナミクス（TD）
①がTK，②③④はTDに相当し，この部分は原則として標的部位において進行する（文献1に基づく）．

や，病原微生物や毒物など，有害な物質も含まれる．(2) 生体は，開放系であるにもかかわらず一定の機能を保つために，精緻な調節のしくみを備えている．つまり，部品調達と組み立てを自ら行なう自家発電装置つき精密機械のようなものである．(3) 精密な調節が破綻することもあるので，さまざまな修復のしくみを備えている．(4) 環境から取り入れる生体にとって必要な物質とそうでない物質とに，本質的な区別はない（これが，"量が毒を決める"理由でもある）が，生体にとって必要な物質を有効に使えるように，物質特異的に働くさまざまな輸送や代謝のシステムをもっている．(5) 上記のような物質特異的なシステムは長い進化的時間の間に獲得されてきたものであるのに対し，ヒトが多種類の人為的な合成化学物質に曝露されるようになってからは100年に満たない．(6) 生物のシステムとの相互作用を"計算にいれて"デザインされた物質は，動物や植物のもつ天然毒，医薬品（良い効果を意図）・農薬（ヒトには良く，ターゲットの生物には毒），ごく一部の合成化学物質（サリンのような戦争兵器）くらいであり，ほとんどの合成化学物質が毒性を発揮するのは，相互作用の偶然の結果といえる．

　最後の点は，本節で述べるTK/TDと，医療・臨床の現場で重要なファーマコキネティクス・ダイナミクス (PK/PD) との違いを考えるうえで重要である．PK/PDでは，標的器官と目標とする効果（副作用も含めて）が既知なので，これらを軸としてPK/PDの研究・実験を計画できる．これに対しTK/TDは，予期せざる器官や効果までカバーする，いわゆる探索的・網羅的な研究も（むしろそれこそが）重要であり，それに見合う手法やアプローチが要求される．

1.2.2　トキシコキネティクス

　生体に侵入した毒物は，生体のもつさまざまな構造やシステムにまかせて受動的な旅をはじめる．上述した通り，栄養素や酸素などには多くの場合，特異的な移動の仕掛け（トランスポーターや特異的チャネルなど）が用意され，それらの移動を調整しているが，毒物の旅は主として，その物理化学的な性質によって決まる受動的な旅であり，調整を受けにくい．生体に必要な分子（栄養素や酸素）と似た構造をもつ毒物は，生体分子用の特異的経路で輸送・代謝されることになるが，この場合も移動が調整されることはない．

　これらの大きな違いがあるにせよ，TKの要素となるADME（吸収 Absorption，分布 Distribution，代謝 Metabolism，排泄 Excretion）を支配するさまざまな原理は，医薬品や栄養素に働くものと同じである．主な原理の例は以下の通りである．(1) 脂溶性に富む物質，分子サイズの小さな物質は生体膜を通過しやすい．(2) 消化管から吸収された物質の多くは体循環に入る前に肝臓で「初回通過効果」を受ける．(3) 肝臓から胆汁とともに腸管に排出された毒物が腸管で再吸収を受けていわゆる「腸肝循環」に入る場合がある．

　このような共通原理にしたがって毒物の移行が起こることは，毒性発現の程度を考えるうえで重要である．たとえば，経口的に摂取されれば初回通過効果により極性が増して排出される毒物でも，経皮的に入れば初回通過効果を受けずに体循環に留まりやすい．また，

腸肝循環が形成された毒物は，体外に排出されにくくなる．基質特異性が低い，薬物代謝酵素群による代謝は毒物にとっても重要で，多くの場合，基質は解毒され，水溶性を増して排泄しやすい代謝物に変わるが，逆に反応性の高い物質への変換，いわゆる代謝活性化が起こることも少なくない．

1.2.3　トキシコダイナミクス——分子レベルでの相互作用

　TKが毒物の旅の分析だとすると，TDは旅先（標的部位）における毒物の振る舞いから，最終的な毒性発現に至るまでの一連のプロセスの分析である．このプロセスが個々の毒物によって異なるのは当然だが，まず，毒物分子と生体分子との分子レベルでの"相互作用"があり，この結果，構造・機能が変化した生体分子が細胞（時には組織）の機能を障害する．これら生体分子や細胞・組織の障害は，生体に備わるさまざまな修復システムによって修復されることもあるが，修復が不可能であったり，失敗したりすれば毒性が発現する．

　分子レベルでの相互作用は，毒物分子そのものの物理化学的性質，およびその周辺にどのような生体分子が存在するのかによって決まる．TKで決まる"旅先"が細胞の内か外か，さらには細胞内のどこなのかによって，出会う分子の種類も異なる．たとえば，膜受容体に作用するには細胞内に入る必要はないが，DNAと出会うためには核内にまで到達せねばならない．到達部位に存在する多様な生体分子の中でどれと相互作用するかは，双方の静電気的および立体構造学的な相性，電子親和性，反応基の状態などで決まる．毒性を発揮する物質の多くは，反応性が高く，親電子性を示すのが特徴である．毒物の構造も重要であり，たとえば，エストラジオール（E2）に似た分子構造をもった毒物がエストロゲン受容体に結合することで，偽のE2信号が伝わったり，本来のE2信号の伝達が妨害されたりする．また，臭化エチジウムなど，インターカレート剤と呼ばれる物質は分子の一部にDNAのヘリックスの径と一致する平面的構造をもち，DNAの塩基に結合すると，塩基ハシゴの間に"滑り込んで"ヘリックスを歪め，誤った複製を起こさせる[2]．複数の相互作用の相手をもつ毒物も多く（反応性に富むことを考えると当然であるが），遷移金属イオンはチオール基に親和性をもつので，多種類の生体分子と結合できる．一方，ダイオキシン類の場合，芳香族炭化水素受容体（AhR）というただ1種の分子と結合することが，ほぼすべての毒性を説明するものと考えられている．

　毒物分子が親和性の高い生体分子と結合するか化学的に反応することで，生体分子の機能あるいは構造が変化する．結合の例は上に述べた通りである．一方，毒物と生体分子が結合を維持するのではなく，化学的に反応する場合，生体分子からは水素が引き抜かれる，電子が奪われるなどの変化が起こるほか，天然毒の中には，生体分子を基質とする酵素として働くものもある．脂質二重膜の不飽和脂肪酸の鎖部分から水素が引き抜かれると，脂肪酸自身が反応性の高い物質（ラジカル）に変化し，近くの脂肪酸から水素を引き抜いて自分は過酸化物に変化する形で連鎖反応が進む．これをマクロにみれば膜構造が破壊され

細胞自体の生存を脅かす．アルキル化剤は，DNAの塩基部分にアルキル基を導入する．たとえば，アルキル化剤によってグアニンの酸素部位にメチル基が導入されると，全体の構造はアデニンに似るので，DNAの複製が起こると忠実性が損なわれる．

多くの場合，毒物は分子レベルに作用したところで役目を終え，あとは構造・機能が変化した生体分子（あるいは生体分子と毒物分子が結合したもの）の存在が毒性発現につながる．したがって毒性が発現する現場には毒物の姿がないということもある．一酸化炭素（CO）は酸素欠乏により脳に重篤な障害を残すが，COが相互作用するのはヘモグロビンである．その先の病理的なプロセスは低酸素によって引き起こされ，COが神経細胞の中の生体分子と相互作用するわけではない．上記のアルキル化剤の例でも，いったん変異DNAが複製されれば，毒物がなくても複製のたびにその効果が増殖することが発がんにつながる．

1.2.4 トキシコダイナミクス——細胞毒性への発展と修復

ある生体分子に構造・機能の変化が起こることは，細胞や組織の機能が障害されることとイコールではない．通常の生理的な反応においても，生体分子の構造・機能の変化はつねに起こっている．たとえば，カルモジュリンにカルシウムが結合して起こる立体構造の変化は，あらたな細胞活動を起こすシグナルとして利用され，正常な生理学的応答をもたらす．また，生体分子のある種の変化については，これを検出し修復するシステムが存在しており，システムが適切に働けば毒性発現に至らない．生体分子の構造・機能の変化が毒性発現に至るのは，細胞が本来もつ緻密な調節や修復のシステムの存在にもかかわらず，細胞がそれ自体の生存を維持できなくなったか，細胞が行なうべき本来の（生理的な）活動から逸脱した場合に限られる．どんな構造・機能の変化が正常で，どれが毒性発現に至るのかを区別する一般原則はないといってよいだろうが，生体のフィードバック調節を逃

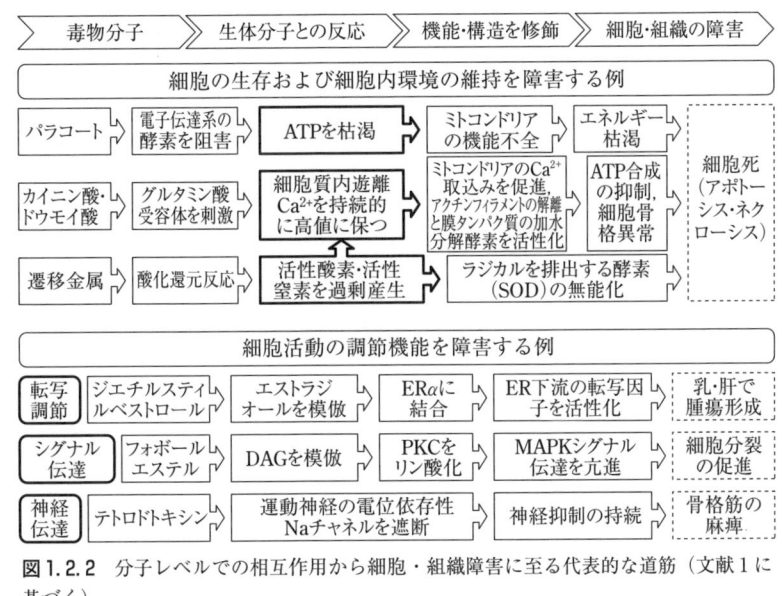

図 1.2.2 分子レベルでの相互作用から細胞・組織障害に至る代表的な道筋（文献1に基づく）

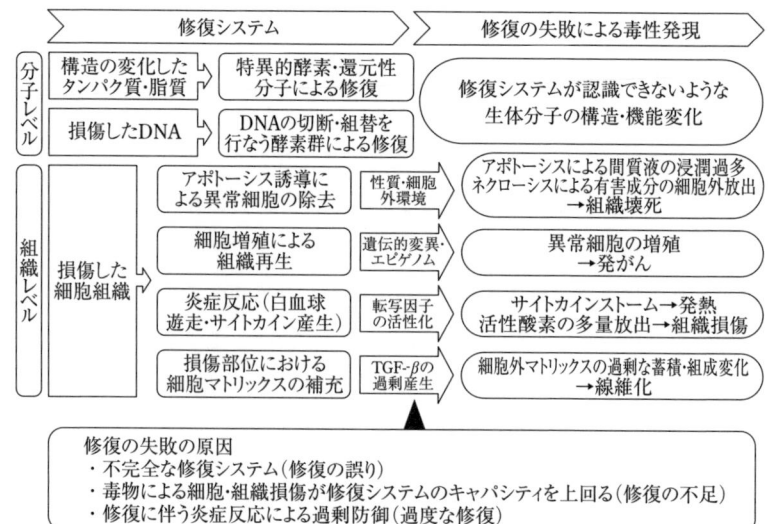

図1.2.3 生体の主要な修復システムと修復の失敗

れるような変化，修復が追いつかないほど多数の生体分子に同時に起こった変化は毒性発現に至りやすい．図1.2.2に分子レベルの異常が細胞レベルの機能不全に至る代表的な例を示した．

上述の通り，生体は毒物との相互作用で生じたものも含めて異常な変化を検出し処理するさまざまな修復システムを備えている．毒物との相互作用で生じた異常も，これらのシステムによって適切に処理されれば，毒性発現には至らない．一方で，これらの機構が逆に毒性発現につながる場合もある．図1.2.3には，主要な修復システムと，修復の失敗例を示す．修復の失敗は，主として修復のキャパシティが毒物による損傷に追いつかないときに起こるが，不完全な修復が毒性発現をもたらす場合があることにも注意したい．

毒物との相互作用の経験が生体側のシステムを変え，後に起こる相互作用も変えることがある．微量のカドミウム（Cd）をマウスに投与すると肝臓にメタロチオネイン（MT）が誘導される．その後，致死レベルのCdを投与しても誘導されたMTがCdをトラップするため毒性が減弱される．熱ショック反応や小胞体ストレスにおけるさまざまなシャペロンの誘導も，毒性の減弱をもたらす．海棲哺乳類やホッキョクグマなど，海の魚を食べて生きている動物は，つねに比較的多量のメチル水銀に曝露されることになるが，それぞれの種はメチル水銀に対して異なる防御機構を発達させてきたことが最近の研究でわかってきた．長い時間をかければ，生物が毒物に適応し得ることを示す好例である．

引用文献

1) Gregus, Z. (2007) In *Casarett and Doull's Toxicology: the Basic Science of Poisons* (7th ed.), Klaassen, C. D. (ed.), McGraw-Hill, New York; pp. 45-106.
2) Zakrewski, S. F., 古賀実他訳 (1991)『入門環境汚染のトキシコロジー』化学同人.

1.3 毒性評価に関わる指標や基準策定の基本

亀尾聡美

毒性評価を行なうためにはそれに必要な基本的な概念と毒性評価に関わる指標を正しく理解しておかなくてはならない．まず，概念として重要なのは，リスク分析（リスクアナリシス）である[1-7]．

1.3.1 リスク分析（環境リスク分析，食品のリスク分析）

環境中の化学物質や食品中に含まれる化学物質については，近年，リスク分析という手法が用いられるようになってきている．リスク分析は，リスク評価（リスクアセスメント），リスク管理，および，リスクコミュニケーションの3要素からなる[1]．リスク分析の3要素の構成を図に示す（図1.3.1）．

リスクとは，化学物質に存在するハザード（hazard: 危害要因）がヒトの健康や環境に有害作用を起こす確率と有害作用の程度を表したものである．ある有害化学物質のリスク評価は，1) 有害性（ハザード）評価，2) 用量-反応評価（用量-反応関係），3) 曝露評価，および 4) リスク判定で構成される．リスク判定を行なうにあたり，リスク特性についても十分に検討する必要がある．リスク特性解析は，有害性評価，用量-反応評価，曝露評価に基づいて，特定の集団に対する既知のあるいは潜在的な健康への悪影響が発生する確率や重篤性の定性的または定量的予測であって，付随する不確実性の予測を含む．食品のリスク評価（食品健康影響評価）については，日本においては内閣府の食品安全委員会が実施している．リスク管理は，リスク評価結果に基づく使用基準・残留基準などの行政側の決定や監視・指導による安全性確保である．リスクコミュニケーションは，リスクを正しく伝達し，専門家・行政と一般市民が双方向で情報・意見を交換し，相互理解をはかるものである．本節では，主にこれらのうち，リスク評価に用いられる指標の解説と基準策定の基本について紹介する．

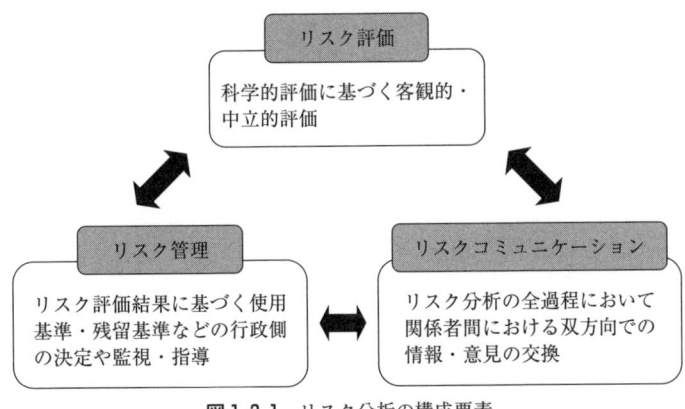

図1.3.1 リスク分析の構成要素

1.3.2 毒性学における毒性評価および関連指標

　化学物質の毒性評価を行なうために，疫学データを利用して予測する場合や動物実験データを利用する場合があるが，ヒトに関して十分な情報を得て，定量的な評価を行なうことが困難なことが多いために，まず動物実験を行なう方法が一般的である．そのため，動物実験の結果からヒトへの影響へ外挿するという作業が必要になる．また，動物実験での毒性が明らかになったものについて，将来，疫学的調査へ進んでいくことも必要となるだろう．毒性学における毒性評価とは，上述の化学物質のリスク評価と同義と考えてよい．毒性評価を理解するためには，まず，リスク評価に用いる NOAEL, LOAEL, BMD, BMDL, RfD, TDI, ADI, UF および HQ, MOE, VSD などの指標を正確に理解しておくことが必要である．

1.3.3 閾値のある毒性と閾値のない毒性

　リスク評価をするにあたり，閾値（またはしきい値）のある毒性と閾値のない毒性で異なる考え方が適用されているため，以下の項目では，両者を区別して説明する．ここでいう閾値とは動物実験などの有害性評価により，それ以下では有害影響を生じないとされている曝露量のことである．遺伝毒性を示す発がん物質のように曝露量がゼロにならない限り有害影響を生じる可能性がある場合は「閾値がない毒性」ということになる．

1.3.4 閾値のある毒性物質に用いる用語

　非発がん物質および非遺伝性発がん物質は，毒性が発現する用量に"閾値がある"毒性物質とされており，これらの物質についてリスク評価に用いる主な用語（NOAEL, LOAEL, BMD, BMDL, RfD, TDI, ADI, UF および HQ, MOE）を以下に説明する．

（1） 無毒性量（NOAEL）と最小毒性量（LOAEL）

　化学物質の毒性評価を行なうために従来から，無毒性量（no-observed-adverse-effect level, NOAEL）と最小毒性量（lowest-observed-adverse-effect level, LOAEL）という指標が用いられてきた．NOAEL とは，ある物質について何段階かの異なる投与量を用いて毒性試験を行なったとき，有害な影響が観察されなかった最大の投与量のことである．さまざまな動物試験（もしくは疫学データ）で得られた個々の無毒性量の中でもっとも小さい値をその物質の NOAEL とし，通常，1 日当たり体重 1 kg 当たりの物質量（例：mg/kg 体重/日）で表される．LOAEL とは，ある物質について何段階かの異なる投与量を用いて毒性試験を行なったとき，有害影響が認められた最小の投与量である（図 1.3.2）．

　NOAEL 法は閾値をもつと考えられるすべての毒性影響に適用可能であり，手順としては以下のように算出する．各々の有害影響に対して，対照群と各々の処理レベルを比較する統計学的検定を用いて，影響が検出されないもっとも高い実験用量を見つける．いくつ

かの試験で検出された有害影響におけるNOAELの中でもっとも低いNOAELを当該研究におけるNOAELとする．この場合，NOAELは，研究を考案したときの用量レベルや有害影響を検出する試験方法自体の能力に依存するので，検出力の低い試験法（たとえば，小さい標本数）や感度の低い測定法は比較的大きな影響しか検出できず，よ

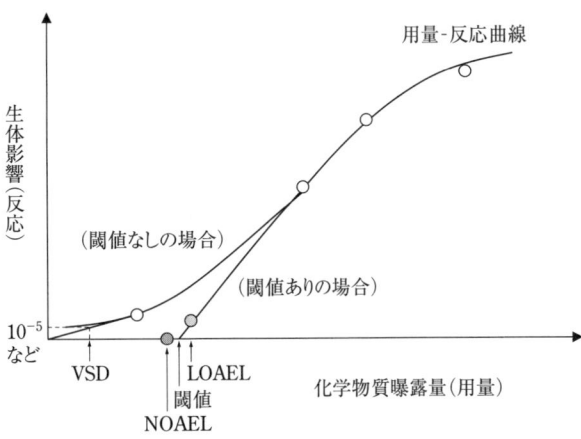

図 1.3.2　化学物質曝露量と生体影響（反応）関係（用量 – 反応曲線）

り高いNOAELになってしまう．もしすべての用量レベルで有意な影響があるならば，当該研究で用いられたもっとも低い用量をLOAELと定義する．

（2）　ベンチマークドーズ（BMD）法および，BMDL

近年，低レベルでのリスク評価には，NOAELやLOAELに代わり，ベンチマークドーズ（benchmark dose, BMD）およびBMDL（lower confidence limit of BMD）という指標が用いられるようになってきた．BMDLは，用量 – 反応関係が得られる統計学的な検出下限値であり，経験的にNOAELに近いとされており，NOAELが得られなかった場合に代用法として用いることが可能である．

NOAELやLOAELは，無曝露群と複数の曝露群の間で統計学的検定を実施することにより算出されてきたが，用いられる用量間隔の選択や対象サンプル数に依存し，低レベルでは実際に求めることが困難なことがある．このような問題に対処するために，BMD法が，クランプにより開発された[8]．BMD法は，低レベルではあるが測定可能な標的臓器影響を引き起こす量（臨界濃度）を推定する手法として期待された．BMDの算出によく使用されている方法として，古典的BMD法であるHybrid法と欧州食品安全機関（European Food Safety Authority, EFSA）により推奨されている方法がある．

EFSAは，「リスク評価におけるベンチマークドーズ法の利用」を発表し[9]，これまで伝統的に用いられてきたNOAELの代わりに，BMDが健康指針値（health-based guidance value）やMOE（margin of exposure）の基準点（reference point）を決定する選択肢として使用されるべきと勧告した．FESAが推奨するBMD法では，毒性発現率と曝露（摂取）量に数理モデルを適用して適合する用量 – 反応曲線を見つけ，バックグラウンド反応値に対して一定の異常増加（benchmark response, BMR，通常5%または10%影響量）を引き起こすときの曝露（摂取）量を算出し，BMDとする．BMDLは，BMDがとり得る95%信頼区間の下限値であり，この点がEFSAのBMD法の基準点として通常用いられる．図1.

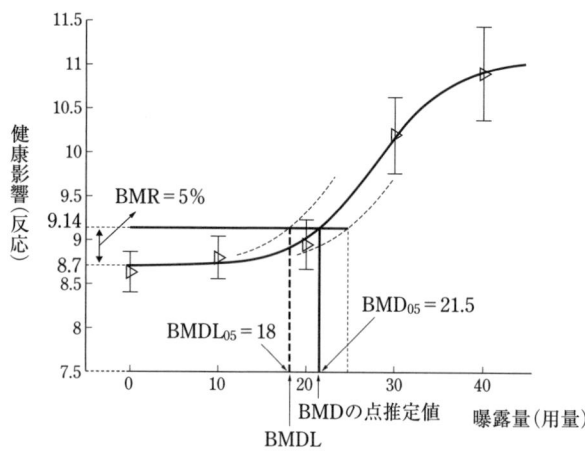

図 1.3.3 EFSA の BMD 法の基本概念

3.3 に EFSA の BMD 法の基本概念の図を示す．ここでは，BMR を 5% と仮定して計算すると，BMD_{05} は異常反応 5% となると思われる用量と解釈される．各用量における平均反応率（▷）とその信頼区間（破線）がプロットされている．これら▷点にもっとも適合する用量－反応曲線（実線）を数理モデルから見つける．図 1.3.3 のあてはめられた曲線のバックグラウンド（用量＝0）反応値は 8.7 である．用量－反応曲線は用量の増加にともなって反応も増加するので，BMR＝5%（5% の反応変化）の増加分をバックグラウンド反応値に加えると，9.14（＝8.7＋0.05×8.7）となる．そこで 9.14 の水平線を引き，あてはめた用量－反応曲線との交点における用量が点推定値 BMD_{05}（＝21.5）である．あてはめた曲線の 95% 信頼区間との交点が $BMDL_{05}$（＝18）となる．

Hybrid 法による BMD の算出法について順を追って説明する．1) 曝露量にともなって影響指標が有意に増加（あるいは減少）する関係（用量－反応関係）があることを確認する．2) 非曝露集団の影響指標の異常確率（あるいは異常者割合）を P_0 と定める．正規分布近似の場合は，P_0 は通常 5%，この境界線を cutoff 値とする．3) 曝露集団において，当該異常率 P_0 よりさらに α% の異常増加（通常 BMR＝0.05）をもたらす（すなわち $P_0+\alpha$＝10% となる）曝露濃度を BMD と定義する．4) BMD の 95% 信頼区間の下限値を BMDL とする．Hybrid 法は，疫学データの適用に適している．

EFSA の BMD や BMDL を算出できる無料ソフトウェアとして，現在，米国環境保護局（U.S. EPA）が開発した BMDS とオランダ国立公衆衛生環境研究所（RIVM）が開発した PROAST の 2 つが利用可能である．また，Hybrid 法に基づく BMD は秋田大学大学院医学系研究科環境保健学講座で公開されている SPBS 統計パッケージを利用すると算出できる．EFSA の推奨する BMD 法は，すでに報告されている論文の用量－反応関係データにも容易に適用可能である．ただし動物実験のデータのみでなくリスク評価で疫学データを使って BMDL を計算する際に，ヒト曝露の交絡要因の影響や毒性学的意味を十分に考慮する必要がある．BMD 法の歴史的背景，計算方法，および課題については，村田らが詳細な報告[10]をしている．

(3) 参照用量（RfD），TDI，ADI

NOAEL や LOAEL などの指標を用いて，参照用量（reference dose, RfD）が，決められ

る．RfD には，急性参照用量と慢性の参照用量がある．急性参照用量（acute reference dose, ARfD）とは，ヒトが食品や飲料水を介して，ある特定の化学物質を摂取した場合の急性影響を考慮するための指標である．ヒトが 24 時間またはそれより短期間の経口摂取をしても健康への悪影響を示さないと推定される摂取量（mg/kg 体重）で表される．

慢性毒性の参照用量としてよく知られているのが，耐容一日摂取量（tolerable daily intake, TDI）と一日許容摂取量（acceptable daily intake, ADI）である．TDI とは，有害重金属やダイオキシンなどの非意図的に混入する環境汚染物質などについて，ヒトが生涯にわたって毎日摂取し続けたとしても，健康への悪影響がないと推定される 1 日当たりの摂取量のことである．ADI とは，ある物質について，ヒトが生涯その物質を毎日摂取し続けたとしても，健康への悪影響がなく，次世代にも影響を与えないと推定される 1 日当たりの摂取量のことである．ADI は食品添加物や農薬など，食品の生産過程で意図的に使用されるものの安全性指標として用いられる．

（4） 不確実係数

実際にある物質について TDI や ADI などを設定する際，NOAEL などに対して，さらに安全性を考慮するために不確実係数（uncertainty factor, UF）を用いる．NOAEL などを UF で割ることで TDI や ADI を求めることができる．

$$\text{ADI あるいは TDI} = \text{NOAEL} \times \frac{1}{\text{UF}}$$

(mg/kg 体重/日)　　　　(mg/kg 体重/日)

動物実験のデータを用いてヒトへの毒性を推定する場合，これまで動物とヒトとの種差として「10」，さらにヒトとの間の個体差として「10」の安全率を見込み，それらをかけ合わせた「100」を UF のデフォルト値として用いてきた．しかしながら，近年，UF をトキシコキネティクス（TK）とトキシコダイナミクス（TD）のそれぞれに由来する部分に分割して考える検討がなされている．1994 年に国際保健機関（WHO），IPCS では，UF を 10 としたとき動物種間差の場合，TK の要因により大きな重み付け（TK：4.0, TD：2.5）をして，個体間差については TK と TD の要因に等しい重み付け（TK：3.16, TD：3.16）を与えるという分割法を示している．各々の化学物質の特性や曝露状況について具体的に入手可能なデータがある場合は，TK と TD のそれぞれに由来する係数を物質固有の UF に置き換えることができる．総合的な UF は，分割されたデフォルトの UF を利用可能な実験データと理論的数理データから得られた化学物質特異的調整係数（chemical specific adjusting factor, CSAF）で置き換えた後にすべてを積算して求められることになる．たとえば，ある物質の TK が試験動物とヒトにおいて定量的に同様であるという情報が得られれば，動物種間差は，TK：1.0, TD：2.5 で 2.5，ヒトの個体間差 10 で全体として UF が 25 となる．

食品のリスク評価である食品健康影響評価では，安全係数（safety factor, SF）を用いる

ことが多いが，基本的に UF と同義である．食品の場合，さらに農薬や食品添加物の摂取量が ADI の約 8 割を超えないように，最大残留基準値（maximum residue level, MRL）や使用基準を設定していく．MRL や使用基準は，リスク管理が適切に行なわれているかどうかを判断するための基準である．具体例を示した詳細な解説は，日本食品衛生協会の『食品安全リスク分析』（FAO 作成のガイドブックの翻訳版）[1] および，畝山の著書『安全な食べ物ってなんだろう？』を参照されたい[6]．

（5） ハザード比（HQ）と曝露マージン（MOE）

ヒトへの健康影響があるかどうかを評価する指標として，ハザード比（hazard quotient, HQ）や曝露マージン（margin of exposure, MOE）という考え方もしばしば用いられる．

リスク評価におけるハザード比は，ヒトへの推定曝露量を EHE（estimated human exposure）とすると，HQ＝EHE/TDI の式で表され，EHE と TDI を比べたものになる．したがって，その値が 1 より大きい場合，すなわち EHE が TDI を超える場合は「リスクあり」，1 より小さい場合は「リスクなし」と評価する．EHE は，ヒトまたは生体に及ぼす化学物質の量を計算する際，呼吸や食事の量，体重などについて仮定をし，推定した曝露量である．

MOE は，曝露マージン・曝露幅のことであり NOAEL, LOAEL, BMDL などの健康影響に関する評価値を実際のヒトの曝露量あるいは推定値 EHE で割った値（MOE＝NOAEL など/EHE）であり，NOAEL と EHE の大小を比べたものである．NOAEL が，動物実験で求められたものである場合，MOE の値には，ヒトへの変換（不確実性の考慮）が含まれていない．この場合，MOE を UF と比較し，MOE≦UF の場合「リスクあり」であり，MOE＞UF の場合「リスクなし」と評価する．

通常 MOE はリスク管理の優先付けを行なう手段として用いられている．つまり，化学物質によるヒト健康へのリスクを判断し，より詳細なリスク評価が必要か否かを決定するために初期リスク評価を行なう際に，MOE を指標とすることができる．

ここでいう初期リスク評価とは，現在得られている情報を用いて，リスクを評価し，より詳細な調査，解析，評価などが必要かどうかの優先度を判定するものである．初期リスク評価の目的は，現時点でリスクが懸念されないものをふるい落とすことと，リスクがあるかもしれない物質を特定すること，さらに再度リスク評価を実施するにあたり，どのような情報を収集すべきかを提言することにある．詳細リスク評価は，初期リスク評価の結論から，詳細な曝露シナリオを設定するとともに，有害性評価も特定のエンドポイントに着目し，必要なデータ・情報を収集し，可能な限り定量的・確率的なリスク評価を実施するものである．

1.3.5 閾値のない毒性物質に用いる用語

遺伝毒性発がん物質には閾値が存在しないという考え方が主流である．したがって，曝

露量がゼロにならない限り,発がんの可能性もゼロにならないと仮定される.しかしながら,近年,これらの閾値のない毒性物質についても,リスク管理を行なう立場から,ゼロを求めるのではなく,なんらかの最小値の設定や,優先的な対応が必要かどうかの指標を設けようという流れになってきている.以下にこれらの"閾値のない"毒性物質のリスク評価・リスク管理に用いる主な用語(VSD, MOEおよびBMDL)について説明する.

(1) 実質安全量

実質安全量(virtually safe dose, VSD)は,遺伝毒性発がん物質には閾値が存在しないという立場から出発した評価方法であり,個人が食品中の最大許容残留量を生涯にわたり摂取している場合のリスクレベル(10万分の1または100万分の1というような低い確率)でがんを発生させる用量である[7].通常の生活で遭遇する稀なリスクと同程度の非常に低いリスクを生ずる曝露量と解釈できる.現在,VSDを算出する方法として,$BMDL_{10}$を基準値として利用するのが一般的となってきている.

(2) 閾値のない毒性物質についてのBMDL

閾値のない毒性物質について,リスク評価をする際に,近年,閾値のある毒性物質同様に基準点にBMDLを用いることが多くなってきた.

(3) 閾値のない毒性物質についてのMOE

閾値のない毒性物質についても,MOEを用いて考えることができる.この場合のMOEは,閾値のある毒性物質の項で解説したのと同様に,毒性試験で得られたBMDLなどの健康影響に対する基準値をEHEで割ったものである.閾値のないと考えられている遺伝性発がん物質についてMOEをリスク管理の優先付けに用いることについても現在,議論され注目されている.

引用文献

1) FAO, WHO(編).林裕造(監).豊福肇・畝山智香子(訳)(2008)『食品安全リスク分析』日本食品衛生協会(オリジナル "Food safety risk analysis, A guide for national food authorities", FAO *Food and Nutrition Paper* **87**. (2006)").
2) 圓藤吟史(2012)『シンプル衛生公衆衛生学2012』鈴木庄亮・久道茂(監),南江堂;pp. 128–133.
3) 環境省(編)(2011)『環境白書』平成23年度版.
4) 亀尾聡美(2013)『衛生・公衆衛生学』山本玲子(編),アイ・ケイコーポレーション;pp. 207–214.
5) 中西準子(2010)『食のリスク学』日本評論社.
6) 畝山智香子(2011)『安全な食べ物ってなんだろう?』日本評論社.
7) 食品安全委員会(編)(2010)『添加物に関する食品影響評価指針』.
8) Crump, K. S. (1984) *Fundam. Appl. Toxicol.* **4**, 854–871.
9) EFSA (2009) *EFSA Journal* **1150**, 1–72.
10) 村田勝敬他(2011)『産業衛生学雑誌』**53**, 67–77.

第2章

毒性発現のメカニズムと生体内因子

本章の概要

　実験動物や培養細胞を用いた広範な研究より，種々の化学物質が異なる臓器・細胞種をターゲットとして有害性を発揮することが明らかにされてきた．生体が化学物質に曝露されると，消化管などから吸収されて各組織に分布され，そこに存在する生体内必須成分などの細胞の取り込みトランスポーターあるいは自由拡散を介して当該物質は細胞内に侵入する（2.1節）．そして，内在性物質の代謝に係る酵素群の基質となる場合には，何らかの代謝変換を受ける．当該物質が活性酸素種（ROS）を産生する場合には，酸化ストレスセンサーを修飾して下流シグナル伝達を（不）活性化することで，抗酸化応答（適応破綻）が生じる（2.3節）．金属の細胞侵入は速やかにMTF1のような転写因子で感知され，結果的に金属の解毒に働くメタロチオネインの発現誘導を促す（2.5節）．親電子物質のような反応性システイン残基に共有結合する化学物質は，親電子シグナルを介して細胞増殖や細胞死を引き起こすが（2.4節），その一方でKeap1/Nrf2システムを介して解毒・排泄される（2.2節）．従前から化学物質のタンパク質付加体は安定であり，このことが細胞傷害の一因といわれてきたが，最近の研究成果により一部の環境中親電子物質においては，C–S結合を介して化学修飾を受けたタンパク質が，細胞内グルタチオンにより本修飾を解除するシステムも存在することが見出されている（2.4節）．このような化学物質の曝露が過剰あるいは長期にわたる場合には，階層的な小胞体ストレスが生じて最終的には細胞死が観察される（2.8節）．

　細胞内で発現翻訳されたさまざまなタンパク質は異なる分解運命がプログラムされており，一部の転写因子，サイクリン，折りたたみに失敗した，あるいは損傷を受けたタンパク質はユビキチンと呼ばれる荷札が付けられ，プロテアソーム系で順次分解されることが知られている（2.9節）．また，アミノ酸飢餓時ではオートファジーを介して細胞内タンパク質や小器官がバルク分解されることも明らかにされている（2.10節）．興味あることに，化学物質曝露で観察される細胞死は，このような細胞内タンパク質分解系を修飾することが引き金になっているケースが数多く発見されている（2.9節）．

　ゲノム解析の功績の1つは，感受性群と非感受性群の重要な決定因子となる遺伝子欠損および遺伝子多型に起因する個体差を示せたことであろう．しかしながら，これだけではすべての現象を把握できないことも示唆されており，その解決の一助として転写因子のmicroRNAやエピジェネティクス研究が盛んに行なわれている（2.6および2.7節）．化学物質によってはこのようなポストゲノムシステムに影響を与えるものがある．

　本章では，生体が備えている生物学的な仕組みを説明しながら，本来は内因性物質によるさまざまな恒常性維持システムを，有機化学物質や有害金属のような異物が細胞内に侵入した結果，当該システムを模倣あるいは破綻することで細胞応答や有害性を発揮する知見を紹介する．

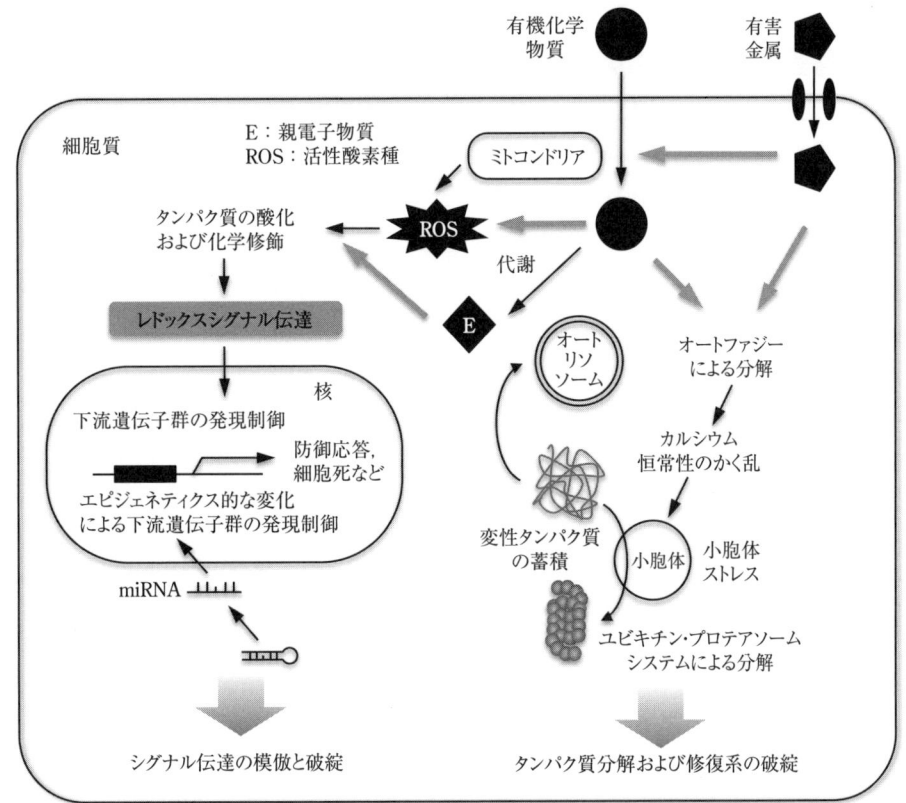

細胞の恒常性維持システムに対する異物（有機化学物質と有害金属）の効果
トランスポーターあるいは受動拡散を介して細胞内に取り込まれた有機化学物質と有害金属は，細胞内シグナル伝達を介した下流遺伝子群の転写誘導，センサータンパク質のレドックス制御，ユビキチン・プロテアソーム系およびオートファジーによるタンパク質分解，小胞体ストレス応答，DNA のメチル化および microRNA に対して何らかの影響を与えた結果，恒常性維持システムの破綻が生じる．

2.1 有害物質の膜輸送とトランスポーター

神戸大朋

　人体を構成する細胞は，細胞膜で覆われ，細胞内部の小器官も膜構造で完全に区画化されている．そのため，有害物質が細胞内に取り込まれるには，この膜構造を通過する必要がある．細胞膜は脂質二重層とその中に埋め込まれた多様な膜タンパク質により構成されるが，膜を構成する脂質分子が両親媒性であるため，脂溶性の有害物質（環境ホルモンなど）は，細胞膜に溶け込み，自由に通過することで細胞内に侵入する．一方，親水性の物質は細胞膜を通過できないため，膜に埋め込まれた膜輸送タンパク質（＝トランスポーターやチャネル）を介してのみ細胞内に侵入することが可能となる．したがって，親水性の有害物質が生体に与える影響について解析する際には，その細胞内への侵入経路となるトランスポーターやチャネルを特定することがきわめて重要となる．本節では，有害物質のターゲット分子としてトランスポーターに着眼し，その諸性質や毒性発現との関わりについて概説する．とくに，毒性発現とトランスポーターとの関連に関する分子解析が進んでいる重金属毒性については，例をあげてくわしく解説する．

2.1.1 膜輸送とトランスポーター

（1）トランスポーターとは？

　上述のように，トランスポーターは，親水性物質の体内での膜輸送に必須の役割を果たし，生体機能に必須となる栄養素や不要になった代謝産物を膜通過させる合目的な選択的通過機構として機能する．トランスポーターは消化管や肝臓，腎臓といった物質輸送の観点から重要な臓器のみならず，血液脳関門といった物質の移行を制限するような関門や組織においても数多く発現しており，その働きは，物質の局所濃度の調節においても重要となる．トランスポーターとして分類される膜タンパク質はきわめて多様であるが，通常，複数の膜貫通領域を有しており，その輸送様式によって，ABC（ATP Binding Cassette）トランスポーターとSLC（Solute Carrier）トランスポーターの2つに分類される（図2.1.1）．ABCトランスポーターはその名の通り分子内にATP結合領域をもち，ATPの加水分解により得たエネルギーを利用して能動的に基質分子を輸送する．一方，SLCトランスポーターは，

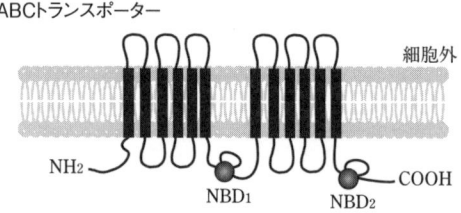

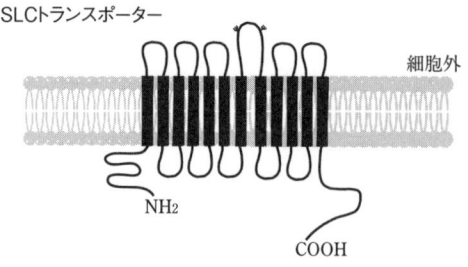

図2.1.1 ABCトランスポーターとSLCトランスポーター
ABCトランスポーターは，分子内にATP結合領域（nucleotide binding domain, NBD）をもつ．SLCトランスポーターは，ATP加水分解活性をもたない．

ATP加水分解活性をもたないトランスポーター分子の総称である[1]．ヒトゲノム中には350を超えるSLCトランスポーターの存在が知られており，それらは構造と機能の違いから50種を超えるファミリーに分類される．SLCトランスポーターを輸送様式によって分類すると，単一基質を単独輸送するuniporter，複数の基質を同じ方向に輸送するsymporter，逆方向に輸送するantiporter（あるいはexchanger）の3種類に分類される．ABC，SLC両トランスポーターは，分子内に輸送基質と結合する領域を有しているが，その基質特異性は，きわめて厳密なものから非常に広範な物質を認識するものまで多様である．したがって，トランスポーターの中には有害物質の膜輸送に密接に関わるものも数多く存在しており，結果，生体はつねに有害物質侵入の危険にさらされている．

（2）毒性発現とトランスポーター

トランスポーターの中には，組織特異的な発現パターンを示すものも多く，生体内の分布は多様である．また，細胞内の局在部位も多様であり，細胞膜のみならず，小胞体やゴルジ体，エンドソームなどの細胞内小器官にも多種のトランスポーターが発現する．また，上皮細胞では同じ細胞膜であっても，頂端膜（apical膜）と側底膜（basolateral膜）で異なるトランスポーターが発現しており，この頂端膜と側底膜で異なるトランスポーターが発現することにより，物質輸送の方向性が決定される（図2.1.2）．たとえば，水俣病の原因物質として有名なメチル水銀は，チオール基をもつ化合物と複合体を形成しながら，主に経口摂取によって体内に取り込まれるが，その過程には消化管頂端膜に発現するトランスポーターと，側底膜に発現する性質の異なるトランスポーターが関与する[2]．同様に，環境中にイオンの状態で存在する有害重金属は，経口摂取の後に，消化管に発現する金属トランスポーターを介して体内に取り込まれ，さまざまなトランスポーターを介して各組織へ輸送される．個々のトランスポーターによる効率的な膜輸送が，特定部位における有害物質の集積を招き，かえって毒性発現を強める要因となることもあるため，有害物質の毒性を理解するには，その物質の輸送を担うトランスポーターの発現特性を理解することが重要となる．

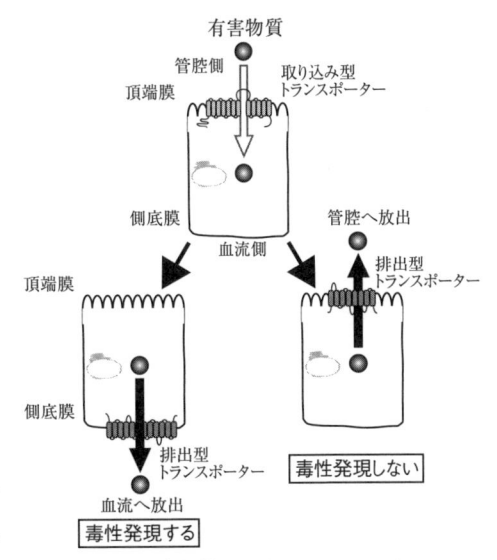

図2.1.2 上皮組織におけるトランスポーターの発現と物質輸送の方向性
上皮細胞では，管腔側の頂端膜と血流側の側底膜に異なるトランスポーターが発現する．同じ排出型のトランスポーターであっても，局在部位によって有害物質の体内循環に機能するもの（左下図）と，体外排出に機能するもの（右下図）に分類することができる．

（3） 重金属毒性に関与する金属トランスポーター

カドミウム，鉛，水銀といった有害物質は金属元素であり，低濃度でもきわめて強い毒性を発揮する（第4章参照）．一方，必須微量元素として知られる鉄や亜鉛，銅，マンガンであっても，過剰摂取すると毒性を発揮し，鉄や銅においてはヘモクロマトーシスやウィルソン病といった先天性の金属過剰症が存在する．ここでは，金属イオントランスポーターの重金属毒性との関わりについて解説したい．

鉄，亜鉛，銅などの生体における膜輸送には，それぞれ特有のトランスポーターが機能しており（図2.1.3A）[3]，銅の排出に機能するトランスポーター以外はすべてSLCトランスポーターである．それぞれの金属の体内存在量（数百mg～数g）から考えると，生体内で機能する金属トランスポーターの数は非常に多い．とくに，亜鉛トランスポーターの数は群を抜いて多く，ヒト体内には20種以上の分子が発現している[4]．これら多種類のトランスポーターは，多種多様な発現パターンを示し，生体内の金属代謝を厳密に制御していることが明らかにされている．有害重金属として知られているカドミウムは亜鉛の同族元素であるため，その化学的性質は亜鉛と非常に類似している．そのため，亜鉛トランスポーターの中には亜鉛とカドミウムを輸送基質として区別できないものが存在しており[5]，細胞外から細胞内への亜鉛の輸送に関わるトランスポーターの中には，カドミウム毒性発現に直接的に関与すると想定されるものも存在する（図2.1.3A）．実際に，精巣のカドミウム毒性に対する感受性が低いマウスの系統では，亜鉛を細胞内に輸送するトランスポーターの精巣血管内皮細胞における発現が，他の系統に比べ低いことが示されている[6]．この亜鉛トランスポーターは，肺や腎臓において高い発現を示すため，タバコ煙に含まれるカドミウムの吸入やカドミウム腎障害と密接に関わると考えられている．また，同じ亜鉛トランスポーターが，カドミウムのみならず，マンガンをも細胞内に輸送することが実験的に証明されており[5]，多種類の重金属毒性に関わることが予想される．また，消化管からの鉄吸収などに機能する鉄トランスポーターも，二価陽イオンを幅広く認識することが明らかにされており[7]，カドミウムやマ

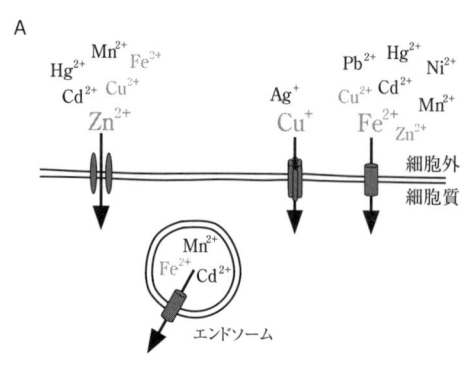

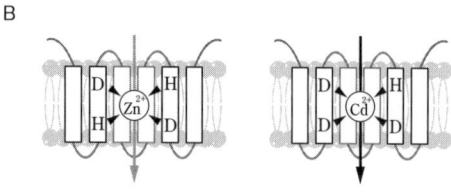

図2.1.3 重金属イオンの輸送に関わるトランスポーター

A：鉄，亜鉛，銅イオン（灰色）と，同じ価数をとる重金属イオン（黒色）を輸送基質として区別できないトランスポーターは，重金属毒性の発現に密接に関与する．エンドソーム内腔に輸送された重金属イオンは，エンドソーム膜に局在するトランスポーターによって細胞質に輸送される．B：トランスポーターが必須微量金属と毒性重金属を識別する機構の一例．2つのヒスチジン（H）と2つのアスパラギン酸（D）によって形成される亜鉛結合部位において（左図），1つのHをDに置換すると，亜鉛特異的な輸送がカドミウムも輸送できるように変化する（右図）．

ンガンなどの重金属の輸送に関与することが示されている（図2.1.3A）．一方，銀などの一価陽イオンとなる重金属は，亜鉛や鉄のトランスポーターではなく，一価銅イオンを選択的に認識する銅トランスポーターを介して細胞内に取り込まれると予想されている．ある種の金属トランスポーターにおいては，必須微量金属と毒性重金属を識別する機構の一端も明らかにされており，たとえば，亜鉛トランスポーターの中には，亜鉛とカドミウムを厳密に識別するものも存在する．この場合，2つのヒスチジンと2つのアスパラギン酸によって形成される亜鉛結合部位を，1つのヒスチジンと3つのアスパラギン酸の組み合わせに変化させる（すなわち，1つのヒスチジンをアスパラギン酸に置換する）だけで，亜鉛特異的な輸送様式がカドミウムも輸送できるように変化する（図2.1.3B）[8]．重金属毒性を低減するためにも，金属選択性の分子基盤のさらなる解明が期待される．

2.1.2 今後の展開

　有害物質の生体内の侵入経路となるトランスポーターを分子レベルで理解することは非常に重要であり，さらなる研究の進展は不可欠である．とくに，最近，遺伝子多型によってトランスポーターの局在や機能が変化することを示す報告は枚挙にいとまがなく，今後，有害物質の毒性発現との関係を示す事例が増えてくると予想される．また，トランスポーターとの相互作用に関する物理化学的知見を蓄積したうえで体内動態をシミュレーションすることで，有害物質の生体内における移行経路を精度良く推定することも可能となると考えられる．未知の有害物質による被害を被らないようにするためにも，この研究分野のさらなる進展が期待される．

　本節では，水溶性の金属イオン毒性を中心に解説したが，脂溶性の高い有機アニオンやカチオンの輸送には，有機アニオントランスポーター（OAT）や有機カチオントランスポーター（OCT）が機能することもよく知られている[9]．また，ビタミンEやコレステロールなどの脂溶性分子の膜輸送にもトランスポーターが重要な役割を果たす[10]．したがって，脂溶性の有害物質の膜輸送であっても，トランスポーターが関与する可能性があることをつねに想定することは重要である．

引用文献
1) Hediger, M. A. *et al.* (2004) *Pflugers Arch.* **447**, 465–468.
2) Cernichiari, E. *et al.* (2007) *Neurotoxicology* **28**, 1015–1022.
3) Kambe, T. *et al.* (2008) *Genesis* **46**, 214–228.
4) Fukada, T. and Kambe, T. (2011) *Metallomics* **3**, 662–674.
5) Fujishiro, H. *et al.* (2012) *Metallomics* **4**, 700–708.
6) Dalton, T. P. *et al.* (2005) *Proc. Natl. Acad. Sci. USA* **102**, 3401–3406.
7) Gunshin, H. *et al.* (1997) *Nature* **388**, 482–488.
8) Hoch, E. *et al.* (2012) *Proc. Natl. Acad. Sci. USA* **109**, 7202–7207.
9) Klaassen, C. D. and Aleksunes, L. M. (2010) *Pharmacol Rev.* **62**, 1–96.
10) Ueda, K. (2011) *Biosci. Biotechnol. Biochem.* **75**, 401–409.

2.2 Keap1/Nrf2システムと毒物の解毒・排泄

田口恵子

2.2.1 毒物の解毒・排泄

外因性の毒物は，経皮，吸入，経口により体内に吸収される．外表を覆う皮膚のみならず，肺や腸も外気や経口的に摂取された食物・水分に曝される上皮組織である．上皮組織を介して体内に取り込まれた毒物は，体内に蓄積するか，あるいは糞尿として体外へ排泄される．毒物の解毒・排泄には，生体内の酵素が関与している．解毒代謝反応の主要な組織は，代謝酵素を豊富に備えている肝臓である．本来，代謝酵素は生体内物質の代謝のために備わっているものと考えられるが，生体はその代謝酵素を外来異物である毒物の解毒代謝のために利用する．興味深いことに，外来の毒物自体が毒性を発揮する場合もあるが，このような体内の解毒代謝反応過程において生じる中間産物が生体に対する毒性を有することもある．

（1） 細胞内における解毒代謝反応

細胞内における毒物の解毒代謝反応を図2.2.1Aに示す．細胞内に取り込まれた毒物は，まず第I相解毒代謝酵素により酸化・還元・加水分解を受けて代謝物-Iとなる．代謝物-Iは第II相解毒代謝酵素によりグルタチオンやグルクロン酸などを抱合して代謝物-IIとなる．代謝物-Iあるいは代謝物-IIは毒物自体に比べて水溶性を増して，第III相異物排泄トランスポーターにより輸送され，細胞外へ排泄される．

解熱鎮痛剤の有効成分であるアセトアミノフェン（N-アセチル-p-アミノフェノール）を例にあげて，毒物の解毒・排泄を考えてみよう（図2.2.1B）．適量のアセトアミノフェンは薬剤として効能を示すが，過剰摂取時には致死性を示す毒物として作用する．適量のアセトアミノフェンは，第II相解毒代謝酵素であるUDP-グルクロン酸転移酵素（UGT）によりグルクロン酸抱合体に代謝される．しかし，

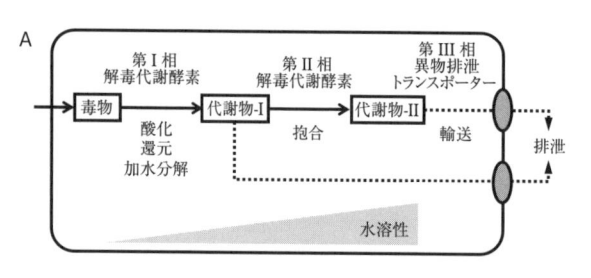

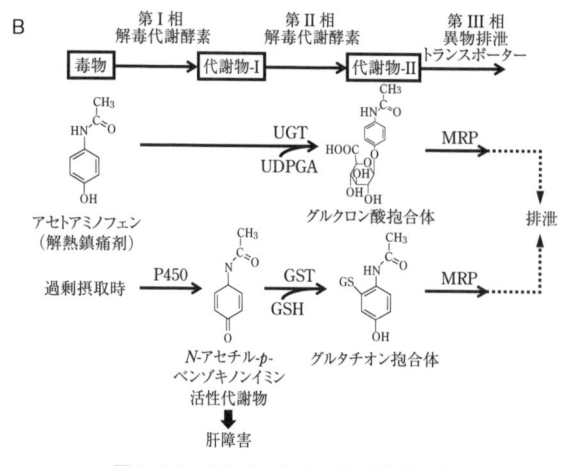

図2.2.1 細胞内における解毒代謝反応

過剰摂取時には，第Ⅰ相解毒代謝酵素であるシトクロムP450による酸化反応で活性代謝物（N-アセチル-p-ベンゾキノンイミン）を形成する．その後，第Ⅱ相解毒代謝酵素であるグルタチオンS-転移酵素（GST）によりグルタチオン抱合体を形成する．これらの抱合体は細胞膜上のトランスポーターである多剤耐性関連タンパク質（multidrug resistance-associated proteins, MRP）を介してATPのエネルギーを利用して細胞外へ排泄される．過剰摂取時に形成される活性代謝物は，細胞内タンパク質に共有結合する，あるいは，生体内抗酸化物質であるグルタチオンなどを枯渇させて，肝障害を引き起こす．そのため，アセトアミノフェンの解毒剤として，抗酸化物質であるN-アセチル-L-システイン（NAC）が有効である．アセトアミノフェン毒性に対するNACの解毒効果は，グルタチオンの供給や，活性代謝物との直接結合などが知られている．

（2） 酸化ストレスの消去に働く抗酸化物質や抗酸化酵素

我々は酸素を体内に取り入れて，それをエネルギーに変換する．この過程を「呼吸」と呼ぶ．細胞内で酸素呼吸を行なうミトコンドリアでは，電子伝達過程の副産物として活性酸素種（reactive oxygen species, ROS）が産生される．ROSとは，スーパーオキシド（O_2^-），過酸化水素（H_2O_2），ヒドロキシルラジカル（・OH），および一重項酸素（$^1O_2$）の総称である．生体内では，炎症時に白血球がROSを産生して，細菌などの異物除去に役立つ．また，低濃度のROSは細胞の増殖など，生体にとって重要な反応を誘導・制御する．ROSは上記のような内因的な発生だけでなく，毒物の解毒代謝過程における副産物として産生する場合もある．過剰に産生したROSは，タンパク質，脂質，そしてDNAなどの生体内の高分子化合物を酸化して，それらの機能を障害する（図2.2.2）．脂質の場合，不飽和脂肪酸とROSの反応で過酸化脂質を産生する．タンパク質の場合，ROSはシステイン残基が有するチオール基（-SH）を酸化してジスルフィド結合（S-S）を形成する．スルフェン酸（-SOH），スルフィン酸（-SO_2H），またはスルフォン酸（-SO_3H）が生じる場合もある．DNAの場合，ROSはグアニン塩基を酸化して8-オキソグアニンを産生する．8-オキソグアニンはDNA複製の際にシトシンだけでなくアデニンとも塩基対を形成するため，遺伝子の変異をもたらす[1]．

一方で，生体はROSに対抗する抗酸化物質や抗酸化酵素を内在的に備えている．抗酸化物質として，細

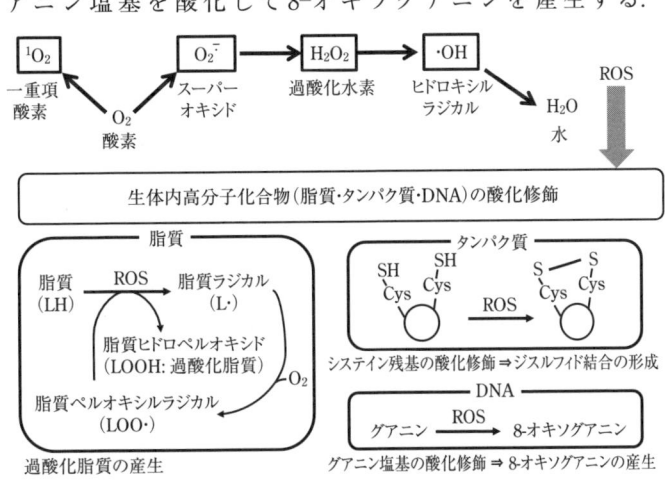

図2.2.2　ROSによる生体内高分子化合物の酸化修飾

胞内に高濃度に存在するグルタチオン，アスコルビン酸，ビタミンEなどがある．抗酸化酵素として，O_2^-を消去するスーパーオキシドジスムターゼ（SOD），過酸化水素を消去するカタラーゼ，グルタチオン合成に関する酵素など多数存在する．ROSの発生や抗酸化機能の低下により，生体内の酸化と還元（レドックス）のバランスが酸化側に傾いた状態を「酸化ストレス」という．酸化ストレスは発がん，循環器疾患（心筋梗塞，脳梗塞），神経変性疾患（アルツハイマー病，パーキンソン病）などとの関連が示されている．

2.2.2 生体防御に働くKeap1/Nrf2システム

Nrf2は解毒代謝や抗酸化に働く酵素群の遺伝子発現を担う転写因子である（図2.2.3）．Nrf2は細胞質においてKeap1に捕捉されている．Keap1はE3ユビキチンリガーゼであるCullin 3とユビキチン化を受けるNrf2をつなぐアダプターであり，二量体を形成している．定常状態において，ユビキチン化されたNrf2はプロテアソームにより速やかに分解される[2]．ユビキチン・プロテアソームシステムの詳細については2.9節を参照されたい．

このようなユビキチン化による転写因子の分解制御はNrf2以外にも見出される（図2.2.4）．たとえば，炎症時に活性化するNF-κBの抑制に働くIκB，低酸素時に活性化する低酸素誘導因子（HIF-1α），毒物や酸化ストレスに応答して活性化するNrf2，ダイオキシンなどの毒物により活性化する芳香族炭化水素受容体（AhR）により制御されるエストロゲン受容体（ERα）があげられる．それぞれは異なるE3ユビキチンリガーゼ（Cullin 1, Cullin 2, Cullin 3, およびCullin 4B）を介してユビキチン化され，プロテアソームにより分解される．そのため，これらの転写因子は通常環境下ではほとんど機能していないが，ひとたび刺激が与えられると分解を停止してすぐに生体防御系の遺伝子群を活性化できる「即応性」を獲得している．

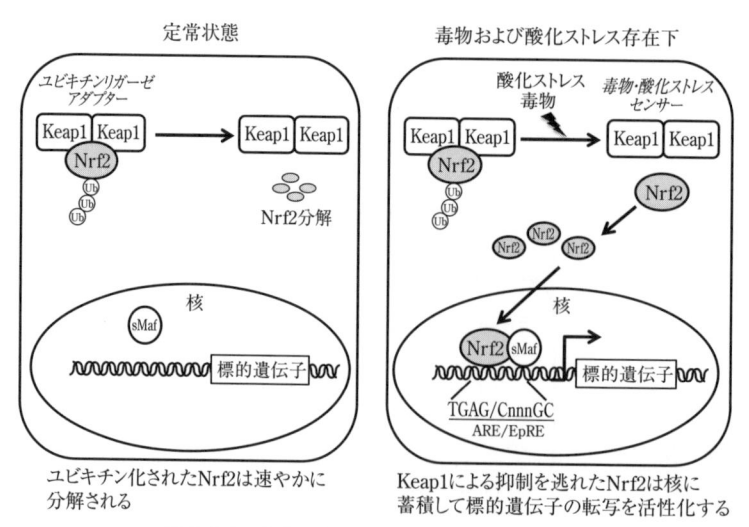

図2.2.3 生体防御に働くKeap1/Nrf2システム

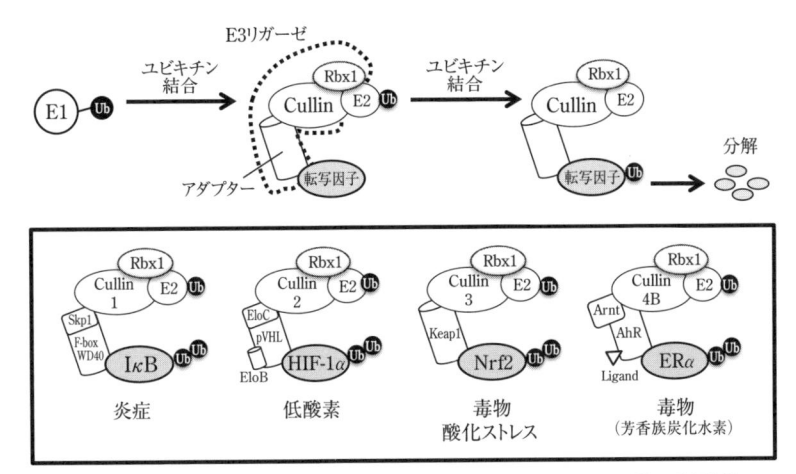

図 2.2.4 ユビキチン–プロテアソーム系による環境応答転写因子群の分解制御

　毒物および酸化ストレス存在下において Nrf2 が活性化するのは，反応性に富んだシステイン残基を有する Keap1 タンパク質が毒物や酸化ストレスのセンサーとして働くからである（図 2.2.3）．Keap1 は，ストレスを感知すると Nrf2 を捕捉することができなくなり，Nrf2 は分解を免れて核に蓄積する．核内において Nrf2 は小 Maf（sMaf）群因子とヘテロ二量体を形成して，抗酸化剤応答配列/親電子性物質応答配列（ARE/EpRE）に結合して下流の標的遺伝子の転写を活性化する．

　Nrf2 の代表的な標的遺伝子を表 2.2.1 に示す．解毒代謝酵素群として第 II 相解毒代謝酵素に分類される NAD(P)H：キノン酸化還元酵素（NQO1），グルタチオン S-転移酵素（GST）および UGT，第 III 相異物排泄トランスポーターに分類される MRP がある．抗酸化酵素群として，グルタチオン合成に関わる γ-グルタミルシステイン合成酵素（GCL），過酸化水素や他の過酸化物を還元するグルタチオンペルオキシダーゼ（GPx），ペルオキシレドキシン（Prx）およびチオレドキシン/チオレドキシン還元酵素（Trx/TrxR），ヘムを分解して，抗酸化物質であるビリベルジンや，一酸化炭素（CO）および遊離鉄を産生するヘム酸素添加酵素-1（HO-1）がある．最近，ガス分子である CO の組織保護作用も注目されている．補酵素である NADPH を産生するグルコース 6-リン酸脱水素酵素（G6PDX）やリンゴ酸酵素 1（ME1）も Nrf2 の標的遺伝子である．NADPH は還元力の供給源であり，NQO1，TrxR および HO-1 の酵素反応にも利用される．

　2.2.1 項で示したアセトアミノフェンの解毒代謝反応について考えてみると，第 II 相解毒代謝酵素である UGT および GST，第 III 相異物

表 2.2.1 Nrf2 の代表的な標的遺伝子群

遺伝子名	酵素名
〈解毒代謝酵素・異物排泄トランスポーター群〉	
NQO1	NAD(P)H キノン酸化還元酵素
GST	グルタチオン S-転移酵素
UGT	UDP-グルクロン酸転移酵素
MRP	多剤耐性関連タンパク質
〈抗酸化酵素群〉	
GCL	γ-グルタミルシステイン合成酵素
GPx	グルタチオンペルオキシダーゼ
Prx	ペルオキシレドキシン
Trx/TrxR	チオレドキシン/チオレドキシン還元酵素
HO-1	ヘム酸素添加酵素-1
〈NADPH 合成酵素群〉	
G6PDX	グルコース 6-リン酸脱水素酵素
ME1	リンゴ酸酵素 1

表2.2.2 Nrf2が毒性防御に働く化学物質

毒　　　　物	疾　患
〈薬剤〉	
アセトアミノフェン	肝障害
ブチルハイドロキシトルエン	肺障害
ブレオマイシン	肺線維症
〈環境化学物質〉	
タバコ煙	肺気腫
ディーゼル排出微粒子	肺障害
〈発がん物質〉	
ベンゾ[a]ピレン	前胃がん
ニトロサミン	膀胱がん
メドロキシプロゲステロン酢酸	乳がん
アフラトキシン B_1	肝臓がん
ペンタクロロフェノール	肝臓がん
2-アミノ-3-メチルイミダゾ [4,5-f] キノリン	肝臓がん
7,12-ジメチルベンゾ [a] アントラセン +12-O-テトラデカノイルホルボール-13-酢酸	皮膚がん

排泄トランスポーターであるMRPはいずれもNrf2の標的遺伝子である．また，グルタチオンの合成酵素の1つであるGCLは活性代謝物の毒性軽減に働く．したがって，Nrf2の活性化はアセトアミノフェンの解毒・排泄を促進するものと考えられる．

毒性防御にNrf2の貢献が必須となる化学物質を表2.2.2に示す．代表例として，アセトアミノフェンに加えて，抗酸化剤として食品添加物に利用されるブチルハイドロキシトルエン，肺線維症を引き起こす薬剤ブレオマイシン，タバコ煙，ディーゼル排出微粒子，および，さまざまな臓器を対象とした発がん物質などがあげられる．Nrf2の誘導は，これらの毒物に対して生体防御機構を活性化して，毒性の回避に働く重要なシステムである．

(1) Nrf2活性化剤による疾患予防効果

毒物や酸化ストレスに対する生体防御機能をうまく引き出すために，Nrf2活性化剤が注目されている．ブロッコリーの新芽から抽出されたスルフォラファン，トリテルペノイド化合物であるCDDO-ImおよびCDDO-Me，抗原虫薬として開発されたオルティプラッツなどがNrf2活性化剤として知られている．

中国の揚子江沿岸地域では，肝がんが死因の約10%を占める地域が存在するが，その原因として，アフラトキシン曝露やB型肝炎ウイルス感染が疑われている．アフラトキシンは Aspergillus 属菌などによって産生されるカビ毒で，ピーナッツなどを介して摂取される．アフラトキシンは，シトクロムP450によって代謝活性化されて形成されたエポキシド体がDNAに共有結合することにより，DNA変異や複製阻害を引き起こしてがん化に寄与する．アフラトキシンの解毒代謝には，GSTによるグルタチオン抱合が有効である．ケンスラーらは，この地域住民にオルティプラッツやスルフォラファンを与えて，Nrf2の活性化が肝がんの予防に効果があるかを検討した[3,4]．オルティプラッツを与えた群では，投与量や投与期間にもよるが，アフラトキシンの主要な酸化代謝物が減少し，アフラトキシン-グルタチオン付加体の尿中排泄が増加した．この臨床試験において，Nrf2の活性化によりアフラトキシンの解毒代謝反応が促進されることが示された．すなわち，Nrf2活性化剤は疾患の予防効果が見込まれる．

スルフォラファンは栄養補助食品としてすでに市販されている．一方，Nrf2を活性化するバソドキソロンメチルとフマル酸ジメチル（BG-12）については，それぞれ糖尿病性

腎症患者と多発性硬化症患者を対象とした臨床試験が行なわれており，薬剤としての開発が進められている．

（2） がん細胞における Keap1/Nrf2 システム

　最近の研究により，がん細胞において Nrf2 が恒常的に活性化していることが明らかになっている．がん細胞において Nrf2 が活性化する原因は，1）*Keap1* や *Nrf2* の遺伝子における変異，2）異常に蓄積したタンパク質（たとえば，タンパク質分解異常により蓄積する p62 や酸化ストレスに応答して蓄積した p21）による Keap1 と Nrf2 の結合阻害，3）*Keap1* 遺伝子のメチル化による Keap1 タンパク質の発現減少，4）フマル酸（がん細胞に特異的に蓄積）など，さまざまである．Nrf2 が恒常的に活性化しているがん組織は，肺をはじめ，咽頭，食道，乳房，胆嚢など広汎にわたる．肺扁平上皮がんにおいては，がん抑制遺伝子としてすでに知られている p53 についで高い頻度で *Keap1* および *Nrf2* の異常が認められる．

　がん細胞における Nrf2 の恒常的活性化は，抗がん剤および放射線に対する耐性を与えると考えられる．たとえば，Nrf2 の標的遺伝子の1つである MRP は，抗がん剤の投与により高発現することが知られている．薬効を期待して投与される抗がん剤であっても，生体にとっては毒物として認識され，排泄の対象になるものと理解される．最近では，がん細胞における Nrf2 の活性化は薬剤・放射線耐性のみならず，がん細胞自身の細胞増殖を促進していることが明らかとなりつつある．がん細胞は，生体に備わっている Keap1/Nrf2 の生体防御システムを利用して，自らの増殖や生存を有利にしている[5]．

　正常細胞では，Nrf2 は Keap1 により捕捉されて恒常的に分解されているので，Nrf2 の活性は低く抑えられている．Keap1/Nrf2 系は，毒物や酸化ストレスに曝されたときに即応して Nrf2 活性を誘導できるように生体に備えられている．一方，がん細胞では Keap1 による精密な Nrf2 抑制制御システムが破綻して，Nrf2 がつねに活性化状態となっている．このようながん細胞における恒常的 Nrf2 活性化は，薬剤による Nrf2 の一過的活性化とは，遺伝子の発現強度などが大きく異なる[6]．この知見は，今後，Nrf2 活性化剤や阻害剤が臨床薬剤として開発される際に役立つものと期待される．

引用文献

1) 二木鋭雄他（編）(2005)『酸化ストレスマーカー』学会出版センター．
2) 田口恵子 (2012) 実験医学増刊『シグナル伝達研究最前線 2012』井上純一郎他（編）羊土社；pp.759–765.
3) Kensler, T.W. and Wakabayashi, N. (2010) *Carcinogenesis* **31**, 90–99.
4) Kwak, M.-K. *et al.* (2001) *Mut. Res.* **480–481**, 305–315.
5) 田口恵子・本橋ほづみ (2012) 実験医学増刊『活性酸素・ガス状分子による恒常性制御と疾患』山本雅之他（編）；pp.2814–2821.
6) Taguchi, K. *et al.* (2010) *Mol. Cell. Biol.* **30**, 3016–3026.

2.3 活性酸素のセンサー

久下周佐・岩井健太

活性酸素種（ROS）には，2.2節でも述べたように，スーパーオキシド（O_2^-），過酸化水素（H_2O_2），およびヒドロキシルラジカル（・OH）があげられる．スーパーオキシドは，細胞内の代謝の過程で酸素の一電子還元体として生成し，細胞内に高濃度に存在するスーパーオキシドジスムターゼ（SOD）による不均化反応で，比較的安定な過酸化水素に変換される．これらのROSは，ハーバーワイス反応やフェントン反応により，反応性が高く毒性が強いヒドロキシルラジカルに変換される．細胞は，代謝により発生するROSの毒性を軽減するために，SODに加えて，過酸化水素除去酵素のカタラーゼやグルタチオンペルオキシダーゼ，そして本節で概説するペルオキシレドキシン（Prx）を備えている．

化学物質の毒性発現に，これらのROSの産生を介する場合がある（図2.3.1A）．たとえば，細胞に侵入した農薬のパラコートや抗がん剤のドキソルビシンは，直接的に酸素の一電子還元を促進しROS産生を誘導する．また，化学物質の中には，酸素を電子受容体とした生体内の代謝反応に影響を与えROS産生を促すものがある．シトクロムP450は，内因性および外因性の化学物質の代謝過程でスーパーオキシドを産生する．エタノールやアセトアミノフェンの毒

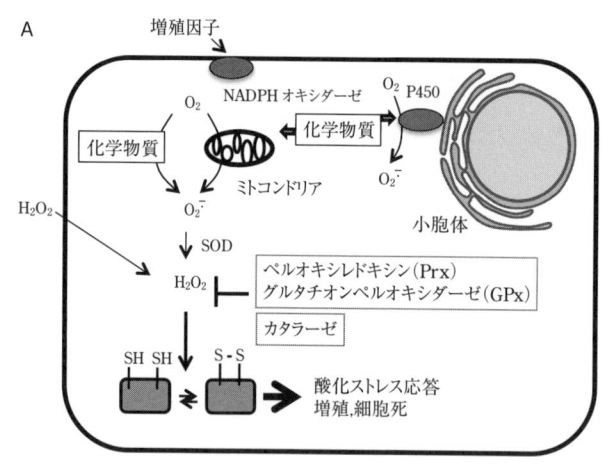

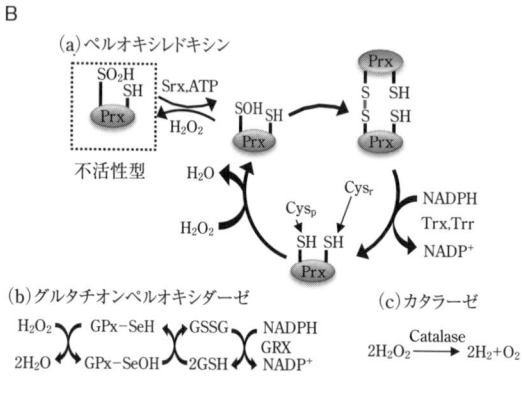

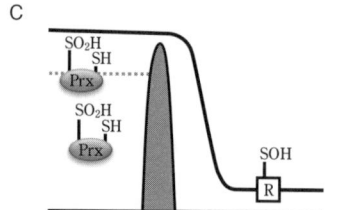

図2.3.1 化学物質による活性酸素種の発生と過酸化水素の消去酵素
SOD：スーパーオキシドジスムターゼ，Prx：ペルオキシレドキシン，Trx：チオレドキシン，Trr：チオレドキシン還元酵素，Srx：スルフィレドキシン，GPx-SeH：グルタチオンペルオキシダーゼ，GRX：グルタチオンレダクターゼ，R：過酸化水素受容体分子

性発現は，これらがシトクロム P450 の分子種である CYP2E1 によって代謝過程で産生されるROSに起因する．また，ミトコンドリアにおいては，呼吸鎖で酸素を水に還元する過程でつねに一定量のスーパーオキシドが産生されるが，呼吸鎖のいずれかの1段階を阻害する化学物質はスーパーオキシドの産生を増強することが知られている．

ROS は毒性をもつ反面，細胞内シグナル分子として機能することが明らかになってきた．増殖因子は，NADPH オキシダーゼを活性化することでスーパーオキシドの産生を促進し過酸化水素レベルを上昇させる．この過酸化水素が他のタンパク質の活性を制御することでシグナル分子として機能する（後述）．では，細胞は ROS の細胞毒性とシグナル分子としての機能をどのように使い分けているのであろうか？　この疑問を解く鍵が Prx の機能制御にある．最近の研究から，Prx の部位特異的な活性制御が過酸化水素レベルの時間的・空間的制御につながること，また，Prx は過酸化水素の濃度依存的に異なった活性を示すことで，ROS レベルに依存した酸化ストレス応答に重要な役割を果たすなど，Prx の新たな役割が次々と明らかになってきた．

活性酸素産生を介した化学物質の毒性（とくに慢性毒性）発現機構を理解するためには，活性酸素種による細胞障害のみならず，酸化ストレス応答や過酸化水素シグナルの受け渡し機構などの生体機能とそのかく乱を含め，多面的に理解する必要があるだろう．そこで，本節では，過酸化水素を感知しそのレベルをコントロールする分子としての Prx の役割について概説したい．

2.3.1　Prx の研究展開と重要性

Prx は 1989 年に出芽酵母より同定され，その後大腸菌から高等真核生物までにユビキタスに，しかも高濃度（全細胞タンパク質の 0.5–1% 程度）で存在する抗酸化因子であることが判明した[1]．Prx は，チオレドキシン還元系に依存したレドックスサイクルで抗酸化活性を示すが，高濃度の過酸化水素の存在下では抗酸化因子としての機能が喪失することから，その本質的な機能は謎であった．

Prx は，図 2.3.1B に示すように酸化還元サイクルで過酸化水素を還元する．Prx には，過酸化水素によりスルフェン酸（Cys_p–SOH）に酸化されやすいシステイン残基（peroxidatic Cys, Cys_p）と，このスルフェン酸とジスルフィドを形成するシステイン残基（resolving Cys, Cys_r）の 2 残基が活性中心として存在する．過酸化水素の存在下では Cys_p のスルフェン酸化の後に Cys_p–Cys_r 間のジスルフィド結合が形成され（ホモダイマー間または分子内），これは還元型チオレドキシンにより還元される．その結果生じた酸化型チオレドキシンは，NADPH の電子を利用してチオレドキシン還元酵素（Trr）により還元される（チオレドキシンレドックスサイクル）．この一連の反応により NADPH の電子が過酸化水素にわたされ水に還元される．

Prx Cys_p が，過酸化水素と反応しスルフェン酸に酸化される反応速度定数（k_A）は 10^7 M/s のオーダーであり，グルタチオンペルオキシダーゼやカタラーゼの反応速度と同

等である[2]．一方，Prx Cys$_p$ は1分子の過酸化水素が直接反応するが，カタラーゼは2分子の過酸化水素を水と酸素に変換する．これは Prx が，カタラーゼと比べ，より低濃度の過酸化物質に対して反応性が高いことを裏づけている．また，グルタチオンペルオキシダーゼの補酵素である還元型グルタチオンは細胞内に高濃度に存在するが，酸化型 Prx を元に戻すチオレドキシンは低濃度であるため，高濃度の過酸化水素存在下においては，カタラーゼやグルタチオンペルオキシダーゼが Prx に比べて優れた過酸化水素消去活性を示す．一方，Prx Cys$_p$ の過酸化水素への反応性の高さと Cys$_p$–Cys$_r$ 間のジスルフィド結合形成反応速度の遅さは，Prx Cys$_p$ のスルフィン酸（–SO$_2$H）やスルフォン酸（–SO$_3$H）への過酸化のしやすさ，すなわち，高濃度の過酸化水素存在下での Prx のペルオキシダーゼの失活のしやすさを意味する[2]．それではユビキタスに存在する Prx の役割は何であろうか？ ウッドらは構造生物学により Prx が過酸化されやすい理由を説明し Foodgate 仮説を提唱した[3]．Prx を失活させるほどの高濃度の過酸化水素は，Prx による還元消去を免れ他の過酸化水素受容体分子を酸化する．すなわち，Prx はシグナルとして機能するための過酸化水素レベル（閾値）を決定する堰として機能するという仮説である（図2.3.1C）．一方，過酸化された Prx の抗酸化作用は不可逆的に失活すると考えられていたが，このスルフィン酸を ATP およびチオレドキシンを用いて還元するスルフィレドキシン（Srx）が同定され，過酸化された Prx を元に戻す分子機構が解明された（図2.3.1B）[4]．

2.3.2 Prx の新たな機能

過酸化水素は，両親媒性で膜透過性が良いため，細胞内で濃度勾配をつくるのは難しいと考えられてきた．しかし，Src 依存的チロシンリン酸化に依存したヒト Prx（Prx I）活性低下がこの濃度勾配の形成を促している可能性が示唆された[1]（図2.3.2A）．細胞内増殖因子シグナリングに重要な機能を果たす脂質ラフトは，コレステロールに富む膜領域で，増殖因子の受容体およびシグナル因子が分布する部位である．増殖因子（PDGF や EGF）による刺激を受けると，活性化された NADPH オキシダーゼ（NOX1，NOX2）によりスーパーオキシド生成が誘導され，過酸化水素濃度が上昇する．ラフトの Prx I は，受容体シグナルを経て活性化された Src ファミリーチロシンキナーゼにより194番目のチロシンがリン酸化されその活性が低下する．結果的に脂質ラフト内部の過酸化水素濃度が高く保たれ，これがプロテインチロシン脱リン酸化酵素（PTP）の活性中心のシステイン残基を酸化し活性を抑制する．PTP の活性抑制は，受容体型チロシンリン酸化酵素基質のチロシンリン酸化のレベルを亢進し，増殖因子シグナリングの増強につながる．一方，ラフトを除く細胞質に偏在する Prx I はリン酸化されずにその活性は維持され細胞質内分子の酸化的障害を防御する．

Prx の過酸化水素消去活性の維持がカロリー制限による寿命延長に起因することが示された．出芽酵母を低グルコース存在下で培養すると寿命が延長することが知られていたがその理由は不明であった．モリンら[5]，カロリー制限により Srx のタンパク質合成が特

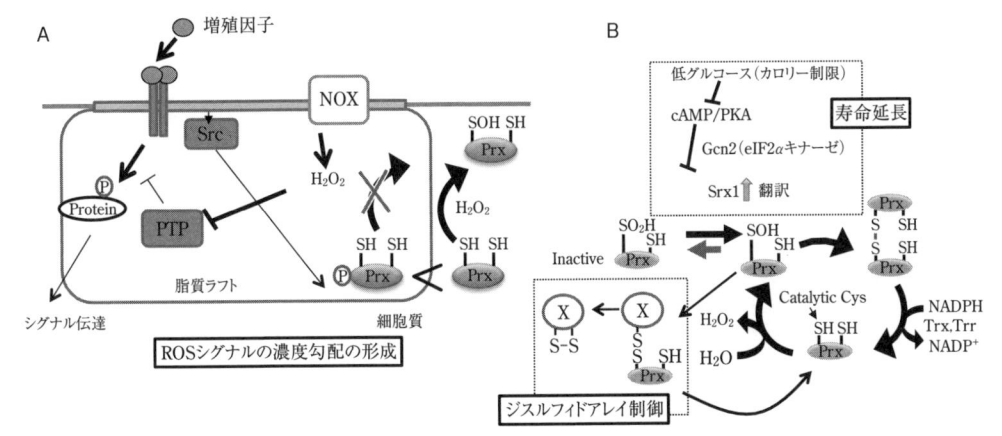

図 2.3.2 ペルオキシダーゼ活性を保持する Prx による細胞制御
A：Prx I のリン酸化による活性抑制と増殖因子シグナリング（ヒト細胞）．脂質ラフト内において，Prx は Src によるリン酸化で活性低下し，ラフト内の過酸化水素濃度は高く維持される．B：カロリー制限下のスルフィレドキシン（Srx）の翻訳促進が Prx の活性維持と寿命延長につながる（酵母細胞）．Prx 依存的な過酸化水素の受容とジスルフィドアレイ制御．

異的に促進されることを明らかにした．Srx レベルの上昇は，Prx の過酸化を防ぎ酵母細胞内の過酸化水素濃度を低く抑え，これが酵母の寿命延長に寄与する（図 2.3.2B）．

一方，筆者らの研究グループでは，Prx が過酸化水素の受容体として機能し他の分子のジスルフィド結合形成を誘導する可能性を示してきた．酵母主要 Prx[6] および非定型 Prx の1つ Ahp1[7] が，酸化ストレス応答に寄与する転写因子群（それぞれ Yap1 および Cad1）の活性化を促す．これらの因子と Prx が，過酸化物質存在下で一過的なジスルフィド結合複合体を形成し，後にチオール-ジスルフィド交換反応を介して，Yap1 や Cad1 にジスルフィド結合形成を促進するというものである（図 2.3.2B，ジスルフィドアレイ制御）．また，Yap1 は，最終的に3つのジスルフィド結合形成を起こすが，細胞内のレドックスバランスの中で持続的に活性化状態を保つ[8]．これらの研究は，Prx を介した電子の授受とチオール-ジスルフィド交換サイクルが，過酸化物質の感知と伝達機構に重要な役割を果たしている可能性を示している．

2.3.3 過酸化による Prx の抗酸化活性の失活とその役割

興味深いことに，過酸化された Prx は新たな機能を獲得する．酵母 Prx（Tsa1）およびヒト細胞 Prx II は過酸化され，熱ストレスが負荷されると12量体およびその複合体を形成し，分子シャペロン活性（熱ストレスで変化したフォールディングを回復する機能）をもつことが明らかになった[1]．一方，過酸化による Prx のペルオキシダーゼ活性の失活は，細胞の生存に必須な他のタンパク質の修復に寄与することが示された[9]．前述したように，過酸化 Prx はチオレドキシンにより還元されない．したがって，過酸化 Prx の増加はチオレドキシンレドックスサイクルの回転を抑制し，結果的に過酸化水素の存在下であっても NADPH の消費が抑制される．一方，高濃度の過酸化水素により酸化失活した生存に必須

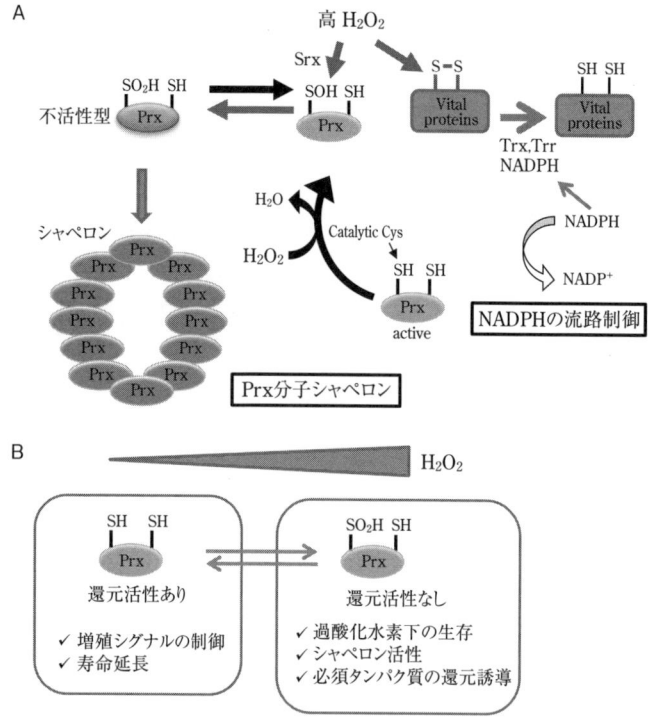

図2.3.3 Prxの多彩な機能
A：Prxは，高濃度の過酸化水素下で過酸化され，多量体化してシャペロン活性を促進する（図左）．また，Prxの過酸化はNADPHの消費を低減し，これを生存に必須なタンパク質の還元に仕向ける（図右）．
B：Prxは還元活性がある場合とない場合で異なった機能をもつ．

なタンパク質は，残余のNADPHによるチオレドキシン還元サイクルにより還元修復され，結果的に細胞の生存を確保するというものである．

ごく最近，Prxが概日リズム依存的に誘導され，概日リズムのマーカーとなることが報告された．また，副腎皮質においてミトコンドリアPrx IIIの過酸化水素による過酸化とSrxによる還元が，概日リズム依存的な副腎皮質のコルチコステロン合成制御に働くことが示された[10]．以上のように，ROS（過酸化水素）受容体としてのPrx Cys_p の位置づけが明らかになったことは，細胞内シグナル分子としてのROSの存在を実証してきたともいえる（図2.3.3B）．したがって，化学物質の生体影響を理解するうえにおいて，個々の化学物質による生理的なROSシグナリングへの影響を検討する必要性が増すと考えられる．

引用文献
1) Rhee, S. G. and Woo, H. A. (2011) *Antioxid Redox Signal* **15**, 781-794.
2) Fourquet, S. *et al.* (2008) *Antioxid Redox Signal* **10**, 1565-1576.
3) Wood, Z. A. *et al.* (2003) *Science* **300**, 650-653.
4) Bozonet, S. M. *et al.* (2005) *J. Biol. Chem.* **280**, 23319-23327.
5) Molin, M. *et al.* (2011) *Mol. Cell* **43**, 823-833.
6) Tachibana, T. *et al.* (2009) *J. Biol. Chem.* **284**, 4464-4472.
7) Iwai, K. *et al.* (2010) *J. Biol. Chem.* **285**, 10597-10604.
8) Okazaki, S. *et al.* (2007) *Mol. Cell* **27**, 675-688.
9) Day, A. M. *et al.* (2012) *Mol. Cell* **45**, 398-408.
10) Kil, I. S. *et al.* (2012) *Mol. Cell* **46**, 584-594.

2.4 タンパク質の化学修飾とその制御系

安孫子ユミ

2.4.1 タンパク質の化学修飾

　生体は 20 種類のアミノ酸を使って多様なタンパク質をつくり出している．ほとんどのタンパク質は翻訳された後にセリンやシステインなどのアミノ酸残基を介して脂質，糖，リン酸などの生化学官能基の付加，もしくはジスルフィド結合の形成などの化学修飾により，さらなる多様性を獲得する（表 2.4.1）．このようなタンパク質の翻訳後修飾は，タンパク質の活性化，局在，安定性，免疫原性などを制御し，細胞内恒常性の維持に必須なプロセスである．

表 2.4.1 さまざまなタンパク質の翻訳後修飾

	修飾	修飾される主なアミノ酸残基
糖鎖付加	N-アセチルグルコサミン	セリン，スレオニン，リシン
	N-アセチルガラクトサミン	セリン，スレオニン
リン酸化	リン酸	セリン，スレオニン，チロシン
脂質付加	パルミチン酸	システイン
	ファルネシル基	システイン
アルキル化	メチル基	アルギニン，リシン
	アセチル基	リシン
ユビキチン化	ユビキチン	リシン
酸化	酸素，ジスルフィド結合	システイン
親電子付加	親電子物質	システイン，リシン，ヒスチジン

　その中でも電子密度の高い部分をもつ求核性の高いアミノ酸残基は化学修飾を受けやすく，酵素の活性部位に見出されることが多い．セリン，チロシンおよびスレオニン残基のヒドロキシル基は，リン酸化酵素や脱リン酸化酵素を介した可逆的なリン酸基の授受によるシグナル伝達に関与し，細胞の生存や増殖に関連したタンパク質群を制御する．チオール基を含むシステイン残基はとくに求核性が高く，電子密度の低い部分を有した化合物である親電子（求電子）物質に容易に化学修飾を受ける（親電子修飾）（図 2.4.1）．α,β-不飽和カルボニル構造をもつ 4-ヒドロキシ-2-ノネナール（HNE）や 1,2-ナフトキノン（1,2-NQ）のような化合物は

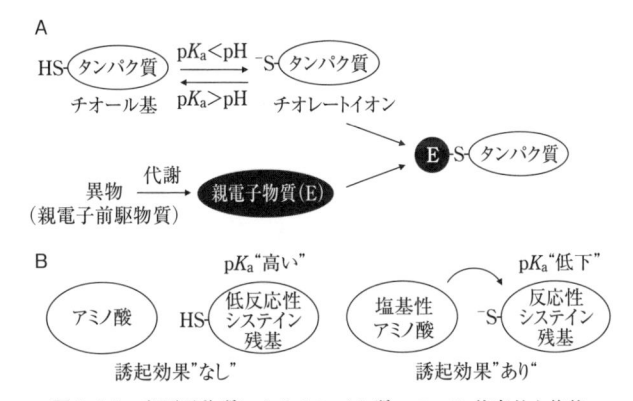

図 2.4.1 親電子物質によるタンパク質への pK_a 依存的な修飾
A：pK_a より pH が高いとチオール基はチオレートイオンとして存在する．異物が代謝活性化により親電子物質へ変換されると，チオレートイオンをもつ反応性システイン残基とマイケル付加反応により共有結合する．B：近傍に塩基性アミノ酸が存在するとチオール基の脱プロトン化が亢進し，システイン残基の pK_a は低下する．

表 2.4.2 化学物質の代謝活性化を介した親電子物質の生成

	化合物	親電子物質
内因性	エストロゲン ドパミン PGD_2 cGMP モルヒネ リノール酸など	エストロゲンキノン ドパミンキノン 15-デオキシ-PGJ_2 8-ニトロ-cGMP モルヒノン ニトロ化リノール酸など
外因性	ナフタレン ブチルヒドロキシアニソール アセトアミノフェン ベンゾ[a]ピレン	1,2-ナフトキノン,1,4-ナフトキノン tert-ブチル-1,4-ベンゾキノン N-アセチル-1,4-ベンゾキノンイミン ベンゾ[a]ピレン-7,8-ジオール-9,10-エポキシド

代表的な親電子物質である.

我々の生体内で親電子物質は,ドパミンやエストロゲン,脂質などの代謝の過程において酸化ストレスや炎症などにより酸化もしくはニトロ化を受けることで産生する(表 2.4.2).たとえば,環状ヌクレオチドである cGMP は,ニトロ化されて内因性親電子物質の 8-ニトロ-cGMP に変換され,このものはタンパク質のシステイン残基を介した化学修飾(S-グアニル化)を引き起こす[1].8-ニトロ-cGMP およびニトロ化リノール酸のような内因性親電子物質の生物学的意義に関しては,抗酸化および抗炎症のメディエーターとしての機能が想定されているが,その詳細はわかっていない.

親電子物質およびその前駆物質は環境中にも広く存在し,それらの外因性親電子物質によってタンパク質は非意図的な化学修飾を受ける[2].その結果,内因性親電子物質による本来あるべきタンパク質機能の制御系が破綻することが予想される.そこで本節では,内因性親電子物質による親電子修飾をかく乱し得る,外因性親電子物質を介した親電子修飾について筆者らが得た知見を基に紹介する.

2.4.2 親電子物質によるシステイン残基を介した化学修飾(親電子修飾)

ヒトゲノム中には約 214,000 個のシステイン残基がコードされている.その 80-90% はジスルフィド結合や表 2.4.1 に示したような翻訳後修飾を受けるか,亜鉛の配位子としての利用,S-S 結合によるタンパク質の構造維持あるいはタンパク質内に埋没しているために反応性が低い.親電子物質によりシステイン残基が化学修飾されるにはチオール基(-SH)が脱プロトン化してチオレートイオン(-S$^-$)を形成することが重要である(図 2.4.1A)[3].チオール基の解離には塩基性アミノ酸による誘起効果が影響する.すなわち,タンパク質の立体構造上でシステイン残基の近傍に塩基性アミノ酸が存在すると,チオール基の脱プロトン化が亢進してシステイン残基の pK_a 値は低くなり,チオール基は解離しやすくなるため,親電子物質に対して反応性が高くなる(図 2.4.1B).このような反応性システイン残基をもつタンパク質は,親電子物質の"センサータンパク質"として機能する.

センサータンパク質が修飾を受けると,それにともなう"応答分子"の機能が変化する

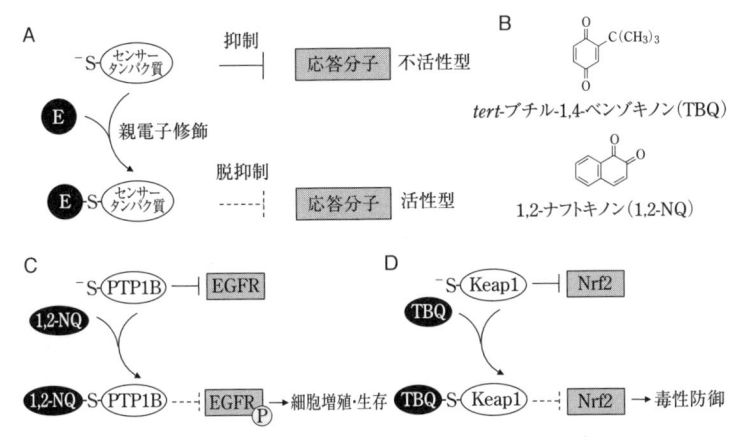

図2.4.2 センサータンパク質の親電子修飾による応答分子の活性化制御
親電子物質によるシグナル伝達制御の一例を示す．A：センサータンパク質が親電子修飾を受け，その活性が抑制されると，それにともない応答分子が活性化する．Eは親電子物質を示す．B：tert-ブチル 1,4-ベンゾキノンおよび1,2-ナフトキノンの構造式．C：センサータンパク質であるPTP1BはEGFRの自己リン酸化を抑制しているが，1,2-NQの修飾により不活性化し，EGFRを脱抑制する．結果として，EGFRシグナルが下流へと伝達される．D：Cと同様に，Keap1がTBQにより修飾を受けると，Nrf2は脱抑制されて活性化する．

（図2.4.2A）．たとえば，細胞の増殖や成長を制御する上皮成長因子受容体（EGFR）は，これを負に制御するセンサータンパク質の親電子修飾によって応答が変わる．EGFRはプロテインチロシン脱リン酸化酵素1B（PTP1B）を介した脱リン酸化による制御を受けており，PTP1Bの活性低下にともなって活性化する．PTP1Bはセンサータンパク質であるため，その酸化修飾や親電子修飾により活性が抑制される．内因性親電子物質であるHNEや8-ニトロ-cGMPは，PTP1BのCys121の親電子修飾を介してPTP1Bの活性を阻害すること（岩本ら，未発表データ）から，PTP1B/EGFRシグナルはEGF非依存的に内因性親電子物質による制御を受ける．この親電子物質による制御系とEGFによる制御系との関連性については，興味深い点であるが未解明である．外因性親電子物質である1,2-NQは，ナフタレンの代謝活性化および大気中光酸化によって生じ，モルモット気管リングに対してEGFRシグナルを介した気管支収縮作用を示す[4]．1,2-NQは上記の内因性親電子物質と同様にCys121を介したPTP1Bの活性阻害により，この親電子修飾を起点としたPTP1B/EGFRシグナルをMEK/ERKなどの下流シグナルへ伝達する（図2.4.2C）[5]．その結果，1,2-NQは一連のシグナル伝達を介して気管リングを収縮させることが示唆されている．一方，1,2-NQは抗アポトーシス制御に働く転写因子の1つであるcAMP応答エレメント結合タンパク質（CREB）を親電子修飾して転写因子活性を阻害する[6]．

生体防御応答に働くKeap1/Nrf2システムも親電子修飾により制御される（2.2節参照）．センサータンパク質であるKeap1が親電子修飾を受けるとKeap1の構造変化により，Keap1に抑制されている応答分子のNrf2が脱抑制を受ける（図2.4.2D）．酸化防止剤として使用され国際がん研究機関（IARC）によってグループ2B（発がんの可能性あり）に分類

されるブチルヒドロキシアニソールおよびその代謝物である*tert*-ブチル-1,4-ヒドロキノン（TBHQ）はNrf2の活性化剤として知られており，TBHQは酸化を受けて親電子代謝物の*tert*-ブチル-1,4-ベンゾキノン（TBQ）を生じるにもかかわらず，その活性化機序の詳細は明らかにされていなかった．筆者らはTBQがKeap1のシステイン残基を親電子修飾することによりNrf2を活性化すること，およびNrf2はTBQの毒性に対して防御的に働くことを示した[7]．

このように，外因性親電子物質は，その曝露量に依存して，細胞内シグナル伝達を活性化あるいはかく乱する．筆者らが得た一連の研究成果を総合すると，有害作用が観察される閾値以下の低用量の外因性親電子物質曝露では，センサータンパク質の親電子修飾により細胞生存・増殖に係るシグナル伝達が活性化されて，生存維持や毒性防御に働くことが示唆される．本仮説は活性化されたシグナル伝達系の阻害剤を前処置しておくと，細胞毒性の閾値が低下することから支持される．ところが，有害性の閾値を超える曝露量では，センサータンパク質だけでなく，転写因子などの応答分子の親電子修飾が生じて細胞生存・増殖に係るシグナル伝達はかく乱され，細胞内恒常性が破綻することが考えられる．

2.4.3 親電子修飾の制御系

過剰な親電子物質に曝される場合，もしくは親電子修飾が持続する場合では，細胞内恒常性が維持できなくなり破綻をきたす．では，親電子修飾の制御はどのように行なわれているのだろうか？ C-S結合を介したタンパク質の化学修飾は安定であるため，親電子修飾は不可逆的であるということが長年の定説であったが，細胞内に数mMオーダーで存在する求核低分子グルタチオン（GSH）により親電子修飾が解除する例が見出された[8]．非細胞系において，解糖系酵素であるグリセルアルデヒド-3-リン酸脱水素酵素（GAPDH）は，1,2-NQによりCys152を介して容易に親電子修飾を受けるのに対して，細胞系では複数のタンパク質が*S*-アリール化されるにもかかわらず，GAPDHは本親電子物質による化学修飾はほとんど認められない．GAPDHの精製標品で検討した結果，細胞内で観察された現象は，GSHによるGAPDH-1,2-NQ結合体の*S*-トランスアリール化反応に起因することが示唆された（図2.4.3A）．

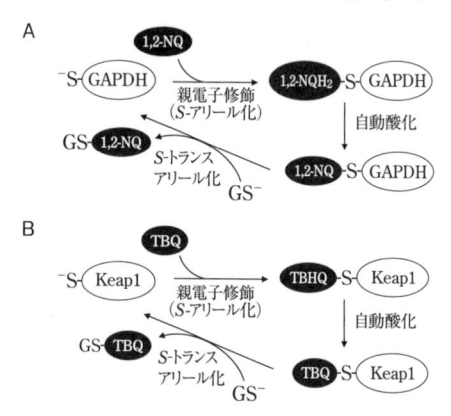

図2.4.3 GSH依存的な*S*-トランスアリール化による親電子修飾の制御
キノン化合物がマイケル付加反応により，タンパク質のチオール基を親電子修飾（*S*-アリール化）すると，ヒドロキノン-タンパク質結合体が生成する．ヒドロキノン-タンパク質結合体は自動酸化により，キノン-タンパク質結合体に変換される．グルタチオン（GSH）が存在すると，本低分子がキノン-タンパク質結合体を求核付加攻撃することで，被修飾化タンパク質は脱離し，再生される（*S*-トランスアリール化）．1,2-NQ；1,2-ナフトキノン，1,2-NQH$_2$；1,2-ナフトヒドロキノン，TBQ；*tert*-ブチル-1,4-ベンゾキノン，TBHQ；*tert*-ブチル-1,4-ヒドロキノン．

GSHのpK_a値は9.12であるのに対し，GAPDHのCys152のpK_a値は約5.7であるため，GAPDH–1,2-NQはGSHによる求核付加攻撃を受けて，共有結合したGAPDHの方が脱離して，その結果1,2-NQ-GSH付加体が生成する．本反応による修飾解除にともない，1,2-NQにより阻害されたGAPDHの活性は回復する．同様なメカニズムで，TBQによるKeap1への親電子修飾もGSH依存的なS-トランスアリール化により解除される（図2.4.3B）[10]．GSHは親電子物質がタンパク質を修飾する前に抱合体化するとされてきたが，このように，タンパク質を修飾した親電子物質に対しても結果的に抱合体を形成して，親電子物質の解毒・排泄を促進することが可能である．

しかしながら，すべての親電子修飾がS-トランスアリール化を受けるわけではない．一部のタンパク質への親電子修飾は，マイケル反応を介した還元的付加反応を受けるために，生成したC-S結合はGSHなどのチオール化合物を添加しても，その修飾は解除されないことが示されている．すなわち，S-トランスアリール化を受けるには，今回示した芳香族炭化水素キノンのようにS-アリール化を受けた後に，その結合体が速やかに酸化されることが要求される（図2.4.3B）．一方，一部の親電子物質は，システイン残基だけではなく，リシン残基にも共有結合し，アミノ基を介した親電子修飾はS-トランスアリール化を受けない．このように親電子修飾が解除されないタンパク質の一部は，オートファジーによるバルク分解を受ける可能性も見出されている[2]．シイタケやニンニクなどの植物中にはC-S結合を切断するC-Sβリアーゼがすでに発見されていることから，哺乳動物の生体内にタンパク質の親電子修飾を解除してタンパク質の機能を修復する酵素が存在するのかもしれない．親電子修飾されたタンパク質の細胞内運命についてはいまだに多くの謎が残されており，今後この分野の発展が期待される．

引用文献

1) Sawa, T. *et al.* (2007) *Nat. Chem. Biol.* **3**, 725–735.
2) Kumagai, Y. *et al.* (2012) *Annu. Rev. Pharmacol. Toxicol.* **52**, 221–247.
3) Jones, D. P. (2008) *Am. J. Physiol. Cell Physiol.* **295**, C849–C868.
4) Kikuno, S. *et al.* (2005) *Toxicol. Appl. Pharmacol.* **210**, 47–54.
5) Iwamoto, N. *et al.* (2007) *J. Biol. Chem.* **282**, 33396–33404.
6) Endo, A. *et al.* (2007) *Biochem. Biophys. Res. Commun.* **361**, 243–248.
7) Abiko, Y. *et al.* (2011) *Toxicol. Appl. Pharmacol.* **255**, 32–39.
8) Freeman, B. A. *et al.* (2009) *Sci. Signal.* **2**, re7.
9) Miura, T. *et al.* (2011) *Chem. Res. Toxicol.* **24**, 1836–1844.
10) Abiko, Y. and Kumagai, Y. (2013) *Chem. Res. Toxicol.* **26**, 1080–1087.

2.5 MTF1とメタロチオネインの役割　　　　　木村朋紀

2.5.1 恒常性維持システムと防御システム

　細胞は，必須微量元素を酸素の運搬，電子の授受，生体内高分子の構造維持などに利用している．必須微量元素のうち，鉄，亜鉛，銅については，これらを適切に利用するため，細胞は必須微量元素の過不足を感知し，これら必須微量元素の細胞内濃度を一定に保つシステムをもっていることが証明されている[1]．一方，地球上には細胞内に侵入すると毒性を示す元素が存在する．したがって，細胞には，これら有害元素の侵入を防ぐとともに，侵入してきた有害元素に対して防御するシステムが必要である．細胞は，これら「必須微量元素の細胞内濃度を一定に保つシステム（必須微量元素の恒常性維持システム）」と「有害元素に対する防御システム」とを別々に発達させるのではなく，「有害元素に対する防御システム」のために「必須微量元素の恒常性維持システム」を利用している場合がある．「亜鉛の恒常性維持システム」と「有害金属に対する防御システム」がまさにこれに当たる．

　亜鉛の細胞内濃度を一定に維持するための細胞内因子には，3つのグループがある．細胞外や細胞内小器官内から細胞質に向けて亜鉛を輸送するZIPファミリータンパク質，細胞質から細胞外や細胞内小器官内に向けて亜鉛を輸送するZnTファミリータンパク質，そして，細胞内で亜鉛を結合するメタロチオネインファミリータンパク質である．食事由来の亜鉛が不足している場合には，小腸上皮細胞においてZIPファミリータンパク質の1つZIP4が小腸管腔側の細胞膜上に蓄積し，亜鉛を積極的に細胞内に取り込む．一方，亜鉛量が過剰となった場合には，ZnTファミリータンパク質の1つZnT1とメタロチオネイン-1/2が発現誘導される．ZnT1により細胞外へと亜鉛を排泄するとともに，過剰の亜鉛は細胞内でメタロチオネイン-1/2に結合（トラップ）することで，細胞内遊離亜鉛量を適切なレベルに保つ．なお，通常の細胞内遊離亜鉛濃度は10^{-10} M程度と非常に低濃度であると推定されている[2]．細胞内遊離亜鉛の濃度増加を感知してZnT1およびメタロチオネイン-1/2の発現誘導を促す因子は，転写因子MTF1（metal responsive transcription factor 1）である．MTF1が，有害金属，とくに，カドミウムに対する防御にも利用されている．ここでは，金属解毒におけるメタロチオネイン-1/2の役割とMTF1によるメタロチオネイン-1/2遺伝子の転写制御の機構について説明する．

2.5.2 メタロチオネインによる有害金属の解毒

　メタロチオネインは馬の腎臓皮質で発見された，分子量およそ6,000-7,000の細胞質に存在する金属結合性の低分子タンパク質である（4.3節参照）．有害金属をトラップすることで生体構成因子への有害金属の結合を阻害するという機構で，金属解毒に中心的な役割

を果たしている．なお，現在では，メタロチオネインには4つの分子種（メタロチオネイン-1, 2, 3および4）の存在が知られている．これらのうち，メタロチオネイン-1/2が肝臓，腎臓，消化管，上皮系組織および脳をはじめとする生体内諸組織に広く存在する．類似した性質を示す主要な分子

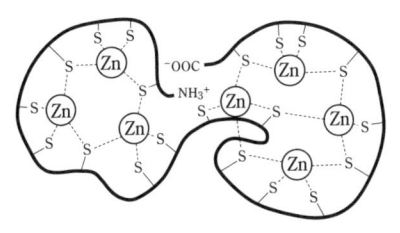

図2.5.1 メタロチオネインの模式図

種である．有害金属の解毒に対して中心的な役割を果たしているのはメタロチオネイン-1/2である．これに対し，メタロチオネイン-3は脳および睾丸で，メタロチオネイン-4は舌や皮膚の上皮組織で組織特異的に発現している．メタロチオネイン-3および4は各組織で特異的な役割を担っていると考えられているが，その詳細については優れた総説があるので参照されたい[3]．

メタロチオネインは，その構成アミノ酸の約1/3にあたる20残基がシステインであり，このシステインのチオール基を介して種々金属と結合している（図2.5.1）[4]．金属非結合型メタロチオネイン（アポチオネイン）は不安定なため細胞内にはほとんど存在せず，何らかの金属イオンと結合した金属結合型メタロチオネイン（メタロチオネイン）として存在している．メタロチオネインは，1分子で多くの金属イオンと結合することができ，Zn^{2+}などの2価の金属イオンが結合する場合は，メタロチオネイン1分子当たり7個が結合する．Cu^+などの1価の金属イオンが結合する場合は，メタロチオネイン1分子当たり12個が結合する．通常，メタロチオネイン-1/2には必須微量元素のイオンであるZn^{2+}が結合しており，亜鉛欠乏に対応するための亜鉛プールとして機能している．一方，Hg^{2+}，Ag^+，Cd^{2+}，Pb^{2+}，Bi^{3+}などの有害金属が細胞内に流入した場合，これら有害金属イオンのメタロチオネイン-1/2に対する親和性はZn^{2+}よりも高いため，メタロチオネインにこれら金属イオンが結合し，Zn^{2+}が遊離する．有害金属は，何らかの生体因子と結合することでその毒性を表すが，メタロチオネイン-1/2は金属をトラップすることにより生体因子への金属結合を妨げて金属を解毒する．

2.5.3 亜鉛に応答したMTF1による転写の活性化

メタロチオネイン-1/2タンパク質の量はつねに一定に保たれているのではなく，細胞内の亜鉛の濃度および金属の濃度によって変化する．過剰の金属が細胞内へ流入し，細胞内金属濃度が上昇した場合には，メタロチオネイン-1/2タンパク質の量は増加し，これに対応する．メタロチオネイン-1/2タンパク質の量は転写レベルで制御されており，この転写を促す因子が転写因子MTF1である．MTF1は，いくつかの金属（カドミウム，亜鉛，水銀，銅，銀など）の直接的，あるいは間接的な作用を受けて標的遺伝子のプロモーター領域の応答配列に結合し，転写を促進する．メタロチオネイン-1/2遺伝子のプロモーター領域には，金属応答配列（MRE）と呼ばれる共通した応答配列（コンセンサス配列：5'-TGCRCNC-3'）が存在し，MTF1はMREに結合して転写を促進する．

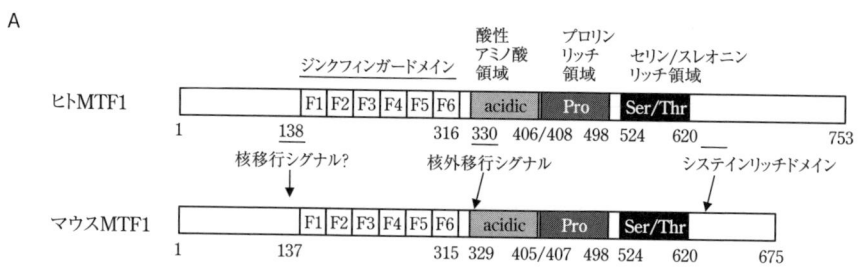

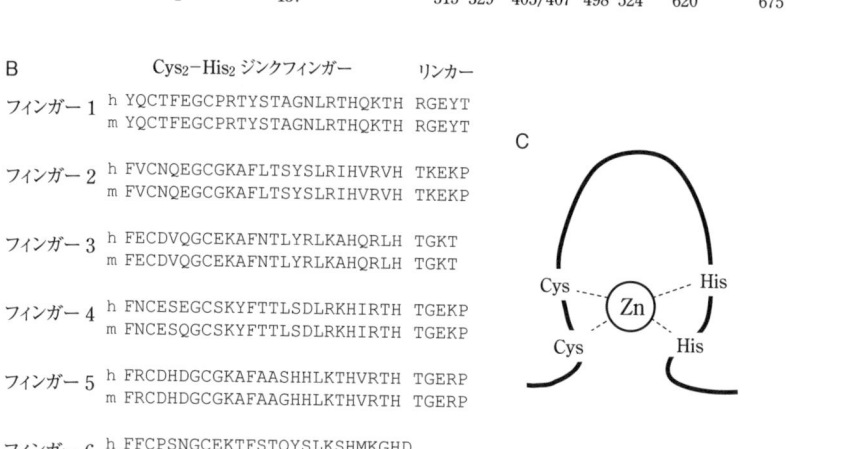

図2.5.2 ヒトおよびマウス MTF1 の構造
A：ヒトおよびマウス MTF1 の模式図．B：ジンクフィンガーおよびリンカー配列．C：ジンクフィンガーの模式図．

MTF1 は，6個の連続した Cys_2-His_2 型ジンクフィンガーを DNA 結合ドメインとしてもつ転写因子である（図2.5.2）．Cys_2-His_2 型ジンクフィンガーとは，転写因子の DNA 結合ドメインとしてよくみられる構造で，ポリペプチド鎖の中にある2つのシステイン残基と2つのヒスチジン残基をお互い接近させて亜鉛イオンをつかんだ構造をしている．ジンクフィンガーの指は DNA に沿って曲がり，ある特定の DNA 配列に結合する．1つのジンクフィンガーだけではそれほど強く DNA と結合できず，認識できる塩基対の数も2-3個に限られる．しかし，これが何個かつながると，より強く，より長い DNA 配列と特異的に結合する．MTF1 の場合は6つのフィンガーをもつので，上記のコンセンサス配列（7塩基対）を含む，12-18個の塩基対と結合する．なお，一般的なジンクフィンガーの亜鉛結合アフィニティーは非常に高い（Kd：10^{-9}-10^{-12} M）ために，定常的に亜鉛結合型として存在しているのに対し，MTF1 の6つのフィンガーの亜鉛結合アフィニティーは比較的低く（Kd：10^{-6}-10^{-9} M），通常の細胞内遊離亜鉛濃度（10^{-10} M 程度）では亜鉛非結合型として存在している．したがって，MTF1 の6つのジンクフィンガーは遊離亜鉛濃度が上昇したときに初めて亜鉛結合型となり，メタロチオネイン-1/2 遺伝子プロモーター領域の MRE に結合し，超巨大複合体である転写開始複合体を形成することで直接 RNA ポリメラーゼⅡを DNA に引き寄せ，転写を開始する．このジンクフィンガーの亜鉛親和性の違いは，フィンガー同士を繋ぐリンカー配列にある．一般的なジンクフィンガーのリン

カー配列は TGE（K/R）P であるが，MTF1 の 1 番目のジンクフィンガーと 2 番目のジンクフィンガーとの間のリンカー配列は RGEYT である．このリンカー配列を TGEKP に置換すると，亜鉛結合アフィニティーが高くなり，恒常的に転写を活性化するようになる[5]．なお，この特徴はマウス MTF1 でのみ示されているが，ヒト MTF1 とマウス MTF1 とでジンクフィンガー配列やリンカー配列の相同性は非常に高いため，ヒトとマウスとで共通の特徴であると思われる．ただし，亜鉛との結合に直接関与しない（と考えられる）リンカーの配列が，どのようにして亜鉛結合アフィニティーに影響するのか，その機構は不明である．

MTF1 には，ジンクフィンガー以外に，酸性アミノ酸領域，セリン/スレオニンリッチ領域，プロリンリッチ領域の 3 つの領域と，さらに，C 末端側にシステインクラスターと呼ばれる構造がある．亜鉛は，システインクラスターにも結合する．この構造は，細胞質に存在する MTF1 の核内への移行に関わっている．また，酸性アミノ酸領域は，亜鉛依存的な転写共役因子 p300 との結合に利用されている．p300 は MTF1 と転写開始複合体との結合を仲介しており，MTF1–p300 複合体形成は，転写を開始するために必須のステップである．なお，MTF1 の酸性アミノ酸領域と p300 との結合に関わる亜鉛は，MTF1 ではなく p300 に結合している．

2.5.4 亜鉛以外の金属に応答した転写活性化メカニズム

亜鉛依存的にメタロチオネイン-1/2 遺伝子の転写を活性化する場合には，MTF1 に亜鉛が結合することによって，MTF1 が標的 DNA 配列に結合するというステップを経るのに対し，亜鉛以外の金属による転写活性化の機構は，より複雑である．ジンクフィンガーに結合する金属は亜鉛だけであるためである．この機序については完全には解明されておらず，いくつかの機構が示されている[6]．提唱されている機序の中でもっとも説得力のあるものは，金属がメタロチオネイン-1/2 を含む亜鉛結合タンパク質の亜鉛結合部位に結合することで亜鉛を遊離させ，この遊離亜鉛の増加に MTF1 が応答してメタロチオネイン-1/2 を誘導するというものである（図 2.5.3）[7]．この機構の存在は，次のようにして示されている．MTF1 過剰発現 HEK293 細胞の核抽出液を用いて試験管内で再構築されたマウスメタロチオネイン-1 プロモーター転写系では，亜鉛添加により転写が促進される．一方，この系へのカドミウム添加では転写は促進されない．この系に，カドミウムとともに，亜鉛と結合したメタロチオネイン-1 を添加することでカドミウム添加による転写促進が認められるようになるという実験であ

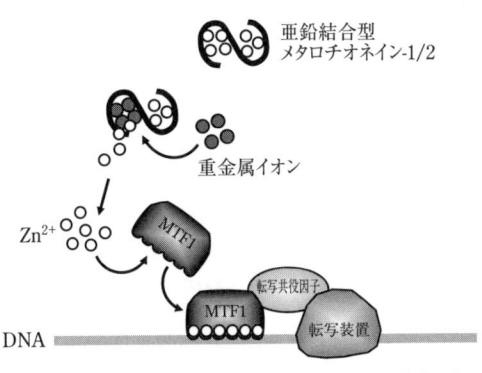

図 2.5.3 金属によるメタロチオネイン-1/2 誘導の概念図

る．なお，培養細胞・個体レベルにおいても，カドミウム曝露により亜鉛結合型タンパク質から亜鉛が遊離し，この遊離亜鉛がMTF1を介した転写を活性化すると考えられるが，主要な亜鉛供給源が亜鉛結合型メタロチオネインであるのか，その結論は得られていない．他の亜鉛結合タンパク質が亜鉛供給源である可能性は十分に考えられる．また，この転写活性化機構だけでは説明困難な，以下のような現象が観察されている．

(1) 培養細胞において，メタロチオネイン-1/2の誘導には100 μM程度の亜鉛が必要である．これに対し，カドミウムの場合には，20 μM程度で十分である．20 μMのカドミウム曝露により増加する細胞内遊離亜鉛量が，100 μMの亜鉛曝露による遊離亜鉛量に匹敵するとは考えにくい．

(2) 酵母にMTF1を発現させても，カドミウムによるメタロチオネイン遺伝子プロモーターを介した転写の活性化が認められない．なお，亜鉛による転写活性化は観察される．

これらの現象は，カドミウムなどの金属が哺乳類の細胞特有の細胞内シグナル伝達系を介してMTF1による転写を促進していることによると思われる．MTF1には，リン酸化酵素であるJNKやPKCなどによりリン酸化されると予想される部位がある．また，脱リン化酵素PTENがメタロチオネイン-1/2誘導に関わるという報告がある．MTF1のリン酸化あるいは脱リン酸化によりMTF1の転写活性化能は調節されているのかもしれない．さらに，メタロチオネイン-1/2遺伝子プロモーターには，MRE以外にも，抗酸化応答配列や核因子1結合配列などの多数の転写因子結合配列が存在しており，これら配列に金属依存的に転写因子が結合し，MTF1によるメタロチオネイン-1/2の誘導を促進していることが示されている．

2.5.5 残された課題

ここでは，有害金属の解毒におけるメタロチオネイン-1/2の役割とMTF1によるメタロチオネイン-1/2遺伝子の転写制御の機構について説明した．メタロチオネイン-1/2による有害金属解毒システムは「亜鉛の恒常性維持システム」を流用している．このシステムは，MTF1が有害金属センサーとして機能し，解毒に関わるメタロチオネイン-1/2を誘導するというシンプルな生体防御系であると理解することができるが，実際には，細胞が有害金属濃度の上昇を感知する機構には，MTF1以外の因子も関与している．どのような因子が関わり，細胞内の有害金属濃度の上昇を感知しているのか，今後明らかにすべき課題である．

引用文献

1) Kambe, T. *et al.* (2008) *Genesis* **46**, 214–228.
2) Vinkenborg, J. L. *et al.* (2009) *Nat. Methods* **6**, 737–740.
3) Vašák, M. and Meloni, G. (2011) *J. Biol. Inorg. Chem.* **16**, 1067–1078.
4) Fischer, E. H. and Davie, E. W. (1998) *Proc. Natl. Acad. Sci. USA* **95**, 3333–3334.
5) Kimura, T. *et al.* (2009) *J. Health Sci.* **55**, 484–494.
6) Günther, V. *et al.* (2012) *Biochim. Biophys. Acta* **1823**, 1416–1425.
7) Zhang, B. *et al.* (2003) *Mol. Cell. Biol.* **23**, 8471–8485.

2.6 環境因子によるエピジェネティック制御

鈴木武博・野原恵子

2.6.1 エピジェネティクスとは

1つの個体内には，同一の塩基配列からなるゲノムをもつにもかかわらず，さまざまに分化し多様な形態をもつ細胞が存在する．これは，各組織において遺伝子の発現パターンが異なることに起因する．このようなDNA塩基配列によらない遺伝子発現制御を可能とする仕組みを，エピジェネティクスという．

エピジェネティクスの特徴の1つに，環境因子の影響を受けやすいことがある．たとえば，同一のゲノムをもった一卵性双生児が，環境の違いから成長とともに病気へのかかりやすさなどに差がでてくることが報告されており，エピジェネティクスの関与が示唆されている．また，エピジェネティック作用は蓄積性をもち，後発的な影響や，さらに数世代にわたって影響が現れる経世代影響の原因となると考えられている．胎児期や乳幼児期における種々の環境因子が成長後の健康や疾病発症リスクに影響を及ぼすという概念であるDOHaD（developmental origins of health and disease）のメカニズムとしても，重要な役割を果たしていると考えられている．

2.6.2 エピジェネティクスの制御機構

エピジェネティクスを担う制御機構は主に3つあり，以下で簡単に説明する．

(1) DNAメチル化：DNA中のシトシン（C）の次にグアニン（G）が続くCG配列のCの5位がメチル化され，5メチルシトシンになることをDNAのメチル化という．哺乳類においては，メチル化されたテンプレートDNA鎖をもとに相補鎖の対応する位置にメチル基を導入するDNMT1，およびメチル化されていないDNA鎖に新たにメチル基を導入するDNMT3aとDNMT3bという3つのDNAメチル基転移酵素（DNA methyltransferase, DNMT）が存在し，DNAメチル化を担当する．一般に，遺伝子プロモーター領域がメチル化されると，その遺伝子の発現は抑制される（図2.6.1）．

(2) ヒストン修飾：ゲノムDNAはヒストンに巻き付いた状態で核内に収納されている（この状態をクロマチンという）．ヒストンのN末端部分がアセチル化，メチル化やリン酸化などの修飾を受けると，クロマチン構造に変化が起こり，DNAと転写因子などの核内因子との接近のしやすさが変化し，遺伝子の発現制御が可能となる．アセチル化は遺伝子発現の活性化に関与する．またメチル化については，メチル化を受けるリシンの位置が遺伝子の発現制御に重要であることが明らかになっている．たとえば，ヒストンH3の9番目のリシンのジメチル化・トリメチル化（H3K9me2・H3K9me3のように表記する）やH3K27me3は遺伝子発現の抑制に関与し，H3K4me3やH3K36me3は遺伝子発現の活性化に関与する（図2.6.1）．

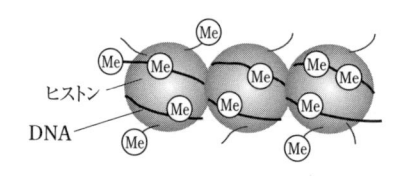

DNA 高メチル化
抑制型ヒストン修飾の増加
（H3K9me2,H3K9me3,H3K27me3など）
クロマチン構造の凝集

⟶ 遺伝子発現の活性抑制

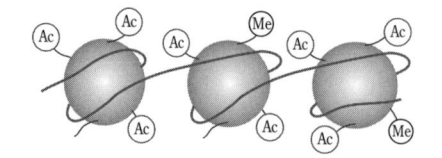

DNA 低メチル化
活性化型ヒストン修飾の増加
（H3Ac,H3K4me3,H3K36me3など）
クロマチン構造の緩み

⟶ 遺伝子発現の活性化

図2.6.1 遺伝子発現調節に関わるエピジェネティック変化の模式図

（3）non-coding RNA（ncRNA）：ncRNA は，機能が不明なものが多く，ゲノムのダークマターともいわれているが，その秘められた機能にも注目が集まっている．現在のところ，small interfering RNA（siRNA），micro RNA（miRNA），piwi interacting RNA（piRNA）などの低分子のncRNA は，配列特異的な遺伝子発現抑制機構やトランスポゾンの制御に関与し，長鎖の long non-coding RNA（lncRNA）は，主にクロマチン修飾酵素群と相互作用し，X 染色体不活化やゲノムインプリンティングなどに関与すると考えられている．

2.6.3 環境化学物質による遺伝子発現のエピジェネティック制御

In vivo や *in vitro* における研究から，各種の環境因子，すなわち栄養や環境中の化学物質，ストレスなどが，エピジェネティクスを介して遺伝子発現に変化をもたらし，生体に影響を及ぼす可能性が続々と報告されている．エピジェネティック作用が報告されている化学物質の例を，表2.6.1に示した．これまでの研究では，無機ヒ素をはじめとする化

表2.6.1 エピジェネティック作用が報告されている化学物質の例（文献1より改変）

	DNA メチル化	ヒストン修飾	miRNA	エピジェネティック変化	
ヒ素	◎	◎	○	特に報告が多い	◎
ニッケル	○	◎	—	報告あり	○
カドミウム	○	—	○	報告なし	—
クロム	○	○	—		
アルミニウム	—	—	○		
水銀	○	—	—		
鉛	○	—	—		
農薬	○	○	—		
大気汚染物質	○	○	○		
ベンゼン	○	—	—		
ビスフェノール A	○	—	—		
ダイオキシン	○	—	—		
RDX	—	—	○		
DES	—	—	○		

RDX：hexahydro-1,3,5-trinitro-1,3,5-triazine（爆薬）
DES：diethylstilbestrol（経口避妊薬としてかつて使用されていた）

学物質による DNA メチル化変化に関する報告が多く，その後化学物質によるヒストン修飾変化の報告が増加している．なおニッケルは，直接ヒストンと相互作用して構造変化を起こすという特殊な機序でエピジェネティック作用を示すことが報告されている．化学物質の ncRNA を介した作用としては，miRNA の発現変化が報告されている．以下に，エピジェネティック作用が報告されている代表的な化学物質について，研究例を紹介する．

(1) ビスフェノール A：エピジェネティック作用を研究するための実験動物モデルとして，毛の色の支配に関与する *Agouti* 遺伝子に A^{vy} 変異をもったアグーチ変異マウスが使われている．A^{vy} 変異体は *Agouti* 遺伝子の上流に強いプロモーター活性のある LTR (long terminal repeat) 型レトロトランスポゾンが挿入されており，LTR のメチル化の程度によって発現が制御される．LTR が低メチル化状態であると A^{vy} アリルが常時転写され，毛色は黄色になる．LTR がメチル化されるにつれて A^{vy} アリルの転写が抑制され，毛色は黄色から茶色まで連続的に変化する．ポリカーボネートやエポキシ樹脂をはじめ，さまざまなプラスチックの合成に使われているビスフェノール A を餌に混ぜて，メスのアグーチ変異マウスに交配の 2 週間前から妊娠期間および授乳期まで毎日与え続けると，毛色が黄色の子供が多く産まれ，毛色が黄色の子供では，A^{vy} 遺伝子のメチル化が低下していた[2]．この結果は，妊娠期の母親へのビスフェノール A の曝露が，子供の発達期において DNA メチル化パターンを変化させることを示している．またこの研究は，化学物質の胎児期曝露がエピジェネティック作用を介して仔の表現型に影響を与え得ることを示した代表的な研究例である．

(2) ビンクロゾリン：野菜や果物の殺菌剤であるビンクロゾリンは，内分泌かく乱作用をもつことが知られている．ビンクロゾリンを妊娠ラット (F0 世代) に投与すると，産まれた子供も含めて 4 世代目の子孫まで，オスで前立腺障害や精巣の異常などが続くが，これらのオスでは生殖細胞の DNA メチル化パターンの変化も 4 世代目まで受け継がれることが報告されている[3]．ビンクロゾリンの子孫への影響については，最近さらに行動への影響が報告された[4]．ビンクロゾリンを妊娠したラットに投与して，3 世代目のオスラットが成長したところで，ビンクロゾリンを投与していないラットの 3 世代目と比較したところ，ビンクロゾリン投与群は不安やストレス感度が高く，社交性が低いという結果が得られている．研究グループは，生殖細胞系のエピジェネティックな変化が経世代的に伝えられ，3 世代目の行動異常に関係するのではないかと推測している．

(3) 無機ヒ素：天然由来の無機ヒ素は，インドやバングラデシュをはじめとした世界各国で皮膚疾患や発がんなどの深刻な健康被害をもたらしている．ヒ素は国際がん研究機関 (IARC) がグループ 1 (ヒトに対して発がん性のある物質) に分類する発がん物質であるが，変異原性は低いといわれている．また，胎児期や若年期の無機ヒ素曝露と成人期のがん死亡率のリスク増加の関連が疫学研究によって報告されている．これらのことから，ヒ素による発がんにエピジェネティック作用の関与が疑われる．ヒ素による発がんとエピジェネティクスの関連を探る研究として，肺がんを発症しやすい AJ マウスでの研究が報告され

ている．オスの AJ マウスにヒ素を含む水を連続的に 18 か月間自由摂取させると，対照群と比較して肺がんが増加し，がん部においてがん抑制遺伝子 $p16^{INK4a}$ と $Rassf1a$ のプロモーター領域の DNA メチル化増加，および遺伝子発現減少が報告されている[5]．しかしこの研究では，DNA メチル化変化ががんの原因となるのか，またはがんの結果起こっているのかについては不明である．

筆者らは，ヒ素を含んだ水を 6 か月間自由摂取させたオス C57BL/6 マウスの正常な肝臓組織において，$p16^{INK4a}$ プロモーター領域への H3K9 ジメチル化酵素 G9a の結合量が増加すること，およびヒストン H3K9 ジメチル化の増加，$p16^{INK4a}$ の有意な発現減少を観察した[6]．このとき $p16^{INK4a}$ プロモーター領域の DNA メチル化は変化していなかった．この結果は，ヒ素が正常細胞においてヒストン修飾を変化させる能力をもつことを示し，その結果がん抑制遺伝子の働きを阻害して発がん促進に関与する可能性を示唆するものと考えられた．

2.6.4　今後の研究課題と展望

現在化学物質によるエピジェネティック変化が数多く報告されているが，それらの再現性を含めて，必ずしも結果に関する合意が得られていないものも多いと思われる．1 つには分析の問題があり，DNA メチル化解析を例にあげると，制限酵素を用いた解析やメチル化特異的 PCR といった間接的な方法による解析のみで，より直接的なバイサルファイトシークエンシングなどの検討を行なっていない報告が多い．また，化学物質によるエピジェネティック修飾変化の機序も，ほとんど明らかにされていない．筆者らがヒ素の作用機序として示したように，化学物質はヒストン修飾酵素や DNMT などのエピジェネティック修飾酵素やそれらの調節因子のリクルートや活性制御によってエピジェネティック変化を誘導する経路が考えられる．その分子機序に関しては今後の研究が必要である．さらに化学物質によるエピジェネティック変化と影響の因果関係も今後検討が必須である．

エピジェネティックな変化は，塩基配列自体を変化させる突然変異よりも頻度が高く，薬剤を使うことで可逆的に変化させることも可能であり，がんに関してはすでに診断や治療への応用可能性が示されている．したがって，化学物質による害作用に関するエピジェネティックな変化が明らかになれば，そのエピジェネティックな変化を指標とすることで，化学物質の毒性の診断，予防が可能となることが期待される．

引用文献
1) Hou, L. et al. (2012) *Int. J. Epidemiol.* **41**, 79–105.
2) Dolinoy, D. C. et al. (2007) *Proc. Natl. Acad. Sci. USA* **104**, 13056–13061.
3) Anway, M. D. et al. (2005) *Science* **308**, 1466–1469.
4) Crews, D. et al. (2012) *Proc. Natl. Acad. Sci. USA* **109**, 9143–9148.
5) Cui, X. et al. (2006) *Toxicol. Sci.* **91**, 372–381.
6) Suzuki, T. and Nohara, K. (2013) *J. Appl. Toxicol.* **33**, 951–958.

2.7 異物代謝酵素のmicroRNAによる制御

中島美紀

2.7.1 発現調節因子としてのmicroRNA

ゲノム解析により生物のDNAの全塩基配列が読みとられ、遺伝情報が明らかになると、個々の遺伝子の働きを解析する研究が展開された。ついでトランスクリプトーム解析が進められ、膨大な数のnon-codingRNA（ncRNA）が転写されていることが明らかになった。ヒトゲノムの98%はノンコーディング領域で、タンパク質をコードしている領域はわずか2%にすぎない。そして、特別な生理活性をもたないと考えられていたncRNAに遺伝子発現制御などの重要な機能が備わっていることが明らかになってきた。このような機能性RNAとして近年脚光を浴びているのがmicroRNA（miRNA）である。

miRNAは20–25塩基の小さな1本鎖RNAである。1993年に線虫で最初に発見され、2001年にヒトにも存在することが明らかになった。miRNAはヘアピン構造を有する数百から数千塩基の転写産物（前駆体）としてあらゆるDNA領域から転写され、核内および細胞質内でRNAを基質とする酵素であるDroshaやDicerによってプロセッシングを受けて短い1本鎖の成熟型となり、Dicer, argonaute 2（Ago2）, tar-RNA-binding proteins（TRBP）などのタンパク質とともにRNA-induced silencing complex（RISC）と呼ばれる複合体を形成する。この複合体が主に3′-非翻訳領域（untranslated region, UTR）に特異的配列を有する標的mRNAに結合して、翻訳を抑制したり、このmRNAを分解したりする。すなわちmiRNAは転写後調節を担っている。ヒト全mRNAの60%以上の発現調節にmiRNAが関わっていると推定されている。さまざまな研究分野で解析が進められ、細胞の分化、増殖、アポトーシス、発生などのさまざまな生物学的プロセスのみならず、疾患の発症・進行など非常に多岐にわたる生命現象に関与することが示されている。

2.7.2 microRNAの命名法

ヒトではこれまで2,500種類以上のmiRNAが同定されている[1]。成熟型はmiR-、前駆体はmir-で表記され、種を区別するために3または4字のアルファベットからなる接頭辞が付与されてhsa-miR-101やmmu-miR-101のように表記される。同じ番号のmiRNAはヒト（*Homo sapiens*）とマウス（*Mus musculus*）でオルソログであることを意味する。1または2塩基のみ配列が異なるパラログは接尾辞によりhsa-miR-27aとhsa-miR-27bのように区別される。異なる遺伝子座から転写された前駆体から同じ成熟型miRNAが産生されるとき、hsa-mir-125b-1とhsa-mir-125b-2のように数字で区別される。RISCに取り込まれる機能的1本鎖RNAはガイド鎖、他方はパッセンジャー鎖と呼ばれる。パッセンジャー鎖はhsa-miR-126*のようにスターマークで表記され、一般的には分解されやすいと考えられている。しかし、近年、機能的に作用しているパッセンジャー鎖も明らかになり、

スター表記に換えて，ヘアピン構造の中で5′側と3′側のどちらに位置するかを意味するhsa-miR-148a-5pとhsa-miR-148a-3pのように表記するようになってきている．以降，本節ではヒトmiRNAについてのみ述べるため，hsaは省略する．

2.7.3 microRNAの標的となるmRNAの同定

miRNAが標的とするmRNAに結合する際，miRNAの5′末端2-7塩基の配列（seed配列）が標的mRNAと相補的であることが重要といわれている．このようにmiRNAの配列全体にわたる完全な相補性が必要ないこと，またseed配列が相補的であっても必ずしも作用を発揮するとは限らないことから，miRNAの標的mRNAの予測は困難である．1つのmiRNAは数百種類ものmRNAを標的とし，また1つのmRNAが複数のmiRNAによって制御されることもある．さらに，miRNA/標的mRNAの機能的な組み合わせが，ある組織で同定されても他の組織でも同様に制御されるとも限らない．当該miRNAと標的mRNAの発現量の違いのみならず，別の標的mRNA群の存在も影響するためである．したがって，ある遺伝子の発現調節にmiRNAが機能的に働いているかどうかは実験による証明が必要である．よく用いられる実験手法については文献2を参照されたい．

2.7.4 異物代謝制御におけるmicroRNAの役割

薬や環境汚染物質などの異物が生体内に取り込まれると，化合物の極性を高め，より早く体外へ排出しやすくするために，生体はその化合物を代謝する．その働きを担っているのがシトクロムP450（P450, CYP），グルクロン酸転移酵素や硫酸転移酵素などの薬物代謝酵素である．これらの多くは核内受容体による転写制御を受け，転写レベルで発現調節されている．またそのほとんどに遺伝子多型が存在し，発現量や酵素活性の個人差の要因となっている．近年，いくつかの薬物代謝酵素の発現調節にmiRNAが関与していることが明らかになり，転写調節機構や遺伝子多型で説明できなかった個人差の解明に一石を投じただけでなく，その生理学的意義も示されつつある．また，転写因子や核内受容体もmiRNAによって制御されていることも徐々に明らかになり，異物応答におけるmiRNAの役割が解明されてきている．以下に代表的な例を紹介する．

（1）ヒトCYP1B1を制御するmiR-27bと乳がんとの関係

ヒトCYP1B1は多環芳香族炭化水素類の代謝的活性化を触媒する酵素である．子宮，卵巣，乳腺に発現しており，エストロゲンの代謝も担っている．これらの代謝反応から生じた代謝物はDNA結合性を有しており，CYP1B1は発がんに関与する分子種ともいえる．CYP1B1は組織中でmRNAレベルでは高い発現が認められるものの，タンパク質レベルでは発現が低く，転写後調節の関与が示唆されていた．また，がん組織ではCYP1B1タンパク質の発現が高く認められる．このような現象について解析した結果，CYP1B1の3′-UTRにmiR-27bが結合し，翻訳を抑制することで発現を負に制御していること，そし

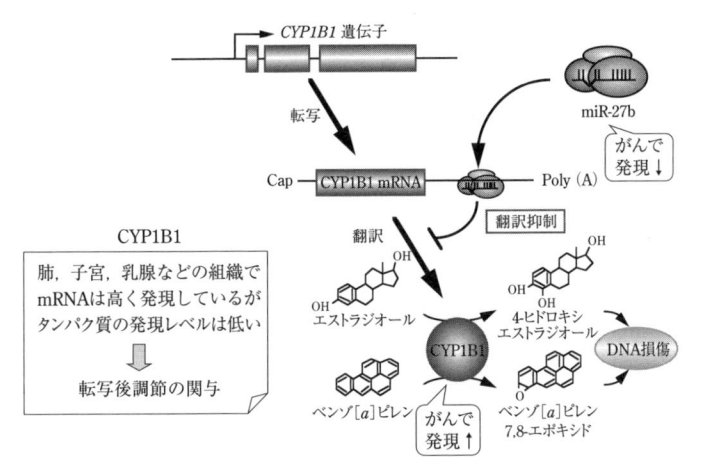

図 2.7.1　ヒト CYP1B1 の miR-27b による発現調節：がんの発症・進行への関与

て乳がん組織では非がん部と比べて miR-27b 発現量が低下しており，それががん組織で CYP1B1 タンパク質が高発現する原因であることが示された（図 2.7.1）．したがって，miR-27b による CYP1B1 の発現制御は乳がんの発症・進行に関わっていると考えられる[3]．

（2）　ヒト CYP2E1 を制御する miR-378 と代謝活性の個人差への影響

　ヒト CYP2E1 はアセトアミノフェンやハロタンなど，比較的構造の小さい化合物を代謝する．生成した代謝物が毒性を示すことが多く，薬理学的および毒性学的に重要な P450 である．CYP2E1 はアルコールなどで誘導されるが，他の P450 とは異なり，その誘導機構には核内受容体は関与せず，転写後調節や翻訳後調節によるものと考えられている．肝臓における CYP2E1 mRNA 発現量とタンパク質発現量との間に正の相関関係が認められないことは，常在的発現における転写後調節の関与を示唆する．miRNA による転写後調節の関与を検討した結果，ヒト CYP2E1 の 3′-UTR に miR-378 が結合して発現を負に制御していることが示された．ヒト肝臓中の miR-378 発現量と CYP2E1 タンパク質発現量との間に有意な逆相関の関係が認められたことから，miR-378 はヒト肝臓における CYP2E1 の常在的発現を制御し，解毒能または毒性発現に個人差をもたらす要因の 1 つとなっていると考えられる[4]．

（3）　転写調節因子の発現を制御する microRNA と下流因子への影響

　異物代謝・排泄を担う因子の発現を調節する核内受容体や転写因子が miRNA で制御されていることも次第に明らかになり，その意義が解明されつつある．たとえば，臨床で用いられている薬の約 50％ に関与するもっとも重要な薬物代謝酵素である CYP3A4 の転写活性化に大きく寄与しているプレグナン X 受容体（pregnane X receptor, PXR）が miR-148a によって制御されており，その調節機構が CYP3A4 の発現量にも影響を与えることが示されている[5]．肝臓における脂肪酸合成や糖新生に関わる酵素ならびに多数の薬物代謝酵素の発現調節に関わる転写調節因子 hepatocyte nuclear factor 4α（HNF4α）は miR-

34a と miR-24 によって制御されている[6]．興味深いことに，miR-34a は HNF4α の 3'-UTR に結合して翻訳を抑制するのに対し，miR-24 は翻訳領域に結合して mRNA 分解を促進する．しかし，どちらも HNF4α の発現を低下させることでその下流遺伝子である CYP7A1 や CYP8B1 などの発現低下をもたらし，胆汁酸の産生を低下させる．胆汁酸は miR-34a と miR-24 の発現量を増加させる作用があることからこれらの miRNA による HNF4α の発現抑制機構は胆汁酸合成のネガティブフィードバック機構として働いている[6]．

ダイオキシン受容体として知られる AhR は神経系に特異的に発現している miR-124 によって負に制御されており，神経芽腫細胞では miR-124 の発現が欠落しているために AhR 発現が増大し，細胞の分化を亢進することが報告されている[7]．AhR や低酸素誘導因子（HIF-1α）とヘテロダイマーを形成して異物や低酸素に応答して多くの遺伝子の転写を活性化する ARNT は肝臓中で miR-24 によって制御されており，多環芳香族炭化水素類によって誘導される CYP1A1 や低酸素状態で誘導される炭酸脱水素酵素 IX の発現に影響を与えることも示された[8]．さらに，酸化ストレスに応答して解毒に関わる酵素群を誘導する Keap1/Nrf2 システムの調節にも，いくつかの miRNA が関与していることが示されている．このように，miRNA による発現制御がその下流因子の発現にまで影響を及ぼしていることもめずらしくない．

2.7.5 異物への曝露による microRNA 発現の変動

細胞や組織中の miRNA の発現は種々の刺激によって変動する．その変動のメカニズムとしては DNA からの転写レベルで起こるものと，転写後すなわち前駆体から成熟型へのプロセッシングの過程でのものがある．後者の代表的なものはエノキサシンであり，miRNA のプロセッシングを亢進させる．一方，エストラジオールはある種の miRNA のプロセッシングを抑制することが示されている．しかし，後述する miRNA の発現変動の評価においては成熟型 miRNA のみが測定されているため，個々の miRNA の変動がどちらのメカニズムで起こっているか解析されていない例がほとんどである．

5-フルオロウラシル，ゲムシタビン，パクリタキセルやシスプラチンなどの抗がん剤をがん細胞に処置すると miRNA の発現が変動し，それが抗がん剤に対する耐性獲得に関与していることが示されている．ダイオキシンやベンゾ[a]ピレン，ニトロソアミンなどの発がん前駆物質の投与や細胞への曝露によっていくつかの miRNA の発現が変動し，その変動が腫瘍形成に関与している可能性が示されている．また，ヒト気管支上皮細胞へのディーゼル排気粒子の処置，リンパ芽球細胞へのヒ素の処置により多くの miRNA の発現が変動する．カドミウムへの曝露により白血球中において炎症に関わる miRNA の発現が増加し，in vivo においても，金属を含む粒子に曝されている鉄鋼プラント工員の白血球中において炎症に関与する miRNA が増加していることが示されている．さらに，喫煙者の気管支上皮細胞中の miRNA 発現が非喫煙者と大きく異なっていることやタバコ煙への曝

露により肺や肝の miRNA 発現が大きく変動することがラットやマウスを用いた実験でも報告されている．このように，異物への曝露によって細胞，組織中の miRNA の発現が変動し，この発現異常がさまざまな病理的変化の要因になっていると考えられる．

2.7.6　病態または毒性バイオマーカーとしての microRNA

miRNA は血清，血漿，尿，唾液などの体液中にも存在することが 2008 年に明らかになった．血中には RNA 分解酵素が豊富に存在しているが，miRNA はエクソソームなどの膜画分につつまれた状態，あるいは Ago2 やヌクレオホスミン 1，高比重リポタンパクなどのタンパク質と結合した状態で存在しているために，その分解から免れていると考えられている．このような体液中の miRNA は組織中の発現変動を反映したものであり，がん，糖尿病，心疾患やアルツハイマー病などさまざまな疾患のバイオマーカーとなることで注目を集めている[9]．環境化学物質への曝露による体液中 miRNA の変動についてはまだ情報は少ないが，筆者らの研究で，喫煙者と非喫煙者で血漿中 miRNA の発現プロファイルが大きく異なり，喫煙者で多くの miRNA が高発現していることが明らかになっている．細胞外の miRNA は再び細胞内に取り込まれることから，miRNA が細胞間コミュニケーションの役割を果たしているとの考え方もあるが，まだ不明な点も多く，血漿中 miRNA の存在意義についてはさらなる解明が待たれる．

2.7.7　今後の展望

miRNA は我々のゲノムから生成するもっとも豊富な遺伝子発現調節因子といえる．発現調節因子としての役割とともに，環境化学物質による miRNA の発現変動に関する情報が蓄積されつつあり，miRNA は環境化学物質によって誘発される疾患のバイオマーカーとなるだけでなく，予防法を開発するツールとなる可能性を秘めている．その実現のためには，個々の miRNA の各組織における標的遺伝子を幅広く知る必要があり，1 対 1 の解析が確実な情報を与える一方で，1 対多あるいは多対多の複雑な miRNA 制御ネットワークを理解するためには包括的なトキシコゲノミクスアプローチも有用であろう．転写因子による転写レベルでの制御や DNA メチル化などのエピジェネティック制御と合わせて，miRNA による発現制御との相互関係を考慮しつつ，異物代謝，代謝的活性化そして排泄のために体が備える調節機構を統括的にとらえることが重要である．

引用文献

1) http://www.mirbase.org/
2) Nakajima, M. and Yokoi, T. (2011) *Pharmacol. Ther.* **131**, 330–337.
3) Tsuchiya, Y. et al. (2006) *Cancer Res.* **66**, 9090–9098.
4) Mohri, T. et al. (2010) *Biochem. Pharmacol.* **79**, 1045–1052.
5) Takagi, S. et al. (2008) *J. Biol. Chem.* **283**, 9674–9680.
6) Takagi, S. et al. (2010) *J. Biol. Chem.* **285**, 4415–4422.
7) Huang, T. C. et al. (2011) *FEBS Lett.* **585**, 3582–3586.
8) Oda, Y. et al. (2012) *Toxicol. Appl. Pharmacol.* **260**, 222–231.
9) Weiland, M. et al. (2012) *RNA Biol.* **9**, 850–859.

2.8　小胞体ストレス

新開泰弘

2.8.1　細胞内におけるタンパク質の動態

　細胞内におけるタンパク質は，従来は正しい構造と機能を備えたものが研究の対象であった．しかし，近年の研究の進歩により，細胞内のタンパク質はある特定の構造をもった機能型のものだけではなく，さまざまなコンフォメーションをとった不安定な非機能型のものが混ざりあった状態にあると考えられている．すなわち，タンパク質は合成直後においては高次構造をもたないヒモ状のポリペプチドとして存在したのち，その後フォールディング途中段階の中間体を経て，タンパク質本来の構造である成熟型となり，それぞれの半減期に応じて分解される．一方，このような正常なタンパク質の折りたたみが偶発的にうまくいかなかったり，折りたたみを阻害するようなストレスが細胞内に生じた場合，タンパク質の一部は変性型として存在し，凝集体を形成したり，分解系へと導かれることとなる．

　かつて，アンフィセンは試験管内において変性したタンパク質が再び自発的に（外から情報やエネルギーを与えなくても）フォールディングして正常な構造を形成することを見出した[1]．このことは，タンパク質の立体構造がそのアミノ酸配列によって一義的に決まることを意味しており，これはタンパク質一般に共通する原理として認識されている（アンフィセンのドグマ）．しかし，細胞内はタンパク質濃度が20%を超えるほど濃厚かつ密集した状態の溶液であり，疎水性残基が露出した不安定なフォールディング中間体は，自発的にフォールディングする前に他の変性タンパク質と結合して凝集体を形成してしまう危険性がある．また，熱などのストレスによっても変性タンパク質の形成は促進される．アンフィセンのドグマにより，当初，細胞内でもタンパク質の高次構造形成は他の助けを必要としないものとして考えられていたが，細胞を高温にさらしたときに誘導される熱ショックタンパク質の機能などから，細胞内にはタンパク質の構造形成に必要な因子が存在するという認識がなされ，これらを分子シャペロンと呼ぶようになった．タンパク質の一生にお

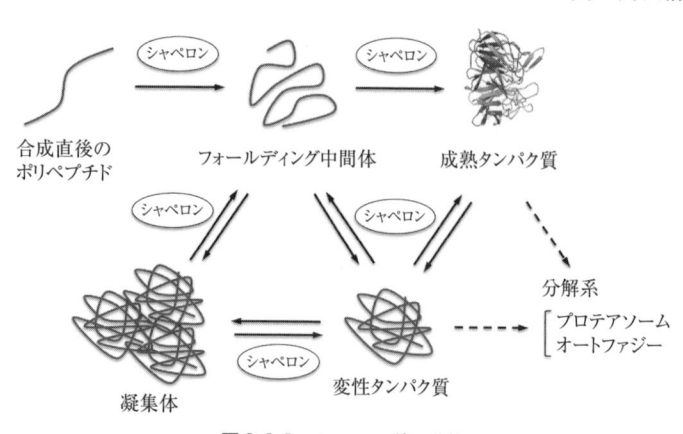

図2.8.1　タンパク質の動態
タンパク質はその成熟型を形成するまでにさまざまな形態をとり得る．シャペロンはタンパク質の正常なフォールディングを助け，変性体や凝集体の形成を防ぐ働きをもつ．

けるシャペロンの主な役割は，フォールディングを助けて成熟タンパク質へ向かわせると同時に，フォールディング途中の不安定な中間体や変性したタンパク質が凝集しないように防ぐことである（図2.8.1）．加えて，一度変性・凝集したタンパク質を元に戻す働きももち，最近ではシャペロン介在性オートファジーという分解系への関与も注目されている．分子シャペロンのもともとの定義は，「他のタンパク質の構造形成を助けるが，自らはその最終生成物の一部にはならないタンパク質」であるが，現在ではタンパク質がその一生をまっとうするさまざまな過程における介添えタンパク質全般を指す用語として使われている．

2.8.2 タンパク質の小胞体品質管理と小胞体ストレス応答機構

小胞体（endoplasmic reticulum, ER）は新たに合成されたポリペプチド鎖のフォールディングの場として非常に重要である．新生ポリペプチド鎖は小胞体に挿入されると同時にシグナルペプチドが切断され，ジスルフィドの形成とその異性化，さらに糖鎖修飾が起こり，同時に正しいフォールディングの形成や会合などが行なわれる．このとき，種々のストレスなどにより正しいフォールディングが形成できない場合，アンフォールディングタンパク質や凝集化したタンパク質が小胞体内に蓄積し毒性を発揮する．このような小胞体内におけるタンパク質の成熟過程のバランスが崩れ，うまく立体構造をつくれていないタンパク質の異常な蓄積がみられる状態を小胞体ストレスと呼ぶ．過度の小胞体ストレスは小胞体の形態的・機能的な障害を引き起こすと考えられている．一方，細胞はこのような事態を回避するための小胞体品質管理機構を備えており，小胞体ストレスに対する応答・適応システムを小胞体ストレス応答，あるいは UPR（unfolded protein response）と呼ぶ[2]．

UPR には小胞体膜に存在する PKR-like endoplasmic reticulum（ER）kinase（PERK），activating transcription factor 6（ATF6），inositol requiring kinase 1（IRE1）の３つの感知・応答センサーが機能しており，いずれも非ストレス下においては，もっとも代表的な小胞体シャペロンの１つである glucose-regulated protein 78（GRP78）と結合しており不活性化した状態にある（図2.8.2）．細胞内に変性タンパク質が蓄積すると，これらのセンサーがそれを感知

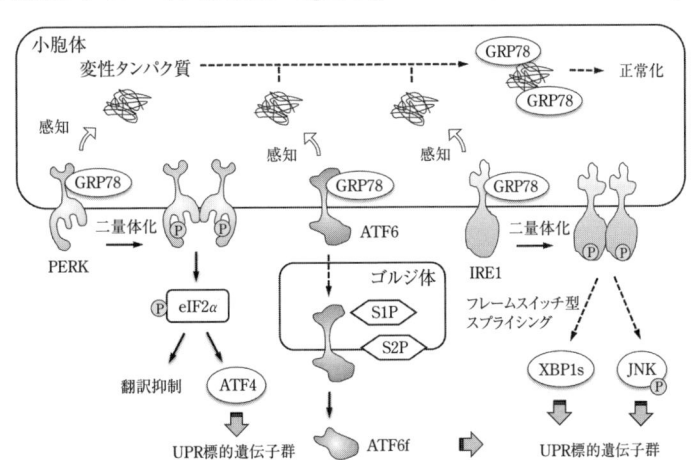

図2.8.2 小胞体ストレスの感知・応答センサー
小胞体ストレスの感知・応答系には PERK, ATF6, IRE1 を介した３つの主要な経路が存在する．これらはそれぞれ下流にシグナルを伝達し，UPR 標的遺伝子群の誘導に関わる．

表 2.8.1 代表的な UPR 標的遺伝子群とその役割

遺伝子名	機能
GRP78 GRP94 カルネキシン カルレティキュリン	小胞体シャペロン
PDI ERp57（GRP58）	ジスルフィド異性化酵素
Derlin1 p97 ERdj4 ERdj5	小胞体関連分解酵素
P58IPK	eIF2α の阻害因子
CHOP ATF4 XBP1	転写因子

することによって GRP78 は解離し，PERK と IRE1 においては二量体化・リン酸化され下流にシグナルを伝える．ATF6 においてはゴルジ体に移行したのちに S1P および S2P プロテアーゼによってその一部が切断され，ATF6 フラグメント（ATF6f）が核へ移行後に転写因子として機能し，さまざまな UPR 標的遺伝子群の誘導に関わる．一方，解離した GRP78 は変性タンパク質と結合してシャペロンとして本来の役目を果たす．PERK の下流には翻訳開始因子である eukaryotic initiation factor 2α（eIF2α）が存在し，これがリン酸化されることによって細胞内におけるタンパク質の全般的な翻訳が抑制されると同時に，特殊な遺伝子構造をもつ activating transcription factor 4（ATF4）遺伝子に限ってはその転写を誘導する．転写因子である ATF4 はさらに転写因子 C/EBP homologous protein（CHOP）などの発現誘導に関わり，アポトーシス経路を活性化させる．また，活性化された IRE1 は X-box binding protein 1（XBP1）のスプライシングを行なうことによって活性化型の転写因子である XBP1s を誘導して UPR 標的遺伝子群の発現に関わる．IRE1 はストレス応答性 MAP キナーゼの 1 つである JNK 経路の活性化にも関与し，activator protein-1（AP-1）経路やアポトーシス経路を活性化させる．表 2.8.1 に代表的な UPR 標的遺伝子群とその機能についてまとめた．UPR 標的遺伝子群の中に ATF4 や XBP1 といった転写因子も含まれていることから，小胞体ストレス応答にはポジティブフィードバックが働く仕組みがある．

小胞体内にフォールディング異常タンパク質が蓄積すると，細胞はそのストレスの時間や強さに応じて，一般に以下のような階層性の応答を示す（図 2.8.3）．まず，小胞体内の負荷を減らすために，PERK/eIF2α 経路の活性化を介して新生ポリペプチド鎖が送りこまれるのを防ぐための翻訳抑制を行ない（第 1 段階：翻訳抑制），次に転写因子 ATF6 や XBP1s などの活性化を介してタンパク質のフォールディングを加速させるために小胞体

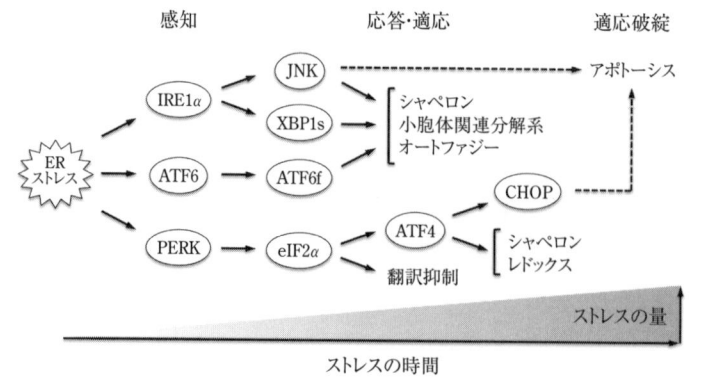

図 2.8.3 小胞体ストレス応答の階層性
UPR にはその小胞体ストレスの量や時間に応じて階層性の応答が存在する．すなわち，応答初期にはタンパク質の全般的な翻訳が抑制され，応答中期には小胞体シャペロンや小胞体関連分解タンパク質の発現が亢進し，応答後期にはアポトーシスが誘導される．

シャペロンを転写誘導し（第2段階：転写誘導による折りたたみ促進），同時にフォールディング異常タンパク質を分解するための小胞体関連分解タンパク質の発現を亢進させる（第3段階：転写誘導による分解促進）．それでも状況が改善されない場合は，最終的に細胞はJNK経路やCHOP経路などを介してアポトーシスを活性化させて死に向かう（第4段階：細胞死による産生停止）．アポトーシスは小胞体ストレス状態を解消できなかったときに，変性タンパク質の産生を止めるための最終手段と考えられる．多細胞生物においてUPRを介したアポトーシスは個体を守るために機能するが，当然ながら多くの細胞がこの経路を介して死滅してしまうと，重大な疾患が発症し得る．

2.8.3 環境化学物質による小胞体ストレス

　小胞体ストレスを引き起こす要因としては，グルコース飢餓，タンパク質の糖鎖修飾の阻害，タンパク質のジスルフィド結合の阻害などが知られており，これらのストレスはいずれも小胞体内におけるタンパク質の正常なフォールディングを損なう．また，小胞体は細胞内におけるカルシウムの貯蔵器官であり，その恒常性の破綻により濃度バランスが崩れると小胞体機能が低下して小胞体ストレスを引き起こす．実際，タンパク質のN型糖鎖修飾阻害剤であるツニカマイシンや小胞体膜Ca^{2+}-ATPaseの阻害剤であるタプシガルギンは小胞体ストレス誘導剤として汎用されている．一方，環境中に存在する化学物質はその化学的な性質によって，小胞体の正常な機能を損なう可能性があることが予想される．たとえば，タンパク質の反応性システイン残基と容易に共有結合を形成する性質をもつ親電子物質（親電子物質の詳細については2.4節を参照のこと）は，タンパク質の正常な折りたたみに重要な分子内ジスルフィド結合の形成を阻害し得る．実際，メチル水銀やカドミウムのような親電子性をもつ重金属は試験管内にてタンパク質の折りたたみを阻害し[3]，培養細胞系においてもカドミウムは小胞体ストレスのマーカーとしてもっともよく用いられるGRP78の発現を誘導する[4,5]．同じく代表的な環境中親電子物質であるアクロレインは，ヒト肝細胞においてUPR経路に属する$eIF2\alpha$のリン酸化やATF4およびCHOPの発現誘導を引き起こす[6]．また，環境汚染重金属である鉛は細胞内において亜鉛やカルシウムと置き換わる性質をもち，それが引き金となり細胞内カルシウムの恒常性の破綻を引き起こすことが知られており，その標的組織である神経系や血管内皮細胞において小胞体ストレスを惹起する[5,7,8]．近年，糖尿病や神経変性疾患といった病気の発症機構において，慢性的な小胞体ストレスやそのシグナル伝達系が関与していることが明らかにされていることから[9,10]，小胞体ストレスを惹起する因子としての環境化学物質の関与をより明らかにすることは今後の重要な課題といえるだろう．

2.8.4 毒性防御系としてのUPR

　小胞体ストレスに対抗する手段として細胞はUPRを有しているが，これらのシグナル伝達系は基本的には細胞内の小胞体ストレスを緩和し，細胞死から防御するための適応シ

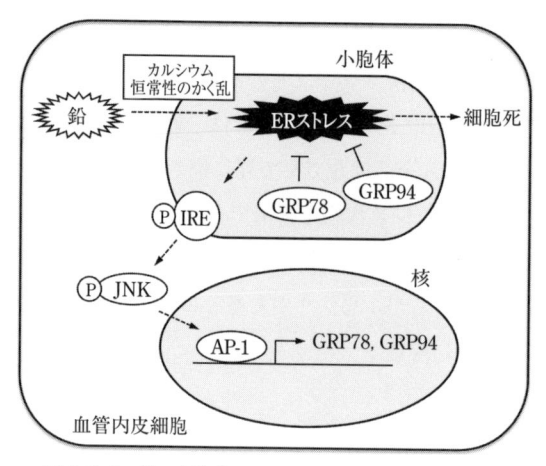

図 2.8.4 鉛の小胞体ストレスに対する細胞応答機構
鉛は細胞内に侵入するとカルシウムの恒常性をかく乱し、小胞体ストレスを惹起することが報告されている。これに対して、内皮細胞は UPR を介して小胞体シャペロンの発現を誘導することによってそのストレスを緩和し、細胞死から防御する。

ステムである。感知・応答センサーである PERK, ATF6, IRE1 はいずれも小胞体ストレスによって活性化され得るが、小胞体ストレスの種類や細胞種によって優位に働く経路が異なることが考えられる。たとえば、前述のように鉛は血管内皮細胞において小胞体ストレスを惹起してさまざまな機能障害を引き起こすが、細胞死は生じない。この理由として、内皮細胞が感知・応答センサーである IRE1α とその下流である JNK/AP-1 経路を活性化させて GRP78 や GRP94 のような小胞体シャペロンを誘導し、その毒性を防御しているためであることがわかっている（図2.8.4）。実際、GRP78 の発現を抑制すると鉛による細胞死が現れてくる[5]。言い換えれば、小胞体ストレスを引き起こす物質への曝露によって観察される毒性の表現型は、毒性発現系が UPR のような生体防御系を上回ったことによってみえている現象であると理解できるだろう。毒性発現のメカニズムとしての小胞体ストレスとそれに対抗する UPR の分子機構は未解明の部分も多い。今後のさらなる研究の発展が期待される。

引用文献

1) Anfinsen, C. B. and Haber, E. (1961) *J. Biol. Chem.* **236**, 1361–1363.
2) Hetz, C. (2012) *Nat. Rev. Mol. Cell Biol.* **13**, 89–102.
3) Sharma, S. K. *et al.* (2008) *Biochem. Biophys. Res. Commun.* **372**, 341–345.
4) Liu, F. *et al.* (2006) *Environ. Health Perspect.* **114**, 859–864.
5) Shinkai, Y. *et al.* (2010) *Toxicol. Sci.* **114**, 378–386.
6) Mohammad, M. K. *et al.* (2012) *Toxicol. Appl. Pharmacol.* **265**, 73–82.
7) Shinkai, Y. and Kaji, T. (2012) *Biol. Pharm. Bull.* **35**, 1885–1891.
8) Qian, Y. and Tiffany-Castiglioni, E. (2003) *Neurochem. Res.* **28**, 153–162.
9) Hotamisligil, G. S. (2010) *Cell* **140**, 900–917.
10) Roussel, B. D. *et al.* (2013) *Lancet Neurol.* **12**, 105–118.

2.9 ユビキチン・プロテアソームシステム

黄　基旭

2.9.1　ユビキチン・プロテアソームシステムとは

　ユビキチン・プロテアソームシステムは選択的タンパク質分解系として発見されて以来，ストレスによって生成された損傷タンパク質の分解系と，ストレス応答に関わるシグナル伝達系関連因子の活性制御系として機能することが報告されている．近年，ユビキチン・プロテアソームシステムがさまざまな化学物質に対する感受性決定機構として機能する可能性も示唆されている．本節では，ストレス応答系におけるユビキチン・プロテアソームシステムの重要性を中心に，最近発見された細胞の生存と死を決定する多様なシグナル伝達系の調節に関わるユビキチン・プロテアソームシステム関連因子について概説する．

　1978年にヘルシュコらによって，エネルギー依存性のタンパク質分解に関与する因子として同定されたユビキチンは，76個のアミノ酸からなる低分子タンパク質（分子量8,600）で，主に他のタンパク質の修飾に用いられる．ユビキチンが付加されたタンパク質の多くはプロテアソームという巨大なプロテアーゼ複合体へ運搬されて分解されるが，一部はユビキチンがシグナル分子として機能することでタンパク質輸送，DNA修復，炎症反応などの多彩な生命機能に関わることが知られている．タンパク質へのユビキチンの付加（タンパク質のユビキチン化）には3つの酵素群が関与しており，最初にATP依存的に活性化されたユビキチンはユビキチン活性化酵素（E1）のシステイン残基とチオエステル結合する．その後，ユビキチン転移酵素（E2）のシステイン残基に引き渡されたユビキチンは，ユビキチンリガーゼ（E3）によって認識される基質タンパク質のリシン残基とイソペプチド結合することで基質タンパク質に付加される．さらに，タンパク質に付加されたユビキチンの構造中に存在するリシン残基に他のユビキチンのC末端のカルボキシル基がイソペプチド結合することによってポリユビキチン鎖の形成が行なわれる（図2.9.1）．ユビキチンの構造中には7つのリシン残基が存在し，すべてのリシン残基からユビキチン鎖の伸長が可能である．このうち，48番目リシン残基や11番目リシン残基を介したポリユビキチン鎖によってユビキチン化されたタンパク質はプロテアソームに認識されて分解される．一方，63番目リシン残基を介したポリユビキチン鎖によって

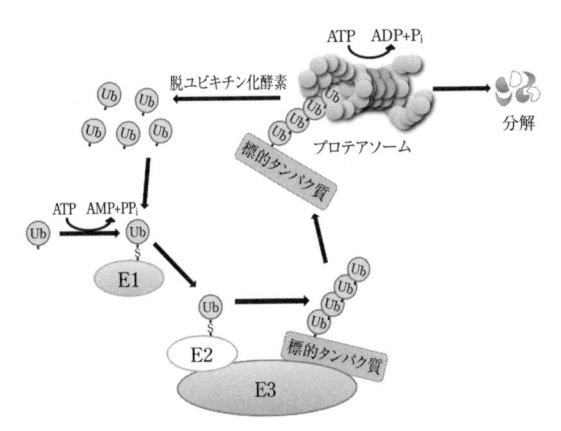

図2.9.1　ユビキチン・プロテアソームシステム
E1：ユビキチン活性化酵素，E2：ユビキチン転移酵素，E3：ユビキチンリガーゼ．

ユビキチン化されたタンパク質はプロテアソームで分解されることなく，DNA修復やシグナル伝達などに機能する．このように，ポリユビキチン鎖の種類によってタンパク質の制御様式が異なっており，これは異なるユビキチン間結合による立体構造の違いによるものと考えられる．また，ヒトには，E1として2種，E2として30種以上，E3として600種以上が存在すると予想され，これら酵素の組み合わせによって基質タンパク質のユビキチン化様式が決定される．一方，タンパク質に付加されたユビキチンは脱ユビキチン化酵素によって切断される．ヒトには約100種の脱ユビキチン化酵素が存在すると報告されている．近年，タンパク質の脱ユビキチン化がさまざまな生命現象に深く関与することが見出されており，タンパク質の機能制御における脱ユビキチン化酵素の役割がますます注目されている．

2.9.2 損傷タンパク質の分解

細胞内のタンパク質などの機能分子はさまざまなストレスによって変性・凝集される．ストレス状況下で誘導されるHsp70などに代表されるシャペロン分子は，ストレスによって損傷を受けたタンパク質の修復に機能している．一方で，それらのシャペロン分子により修復されなかったタンパク質は速やかに分解されることが知られている．1984年にE1の温度感受性株ts85を用いた解析により，ユビキチン・プロテアソームシステムが細胞内の異常タンパク質の分解に関与する可能性が示唆された．その後，ユビキチン・プロテアソームシステムが熱ショックやアミノ酸アナログなどによるストレス応答に関わることが報告され，異常タンパク質や短寿命タンパク質の分解に機能することが明らかになった．近年，E3活性を有するCHIPやParkinがHsp70やHsp90などと結合することで損傷を受けたタンパク質の分解に関わることが報告され[1]，ユビキチン・プロテアソームシステムによる異常タンパク質の分解に関わる分子機構の一部が明らかになった．

細胞質で合成された膜タンパク質や分泌タンパク質は小胞体内に移動した後に，シャペロン分子の働きによってフォールディングや複合体形成が行なわれる．正しい立体構造を獲得したタンパク質は小胞体からゴルジ体を介した輸送系によって適切な場所に運ばれる．しかし，細胞がストレスに曝されると小胞体内に変性されたタンパク質が蓄積され，これが細胞毒性を引き起こすことが知られており，これを小胞体ストレスという（2.8節参照）．細胞には小胞体ストレスに対する防御機構として，翻訳抑制，リフォールディング，分解およびアポトーシスといった複数の応答機構が存在する．その中で，ユビキチン・プロテアソームシステムの1つである小胞体関連分解系（endoplasmic reticulum (ER) -associated degradation, ERAD）は，小胞体内で生成された変性タンパク質を細胞質に逆行輸送し，ユビキチン化させた後にプロテアソームで分解することで小胞体ストレスより細胞を防御する機構として機能する．近年，さまざまなユビキチン結合分子がERADに機能していることが見出され，ユビキチン修飾が分解シグナルとして機能するだけではなく，逆行輸送系やプロテアソームへのリクルートにも関与することが報告された．

2.9.3 MAPキナーゼシグナル伝達系の調節

細胞がストレスに曝されると，細胞自身の増殖や生存に関わるシグナルを促進させることでそれらのストレスから自身を防御する一方で，ストレスが回避できなかった細胞は積極的に細胞死を導くシグナル伝達系を備えている．このように細胞は，相反的な応答系をストレスの種類や持続時間に応じて使い分け，細胞運命を制御していると思われる．

細胞死誘導シグナル伝達系として，主にASK1によって活性化されるJNK経路およびp38経路が知られている．これらMAPキナーゼ経路は活性酸素，抗がん剤などの物理化学的ストレスや，TNFやFas刺激などのデスレセプターシグナルなどの生物学的ストレスによって活性化される．

通常状態のASK1は，レドックス感受性分子であるチオレドキシン（Trx）の還元型と結合して不活性型として存在している．しかし，活性酸素などの刺激によって酸化型となったTrxがASK1から解離すると，ついでTNF receptor-associated factor（TRAF）がASK1にリクルートされることによってASK1が活性化される（図2.9.2）．一方，酸化ストレス刺激によって活性化されたASK1は，ユビキチン化された後にプロテアソームで分解されることによって不活性化される．最近，ASK1分子内にユビキチンのC末端と相同する領域が存在することが見出され，この配列を介して脱ユビキチン化酵素であるUSP9Xと結合することが報告された[2]．USP9Xは，酸化ストレス状況下でASK1のユビキチン化を抑制しており，ASK1の活性化を維持させてアポトーシス誘導に寄与している．

JNKはE3であるITCHをリン酸化することによってその活性を亢進している．最近，ITCHがJNKの上流であるMKK4のユビキチン化に関与することが発見され，JNKが過剰に活性化されると，ITCHによるMKK4のユビキチン化を介した分解が促進されるというネガティブ・フィードバック機構の存在が示唆された[3]．また，JNKの基質である転写因子c-Junは，リン酸化されることによってその転写活性が亢進し，アポトーシスを誘導する．一方，リン酸化されたc-Junは，上述のITCHを含むいくつかのE3によってユビキチン化された後にプロテアソームで分解されることによってそのシグナルが終息する．

p38も，JNKと同様に，リン酸化を介してE3であるSIAH2の活性化に関与する．SIAH2によってユビキチン化される標的タンパク質として，プロリン水酸化酵素PDH3やシグナル伝達系に関わるTRAF2などが知られている．PDH3は，低酸素応答に関わる転写因子HIF-1αの水酸化に関与し，その発現を抑制する因子である．低酸素状況下では，SIAH2が

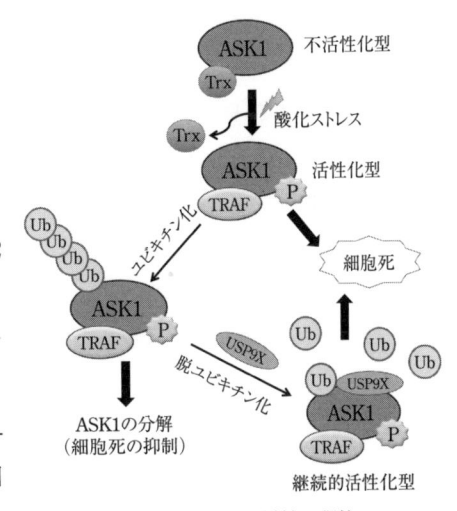

図2.9.2 ASK1活性の調節

PHD3のユビキチン化を介した分解を促進させることによってHIF-1αの安定性に寄与していると考えられる[4]．

2.9.4 細胞死の調節

さまざまなストレスによって引き起こされる細胞死は，その形態学的特徴からアポトーシス細胞死とネクローシス細胞死に大別される．ヒトにおけるアポトーシス誘導には，FasやTNF受容体などの細胞膜表面のデスレセプターを介した経路とミトコンドリア外膜の透過性亢進による経路が関与している．いずれの経路もアポトーシスの実行に中心的な役割を果たすシステインプロテアーゼであるカスパーゼの活性化をともなっており，活性化されたカスパーゼは細胞内のさまざまなタンパク質を切断することによってアポトーシスを誘導する．一方，アポトーシス抑制因子として同定されたIAP（inhibitor of apoptosis protein）は，アポトーシス実行因子であるカスパーゼの活性を抑制することで，高いアポトーシス抑制活性を発揮するタンパク質である．とくに，ヒトIAPの中でもカスパーゼ阻害作用がもっとも強力なXIAPは，その構造中に3つのBIR（baculovirus IAP repeat）ドメインと1つのRINGフィンガードメインを有している．BIRドメインはカスパーゼとの直接結合に必要であり，その結合によってカスパーゼ活性が抑制される．一方，E3活性を示すRINGフィンガードメインは，カスパーゼのユビキチン化およびその分解に関与しており，本作用がXIAPによるFasを介したアポトーシス抑制作用を増強することが明らかになっている[5]．また最近，ParkinやXIAPの構造中に存在するRINGフィンガードメインが一酸化窒素（NO）によってS-ニトロシル化されることが報告された[6]．これまでに，カスパーゼがS-ニトロシル化されるとの報告があり，S-ニトロシル化されたカスパーゼからXIAPへとNOが転移されると，XIAPのE3活性が低下することが明らかになった．本知見は，S-ニトロシル化がXIAPのE3活性を抑制することによって細胞死を促進する重要なシグナル伝達系に関与していることを示唆している．

従来，主な生理的，病理的な細胞死はアポトーシスであると考えられてきたが，最近では，オートファジーやネクローシスなどの形態をともなって進行する非アポトーシス細胞死の役割も注目されている．近年，TNF受容体などのデスレセプターによってネクローシスが誘導されることが見出され，このシグナル伝達系を介して誘導されるネクローシスをネクロプトーシスと命名し，新たなプログラム細胞死の1つとして報告された[7]．ネクロプトーシスは形態的にはネクローシスとほぼ同様の特徴を示すが，アポトーシスにみられる核の凝縮，DNAの分断，細胞膜表面へのホスファチジルセリンの表出，そして種々のカスパーゼの活性化などは認められない．カスパーゼ8の活性を抑えてアポトーシスが起こりにくい仕組みになっている神経細胞では，ネクロプトーシスがプログラム細胞死の経路として機能している可能性が示唆されている．しかし，ネクロプトーシスの生理的，病理的な意義は不明であり，今後さらなる検討が必要である．

TNFによってTNF受容体が刺激されると，細胞膜の内側にTRADD，TRAF2，RIP1

およびcIAPからなる複合体Iが形成される．この複合体内のRIP1が，E3であるcIAPによって63番目リシンを介したポリユビキチン鎖を形成すると下流シグナルであるNF-κBの活性化が起こり生存因子や炎症性サイトカインの遺伝子発現が誘導される．一方，脱ユビキチン化酵素であるCYLDに

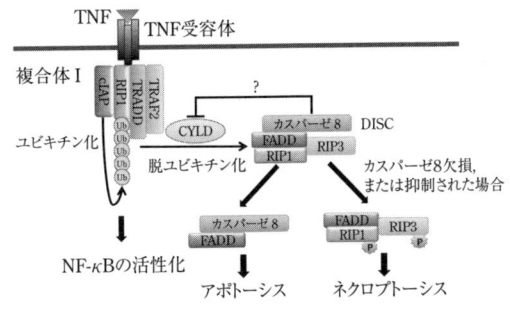

図2.9.3 細胞死の調節

よってRIP1からユビキチン鎖が解離すると，細胞質におけるdeath-inducing signaling complex（DISC）の形成を促し，アポトーシスまたはネクロプトーシスによる細胞死が誘導される[8]．通常，DISCの構成因子であるカスパーゼ8はRIP1を切断することによって不活性化し，また，自己切断による活性化によってアポトーシスを優先的に誘導している．しかし，カスパーゼ8の欠損またはその活性がRIP1の切断に不十分な状況にTNF刺激が入ると，RIP1とRIP3を介したリン酸化反応によってネクロプトーシスが誘導される（図2.9.3）．一方，上述の細胞死誘導因子CYLDがカスパーゼ8によって分解されるとの報告があり，カスパーゼ8を介した細胞死誘導抑制機構が存在している可能性も示唆されている[9]．

　エネルギー依存的タンパク質分解系の一部として発見されたユビキチン・プロテアソームシステムは，1990年代にがん化や細胞周期に関わるp53やサイクリンBなどの分解に関わることが明らかにされて以来，選択的タンパク質分解系としての生理的重要性が相ついで発見されてきた．近年，ユビキチン・プロテアソームシステムがタンパク質の分解系のみにとどまらず，多彩な形式でタンパク質の機能を調節する翻訳後修飾系として認識されてきた．ストレス応答系においても，ユビキチン・プロテアソームシステムはさまざまなストレスによって生成された損傷タンパク質の分解だけではなく，細胞の生存と死を決定する多様なシグナル伝達系の調節に機能していることが明らかになっている．今後も，ユビキチン・プロテアソームシステムによるストレス応答因子の調節に関わる新規機構が発見される可能性が高く，ストレス応答系におけるユビキチン・プロテアソームシステムの役割がますます注目を浴びることになると期待される．

引用文献

1) Pratt, W. B. *et al.* (2009) *J. Biol. Chem.* **235**, 278-289.
2) Nagai, H. *et al.* (2009) *Mol. Cell* **36**, 805-818.
3) Anh, H. *et al.* (2009) *J. Biol. Chem.* **284**, 29399-29404.
4) Nakayama, K. *et al.* (2009) *Mol. Cancer Res.* **7**, 443-451.
5) Schile, A. J. *et al.* (2008) *Genes Dev.* **22**, 2256-2266.
6) Nakamura, T. *et al.* (2010) *Mol. Cell* **39**, 184-195.
7) Wang, L. *et al.* (2008) *Cell* **133**, 693-703.
8) Kovalenko, A. *et al.* (2003) *Nature* **424**, 801-805.
9) O'Donnell M. A. *et al.* (2011) *Nat. Cell Biol.* **13**, 1437-1442.

2.10 オートファジー

藤井重元

2.10.1 オートファジーとは

　オートファジーは，タンパク質や細胞内小器官などの細胞内成分をリソソームで分解する細胞内消化機構である．近年複雑かつ巧妙に制御されているオートファジー誘導の細胞内シグナル伝達機構の解明が進展するにつれて，細胞の代謝制御，細胞内タンパク質の品質管理，発生・分化の制御などの生体恒常性維持におけるオートファジーの役割が明らかになってきている[1]．オートファジーの制御異常は神経変性疾患，炎症性疾患，がんなどのさまざまな病態に関わっている．また，オートファジーは，さまざまなストレスに対して生体の恒常性を維持するための重要な防御的応答機構の1つと考えられる[2]．栄養飢餓や低酸素などの生理的ストレスや，各種化学物質などの生体異物（xenobiotics）への曝露による外因性の環境ストレスにより誘導されるオートファジーは，他のさまざまな細胞内応答機構と協調して薬物毒性に対する細胞保護のメカニズムとして機能している．一方，特定の条件下においては，オートファジーはアポトーシスやネクローシスなどの細胞死と関連し，薬物の毒性発現との関わりも指摘されている[3]．

　本節では，近年明らかになってきたオートファジー誘導の制御メカニズムを紹介するとともに，毒性学の観点から各種化学物質により誘導されるオートファジーのストレス応答としての役割について概説する．

2.10.2 オートファジーの基本メカニズム

　オートファジーは，タンパク質や細胞内小器官などの細胞質に存在する細胞コンポーネントを，リソソームへ運び消化する過程の総称である．オートファジーは平常細胞でも起こっており，タンパク質やミトコンドリアなどのターンオーバーに関わっている．オートファジーは，生理的役割およびリソソームへ運ばれるメカニズムの違いから，マクロオートファジー，シャペロン介在性オートファジー，ミクロオートファジーに分けられるが，マクロオートファジーがもっとも主要なオートファジーと考えられており，一般的にオートファジーといった場合，マクロオートファジーをさす場合が多い．

　マクロオートファジーでは，隔離膜と呼ばれる二重膜構造体の形成，細胞質成分を取り囲んだオートファゴソームの形成，オートファゴソームとリソソームが融合したオートリソソームの形成が順に起こり，取り込んだ細胞質成分がリソソーム内の酵素により分解される（図2.10.1）．マクロオートファジーは進化的に良く保存されたプロセスであり，酵母を用いた詳細な研究によりこの過程に関わる30以上のオートファジー関連遺伝子が明らかにされている．オートファジー誘導の主要なメカニズムは，オートファジー抑制因子である栄養素感受性セリン/スレオニンキナーゼ mTOR（mammalian target of rapamycin）の

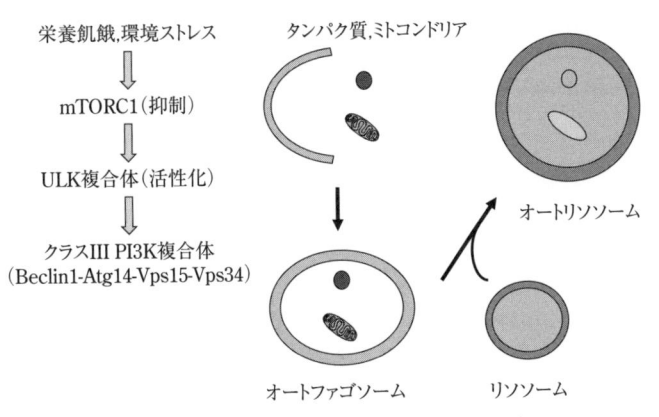

図2.10.1　オートファジー誘導の基本メカニズム

不活性化である．mTOR を含む複合体 mTORC1 は Unc-51-like kinase（ULK）複合体の機能を抑制することによりオートファジーを抑制している．一方，環境ストレスやある種の薬剤（rapamycin など）の曝露は mTORC1 活性を抑制し，ULK 複合体の活性化とそれにともなう class III ホスファチジルイノシトール 3-キナーゼ（PI3K）複合体（Beclin1-Atg14-Vps15-Vps34）の集積をもたらす．PI3K により産生されるホスファチジルイノシトール 3-リン酸は DFCP1 などの各種エフェクタータンパク質を集積させ，これらのタンパク質の作用によりオートファゴソームの形成が始まる．形成の最終段階では 2 つのユビキチン類似タンパク質である Atg12 と LC3 が，それぞれ Atg5 とホスファチジルエタノールアミン（PE）に共有結合し膜にアンカーする．これらのタンパク質は膜の伸長と閉鎖したオートファゴソームの完成に重要な役割を果たしている[1]．このようにして形成されたオートファゴソームはリソソームと融合してオートリソソームとなり，リソソーム由来の各種酵素により内容物の分解が行なわれる．

オートファゴソームによる細胞質成分の取り込みは主として非選択的に行なわれるが，ユビキチン化されたタンパク質や損傷ミトコンドリア，細胞内細菌が選択的に取り込まれることも知られている．選択的な取り込みでは，ユビキチン結合タンパク質である p62，NDP52，オプチニューリンなどのアダプタータンパク質が，取り込まれるタンパク質の選択的な認識とオートファゴソーム内への取り込みの仲介をしている．

2.10.3　環境ストレスによるオートファジー誘導とその細胞保護作用

オートファジーは平常時の細胞でも低レベルで起こっているが，さまざまな内因性・外因性ストレスにより顕著に誘導される．オートファジーの誘導をもたらす主要な因子としては，栄養飢餓，成長因子の欠乏，低酸素，活性酸素，DNA 傷害，タンパク質凝集体，傷害を受けた細胞内小器官，細胞内病原微生物などが知られている[4]．細胞毒性を有する各種化学物質は，タンパク質や DNA などの生体分子の化学修飾や酵素活性の阻害/促進などを介して，小胞体ストレス，酸化ストレス，DNA 傷害などをもたらす．これらのストレスはオートファジーの誘導に関わっている（図 2.10.2）．

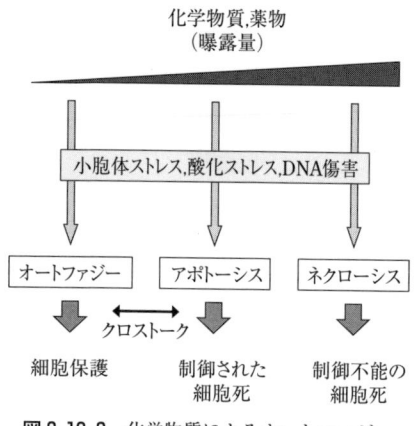

図2.10.2 化学物質によるオートファジーの誘導機構と細胞死との関係

　小胞体ストレスは，種々の要因によりタンパク質合成の際に正しくフォールディングされなかった不良タンパク質が小胞体に蓄積するために起こる現象である（2.8節参照）．小胞体ストレスを受けた細胞では，タンパク質翻訳の停止，分子シャペロンの誘導，タンパク質分解などの小胞体ストレス応答（UPR）が起こりストレス回避に働く．UPRで防御できない過度の小胞体ストレスではアポトーシスにより細胞死に至る．タプシガルギン，ツニカマイシン，シクロスポリン，カドミウムなどの化学物質は小胞体ストレスを引き起こすことが知られているが，オートファジーも著明に誘導する[2]．これらの細胞の生存率はオートファジーを阻害すると有意に低下することから，オートファジーが細胞保護に働いていることが示唆される[5]．小胞体ストレスにともなうオートファジーの誘導はUPRシグナル経路の活性化や細胞質のカルシウム濃度上昇が関与していることが示唆されている[6]．小胞体ストレスにより誘導されるオートファジーは，正しくフォールディングされなかった不良タンパク質の除去に重要な役割を果たしていると考えられている[2]．

　レドックス活性を有する化学物質は，活性酸素（ROS）産生の増加あるいは細胞内抗酸化物質を枯渇させることにより酸化ストレスをもたらし細胞毒性を発揮する．オートファジーは，このような酸化ストレスによる細胞傷害を軽減させる防御機構としても機能している．生体内でフリーラジカルを生じるパラコートで処理をした細胞では，シャペロン介在性オートファジーが誘導され酸化変性したタンパク質の除去に働いていることが示されている[7]．また，ミトコンドリアは細胞における主要なROS産生源であるとともに，ROSにより損傷を受けやすい細胞内小器官である．オートファジーによる損傷を受けたミトコンドリアの除去は細胞の恒常性の維持に重要な役割を果たしている[8]．酸化ストレスによるオートファジーの誘導では，IKKβ/JNKなどのレドックス感受性のリン酸化経路が関与している．興味深いことにオートファジーのアダプタータンパク質であるp62は，Keap1/Nrf2転写制御系を介した酸化ストレス応答の調節因子でもあるため，オートファジーとKeap1/Nrf2システムは相互作用しながら機能していると考えられる．

　アルキル化剤やDNA修復・合成阻害剤などのDNA傷害を引き起こす薬剤も多くがオートファジーを誘導する．DNA傷害により誘導されるオートファジーの生理的役割については不明な点が多いが，カンプトテシンやドキソルビシンにより誘導されるオートファジーはアポトーシスによる細胞死を抑制し，細胞保護に働いている．オートファジーの誘導ではp53などのDNA傷害シグナリングカスケードの関与が示唆されている[9]．

2.10.4　オートファジーと細胞死

　細胞毒性を有する化学物質などにより死んだ細胞，あるいは死につつある細胞では著明なオートファゴソームの蓄積がしばしば観察される．このような形態は"autophagic cell death"と呼ばれ細胞死の形態の1つとされることもあるが，オートファジーが直接細胞死を誘導するかどうかについてはいまだ議論の中である[10]．ただ，近年オートファジー誘導メカニズムの解明が進んだことにより，オートファジーとアポトーシスのクロストークが明らかになってきた．このクロストークのメカニズムとしては，既出のPI3K複合体の構成成分であるBeclin 1と抗アポトーシスタンパク質であるbcl-2が結合することによるオートファジーの抑制や，カスパーゼによるオートファジー関連タンパク質の分解制御などがわかっている[11]．また，多くの細胞毒性を有する薬物では，作用させる濃度の低い場合から高い場合につれて，オートファジー，アポトーシス，ネクローシスの順で形態学的な変化が観察される[3]．これらのことから，細胞は，毒物によるストレスに対して，その種類や強度に応じて，防御機構であるオートファジー誘導とアポトーシス誘導のシグナルのバランスを変化させ，細胞の生存と細胞死の運命を決定しているものと考えられる（図2.10.2）．

2.10.5　今後の展望

　薬物や環境汚染物質などによりもたらされるストレスに対して，オートファジーは細胞の恒常性を維持するための防御機構として重要な役割を果たしている．オートファジーは，小胞体ストレス，酸化ストレス，DNA傷害などに対するストレス応答機構と密接に協調して，ストレスの種類と強度に応じた細胞の生存と死の制御を司っている．このような複雑かつ精緻に制御されたオートファジーの誘導機構を解明することは，毒物に関連した病態の理解と新たな治療法の開発に大きく貢献するものと考えられる．

引用文献

1) Mizushima, N. *et al.* (2011) *Cell* **147**, 728–740.
2) Bolt, A. M. *et al.* (2011) *J. Appl. Toxicol.* **32**, 465–479.
3) Orrenius, S. *et al.* (2011) *Toxicol. Sci.* **119**, 3–19.
4) Kroemer, G. *et al.* (2010) *Mol. Cell* **40**, 280–293.
5) Ogata, M. *et al.* (2006) *Mol. Cell Biol.* **26**, 9220–9231.
6) Appenzeller-Herzog, C. *et al.* (2012) *Trends Cell Biol.* **22**, 274–282.
7) Kiffin, R. *et al.* (2004) *Mol. Biol. Cell* **15**, 4829–4840.
8) Lee, J. *et al.* (2012) *Biochem. J.* **441**, 523–540.
9) Rodriguez-Rocha, H. *et al.* (2011) *Mutat. Res.* **711**, 158–166.
10) Kroemer, G. *et al.* (2008) *Nat. Rev. Mol. Cell Biol.* **9**, 1004–1010.
11) Gordy, C. *et al.* (2012) *Protein Cell* **3**, 17–27.

第3章

新規解析手法の毒性学への応用

本章の概要

多くの生き物の全ゲノムが解明され，ポストゲノムの時代といわれる現在，生物学の手法の飛躍的な発展は，毒性影響を検出，解明する手法にも大きな影響を及ぼしている．第1章の「本章の内容」でも述べたように，毒性学は想定外の臓器，細胞における想定外の影響についても検出可能であることが求められている．したがって，現在の生物学の1つの方向性である「網羅的な解析」「オミックスの手法」は，実は毒性学との相性が非常によい．生体がある化学物質に曝露された際，遺伝子の発現，タンパク質の合成，修飾，分解，低分子から高分子までの生体内物質の代謝がどのような応答をするのか，あるいはかく乱を受けるのか，統合的に解析するためには，今後，これらの網羅的な解析手法の導入が欠かせないものとなるだろう．

第3章では，このような背景の中で，現在の毒性学に大きく貢献している手法の解説を行なう．酵母は，真核生物でありながら，特定の遺伝子を簡単にノックアウトすることができるという特徴をもつ．現在は，数千種類の遺伝子をノックアウトした酵母ライブラリーが作成されており，化学物質の毒性発現，あるいは毒性の抑制に関わる遺伝子のスクリーニングを行なうことが可能となっている．網羅的な解析の中では，生体内の代謝物をいっせい分析するメタボロミクスの手法が毒性学との接点が強い．肝臓における生体内分子の代謝マップが化学物質への曝露によってどのように変化するか，など，すでに多くの新知見がこの手法によって見出されている．化学物質による毒性機構の分子レベルでの解明は，その物質が生体内で起こす化学反応，あるいは他の生体分子との間で起こす化学反応の解明に他ならず，ケミカルバイオロジーの手法は分子レベルでの毒性研究の強力な武器となるだろう．

現代の生物学研究の流れの1つが網羅的解析であるとすると，もう1つの流れはイメージングであろう．本章では，イメージング研究の中で，プローブを用いることなく複数の金属の動態を同時にイメージングする手法を紹介する．体内における金属の動きを把握するためには，イメージングのみならず，金属の化学形態の変化を追跡することが重要である．金属の化学形態別分析手法をスペシエーションと呼ぶが，スペシエーションを高感度化することにより，金属の代謝と毒性に関する新たな知見が得られつつある．

一方，古くから行動奇形学（behavioral teratology）という名称で化学物質が動物行動に及ぼす影響が解析されてきたが，近年，高度な学習機能や情動行動などの高次脳機能に対する評価が可能な行動試験法が樹立されつつある．これらのさまざまな網羅的解析，イメージング，行動解析で得られるデータの量は膨大なものになる．また，現在，さまざまなデータベースが構築されており，あらゆる生物学研究においてデータベースの活用が不可欠である．本章では，毒性学におけるデータベースの活用とバイオインフォマティクスの活用についても紹介する．

3.1 酵母を用いた化学物質感受性に関わる遺伝子スクリーニング

高橋 勉

3.1.1 酵母のモデル生物としての有用性

　酵母は，培養が簡単で遺伝子工学的操作が確実かつ容易に行なえることから，さまざまな基礎的研究のモデル真核生物として汎用されている．その有用性は毒性学の分野でも例外なく発揮されており，さまざまな化学物質の毒性発現に関わる細胞内因子を検索・同定する実験ツールとして活用されている．

　分子生物学的研究に汎用される酵母として，出芽酵母（*Saccharomyces cerevisiae*）と分裂酵母（*Schizosaccharomyces pombe*）がよく知られている．とくに出芽酵母は，1996年にもっとも早く全ゲノム配列が解読された真核生物であり，そのゲノム情報を活用して機能解析を行なうポストゲノム研究においても，他の生物種をリードしている．ゲノム配列の解読が完了した時点で，出芽酵母のゲノム上には約6,000の遺伝子が存在すると推定されたが，その中には機能が不明な遺伝子が多く含まれていた（2012年時点で，約6,500種の遺伝子が存在すると考えられている）[1]．酵母は相同組換えを利用した遺伝子欠損操作が容易なことから，6,000種の遺伝子の欠損株の作製が速やかに行なわれ，約1,100の必須遺伝子が同定されるとともに，非必須遺伝子（約4,800種）を網羅した欠損株ライブラリーが完成した．このライブラリーは網羅的な表現型スクリーニングを可能にし，強力なゲノムワイド解析用ツールとして遺伝子の機能解析に利用されている．また，合成致死性（それぞれ単独では欠損可能であるが，同時に欠損すると酵母が生存不能となる遺伝的関係）の調査によって，網羅的な遺伝的相互作用のネットワークも解明されている．さらに，two-hybrid法によるすべてのタンパク質間の相互作用，全タンパク質の細胞内分布を解析した結果も報告されている．これらの遺伝子機能に関する情報は，*Saccharomyces* genome database（SGD）[2]，MIPS comprehensive yeast genome database（CYGD）[3]および*Saccharomyces* genome deletion project（SGDP）[4]などの酵母ゲノム情報データベースで公開されており，多くの研究者に活用されている[5]．

3.1.2 遺伝子発現プロファイル解析を用いた化学物質の標的分子の検索

　出芽酵母は，他の生物種に比べて全遺伝子に対するDNAマイクロアレイの開発がいち早く進んだことから，有害金属（カドミウム，ヒ素），医薬品などに曝露された酵母における遺伝子発現プロファイルが詳細に解析され，膨大なデータが蓄積されている[6]．そのデータはSGDなどで検索可能である．この解析結果は，化学物質曝露に応答して発現変動する遺伝子の検索には有用であるが，発現変動した遺伝子と当該化学物質の毒性との関連性はわからない．そこで，マートンらは，特定の遺伝子（約300種）をそれぞれ欠損させ

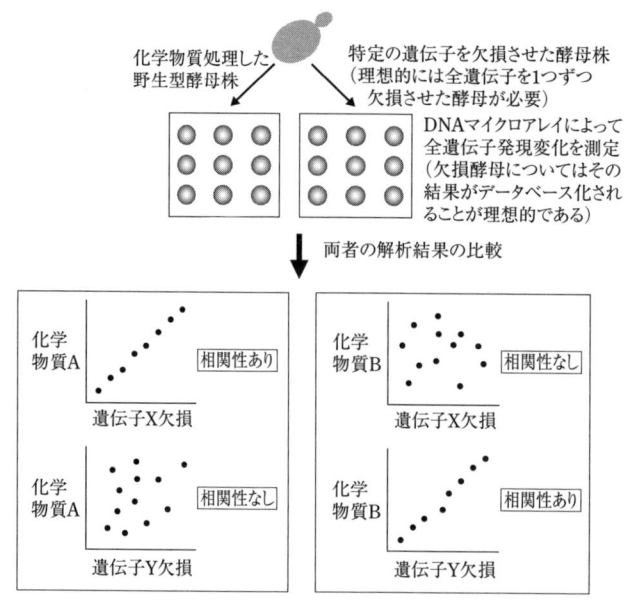

図 3.1.1 遺伝子発現プロファイリングを利用した化学物質感受性決定因子の検索（文献7を改変）

た酵母株中の全遺伝子の発現プロファイルを化学物質に曝露された酵母株における発現プロファイルと比較し，相互関係の有無を判定することによって，化学物質の標的遺伝子を推測する方法を考案した（図3.1.1）[7,8]．これは，化学物質 A あるいは B に曝露された酵母の遺伝子発現プロファイルと特定の遺伝子（X，Y，…）をそれぞれ欠損させた酵母株の遺伝子発現プロファイルを比較して，相関性が認められる遺伝子があった場合はその遺伝子が当該化学物質の標的遺伝子である可能性があるという原理に基づくものである（図3.1.1の場合，遺伝子 X は化学物質 A の標的，遺伝子 Y は化学物質 B の標的である可能性が考えられる）[8]．実際に，この方法を利用して，マートンらはシクロスポリン A および FK506（ともに免疫抑制剤）がカルシニューリンを標的にしていることを明らかにしている．今後，すべての遺伝子を1つずつ欠損させた酵母の遺伝子発現プロファイルがデータ化されれば，より精度の高い化学物質の標的分子検索法となり得る．

3.1.3 酵母ライブラリーを用いた化学物質の標的分子の網羅的検索

　SGDP により作製された遺伝子欠損酵母ライブラリーは，1つ1つの遺伝子欠損酵母がそれぞれ個別に識別できるようにバーコード標識されている[9]．この欠損酵母ライブラリーは，マーカー遺伝子を挟む形で2つの DNA バーコードをもつように設計された遺伝子破壊用カセットによって目的遺伝子が欠損されている（図3.1.2A）．バーコード配列は，それぞれの遺伝子に固有の配列（約20 bp）とすべての遺伝子に共通の配列（約20 bp）から構成され，共通のプライマーを用いた PCR で増幅可能である（図3.1.2A）．このバーコード標識された遺伝子欠損酵母株（約4,800株）が混合されたものを，化学物質の存在下および非存在下で培養する．その後，両条件で培養した酵母細胞から抽出した DNA を鋳型にした PCR によって，バーコード配列を含む DNA 断片を増幅し，専用の DNA チップを用いたマイクロアレイ解析を行なうことによってバーコード量（この量は，培養後の酵母数を反映している）を測定する（図3.1.2B）．これによって，酵母の化学物質に対する感受性の決定に関わる遺伝子を同定することが可能である．

　一方，すべての遺伝子を1つずつ欠損させた酵母株をそれぞれ化学物質存在下で培養し，

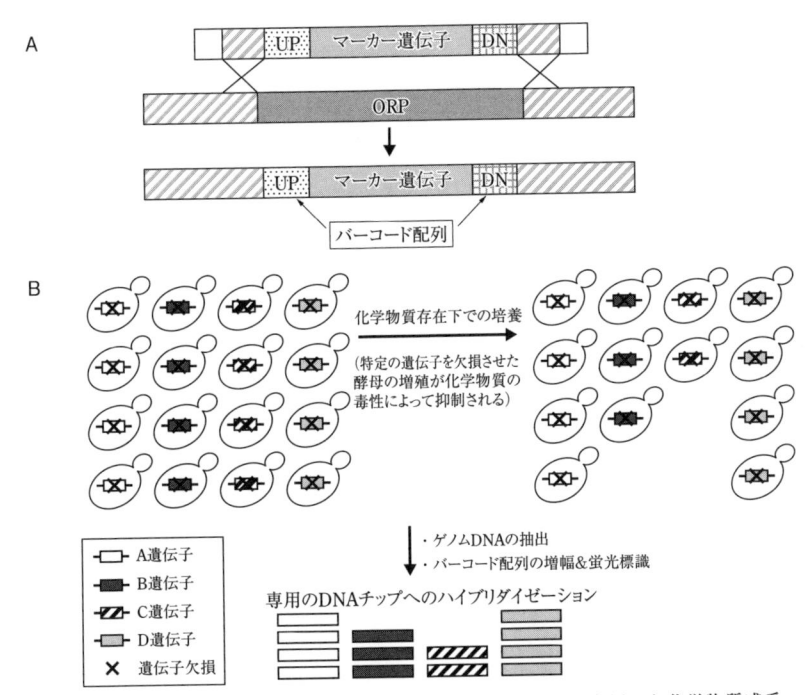

図3.1.2 バーコード標識された遺伝子欠損酵母ライブラリーを用いた化学物質感受性決定因子の検索（文献9を改変）

　化学物質に対する感受性を調べることによって，耐性遺伝子もしくは高感受性遺伝子をスクリーニングする方法も利用されている．また，これらの遺伝子欠損株を用いた化学物質感受性スクリーニングの解析データと合成致死スクリーニングによる遺伝子相互作用を網羅的に解析したデータを組み合わせて，化学物質の標的分子を同定する試みもされている（図3.1.3）．この方法は，まず，約4,800の遺伝子欠損株の化学物質に対する感受性を調べる．次に，トングらの研究グループを中心とした複数の研究グループによって解析され，SGDで入手可能な合成致死スクリーニングのデータ（同時に欠損させた際に致死となる2種類の遺伝子間の相互作用を網羅的に解析したデータ）[10]と比較し，両スクリーニングの解析データで同様のパターンを示した遺伝子を当該化学物質の標的遺伝子と推測する[9]（図3.1.3に示した例では，遺伝子Bが化学物質Xの標的分子である可能性が考えられる）．

　この他にも，ゲノムDNAライブラリー，ORF (open reading frame) ライブラリー，バーコード化されたORF (molecular barcorded yeast ORF, MoBY-ORF) ライブラリーなどを導入した酵母を用いて，高発現した場合に化学物質感受性が変動する遺伝子のスクリーニングも行なわれ，環境汚染物質（メチル水銀，カドミウム）や抗がん剤などの毒性発現に関わる遺伝子が多数同定されている[11]．

　また，これまでは必須遺伝子（約1,100種）を対象とするスクリーニング方法は構築されていなかった．近年，必須遺伝子のストップコドン下流にマーカー遺伝子を挿入することで3′非翻訳領域の機能を低下させ，mRNAを不安定化することによってタンパク質の発現を下げる方法が開発された[12]．この方法を利用し，必須遺伝子の発現が抑制された酵

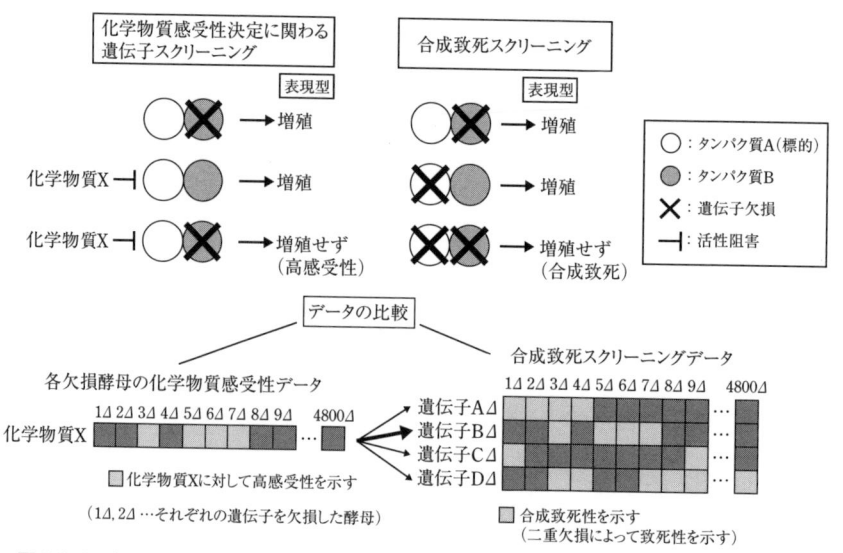

図 3.1.3 化学物質感受性スクリーニングと合成致死スクリーニングを利用した化学物質の標的分子の検索（文献9を改変）

母株ライブラリー（decreased abundance by mRNA perturbation, DAmP）（約840種）が作製され，化学物質感受性決定に関わる必須遺伝子の検索・同定も可能となっている[13]．

3.1.4 酵母を利用したトキシコゲノミクス研究

酵母は，高等生物にまで保存された機能タンパク質のホモログをコードする遺伝子を多数有しており，多くの生命現象の解明において，モデル生物としての重責を果たしてきた．上述した種々のゲノムワイド遺伝子スクリーニングによって，さまざまな化学物質の毒性発現に関与する酵母遺伝子が多数同定されており，その一部のホモログに関しては哺乳動物細胞においても同様の機能をもっていることが確認されている．したがって，酵母を用いた研究で得られるトキシコゲノミクス情報は，薬毒物のヒトに対する影響や作用とその機能を解明するための手がかりを得るうえで，非常に有用かつ重要な知見となり得る．

引用文献

1) 磯野克己他（2007）『酵母のすべて——系統，細胞から分子まで』大隅良典・下田親（編），シュプリンガー・ジャパン; pp. 87-118.
2) http://www.yeastgenome.org/
3) http://mips.helmholtz-muenchen.de/genre/proj/yeast/
4) http://www-sequence.stanford.edu/group/yeast_deletion_project/deletions3.html
5) 春藤久人他（2005）『日薬理誌』125, 213-218.
6) Yasokawa, D. and Iwahashi, H. (2010) *J. Biosci. Bioeng.* 110, 511-522.
7) Lockhart, D. J. (1998) *Nat. Med.* 4, 1235-1236.
8) Marton, M. J. *et al.* (1998) *Nat. Med.* 4, 1293-1301.
9) Boone, C. *et al.* (2007) *Nat. Rev. Genet.* 8, 437-449.
10) Tong, A. H. Y. *et al.* (2004) *Science* 303, 808-813.
11) Hwang, G. W. *et al.* (2002) *FASEB J.* 16, 709-711.
12) Breslow, D. K. *et al.* (2008) *Nat. Methods* 5, 711-718.
13) Takahashi, T. *et al.* (2011) *J. Toxicol. Sci.* 36, 859-861.

3.2 ケミカルバイオロジー

熊谷嘉人

　異物が生体内に侵入すると，何らかの代謝を受けて解毒され，最終的に尿中や糞中に排泄される．一方，代謝を受けることで，逆に母化合物より反応性に富む物質に変換され，DNAやタンパク質のような生体高分子に共有結合するものがある．たとえば，化石燃料やたばこの燃焼などで生成されるベンゾ[a]ピレンは化学発がん剤として知られているが，それ自身には発がん性はなく，シトクロムP450をはじめとする異物代謝酵素群で代謝活性化されることで親電子代謝物に変換され，このものがDNAの塩基部位に共有結合することが発がん性の主因とされている．風邪薬に含まれているアセトアミノフェンは大量に摂取すると肝臓傷害を生じるが，これは代謝物の1つであるキノンイミン体が親電子性を示すため，このものが肝臓中のタンパク質に共有結合することが原因である．これらの研究には放射標識した被検物質が必要とされていたが，ゲノム解析と質量分析機器の進歩は，タンパク質の同定だけでなく，タンパク質の化学修飾部位の解析にも利用されるようになった．このような解析技術の進歩は，結果的にケミカルバイオロジーの発展にも大きく寄与しており，2004年には *Nature Chemical Biology*，2005年には米国化学会から *Chemical Biology* が発刊された．わが国では，2005年に本領域の研究基盤整備と学術情報の交換を目的として，日本ケミカルバイオロジー研究会が設立された．

3.2.1 毒性学におけるケミカルバイオロジーの進展

　米国では分子生物学の発展により，毒性学分野の研究者の一部が分子生物学へ移行したものの，バンダービルト大学のような南部の大学では毒性学の伝統を守りつつ，分子毒性学という新たな発展を遂げてきた．特徴的な例は，分子生物学を利用しながら質量分析機器などでの解析を駆使したケミカルトキシコロジーの進展である．本分野で活躍する欧米の研究者たちは，ケミカルバイオロジーを上手に取り入れていることが特徴である．

　ところで，生化学（バイオケミストリー）とケミカルバイオロジーの違いは，前者が生物学で得られた知見を化学的に解析する分野であるのに対して，後者は化学を出発点として生物学に帰結する分野であり，似て非なりということである．ケミカルバイオロジーを平たくいえば，ある内在性物質や医薬品のような低分子の化学的特性を理解したうえで，その標的となる生体内高分子との相互作用を想定し，実験科学的な検証を行ないながら，当該物質の生物学的意義を考察する学問分野と解釈できる．したがって，本分野を発展させるには，化学者と生物学者の相互理解が重要となることは論を俟たない．すでに，優れたケミカルバイオロジー的研究成果をまとめた書籍が刊行されているので参照されたい[1]．本節では，毒性学分野において，筆者らが行なったケミカルバイオロジー的アプローチによる環境中親電子物質に関する研究を紹介する．

3.2.2 環境中親電子物質

　我々が生活している環境中には多数の化学物質が存在し，大気，水および食品を介して生体内に侵入する．その中でも親電子物質は，分子内に極性の偏りによる電子密度の低い部位を有するため，タンパク質の求核置換基（システイン，ヒスチジン，リシンなど）と共有結合を形成する．代表的な環境中親電子物質として，化石燃料の燃焼で生じる多環芳香族炭化水素キノン体および脂肪族アルデヒド類，生物濃縮によってマグロなどの食用魚類中に高濃度に蓄積されているメチル水銀（MeHg），コメに混入しているカドミウム，産業用品に含有される鉛などがある．これらの生体影響については数多くの報告があるが，その有害性の作用点となる分子についてはほとんど知られていない．本作用点と思われるタンパク質の多くはpK_a値の低い反応性システイン残基（脱プロトン化したチオール基：S^-）を有していることから，ここではこれを広義にセンサータンパク質と呼ぶ．シグナル伝達制御を担うプロテインフォスファターゼ，細胞内レドックス制御に関与するチオレドキシンやペルオキシレドキシン，ストレス応答分子として知られている熱ショックタンパク質，酸化ストレスおよび親電子ストレス応答に重要な役割を演じている転写因子 Nrf2 の制御分子 Keap1 は，いずれも分子内に低いpK_a値を呈するシステイン残基をもち，環境中親電子物質の標的になることが予想される．このようなセンサータンパク質が化学修飾されると，本来の機能が損なわれる可能性がある．たとえば，プロテインフォスファターゼ活性が阻害されると，キナーゼ活性が亢進して細胞内シグナル伝達が変動することが考えられる．筆者らは環境中親電子リガンドへの曝露でみられる細胞内変化の一因がシグナル伝達の模倣（あるいは破綻）と考え，その上流に位置するセンサータンパク質の化学修飾に着目した．環境中親電子物質のセンサータンパク質への共有結合とそれにともなう細胞内シグナル伝達の活性化については，本書の 2.4 節に詳細が記載されているので参考にされたい．

3.2.3 環境中親電子物質により化学修飾されたタンパク質を検出するアッセイ

　毒性を有する化学物質の生体影響を調べるうえで，観察される有害反応の閾値を知るためには，細胞および個体での被検物質の濃度を明らかにする必要がある．たとえば，被検物質に曝露した生体試料中から何らかの方法でタンパク質を除き，得られた非タンパク質画分を機器分析で解析する方法が一般的である．ところが，研究対象が親電子物質である場合，このものは容易にタンパク質のシステイン残基と共有結合するために，上述した方法で分析することは難しい．

　そこで筆者らが汎用している環境中親電子物質のタンパク質付加体を検出する方法を図 3.2.1 に示す[2]．たとえば，細胞内にセンサータンパク質（Protein a および Protein c）と反応性の低いシステイン残基を有する非センサータンパク質（Protein b）が存在すると仮定する．細胞を溶解して，ビオチン標識マレイミドと反応させると，本試薬は解離型チオー

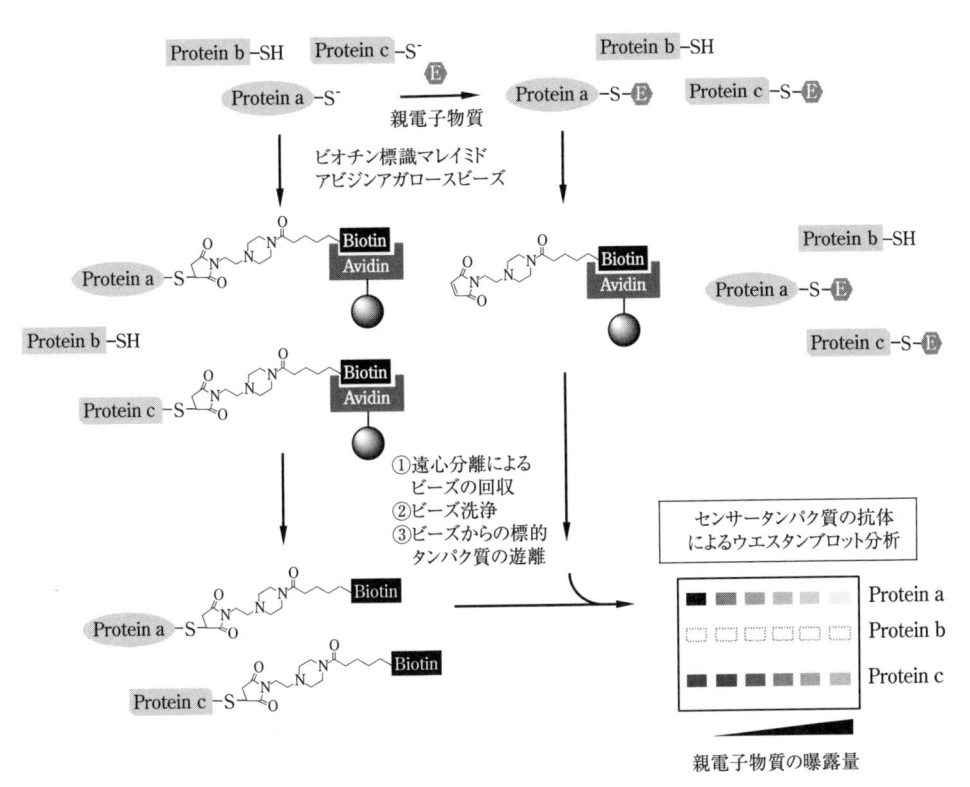

図3.2.1 システイン残基を介して環境中親電子物質により化学修飾を受ける細胞内センサータンパク質の簡便な検出法

ル基に特異的なアルキル化剤なので，Protein a および Protein c とは反応するが Protein b とは反応しない．さらに，アビジンアガロースビーズを加えると，細胞溶解液の中からビオチン標識マレイミドと共有結合した Protein a および Protein c が選択的に回収される．ところが，事前に環境中親電子物質を作用させると，Protein a および Protein c は化学修飾されるのでビオチン標識マレイミドとは反応できなくなる．最終的に，環境中親電子物質存在下のウエスタンブロットを，非存在下のそれと比較してセンサータンパク質の化学修飾率を査定する．図3.2.1に示すとおり，Protein b のブロットはビオチン標識マレイミドと反応しないために認められないが，Protein a および Protein c については環境中親電子物質非存在下で観察される濃いブロットは，環境中親電子物質の作用量に応じてそれぞれのタンパク質と共有結合するために薄くなる．Protein a および Protein c でみられるブロットの濃淡の違いは，Protein a の方が Protein c より環境中親電子物質と容易に反応することを示唆している．本法は環境中親電子物質によるセンサータンパク質の化学修飾を調べるうえで特異的抗体が必要ない点が利点であり，欠点としては感度が低いことがあげられる[2]．また，環境中親電子物質がタンパク質のリシンやヒスチジン残基に共有結合する場合は本法での検出は好ましくない．たとえば，1,2-ナフトキノン（1,2-NQ）（図3.2.2参照）はチオレドキシンの Lys85 に選択的に共有結合する[3]．一方，環境中親電子物質を特異的に認識する抗体が利用できる場合には，ウエスタンブロット分析で環境中親電

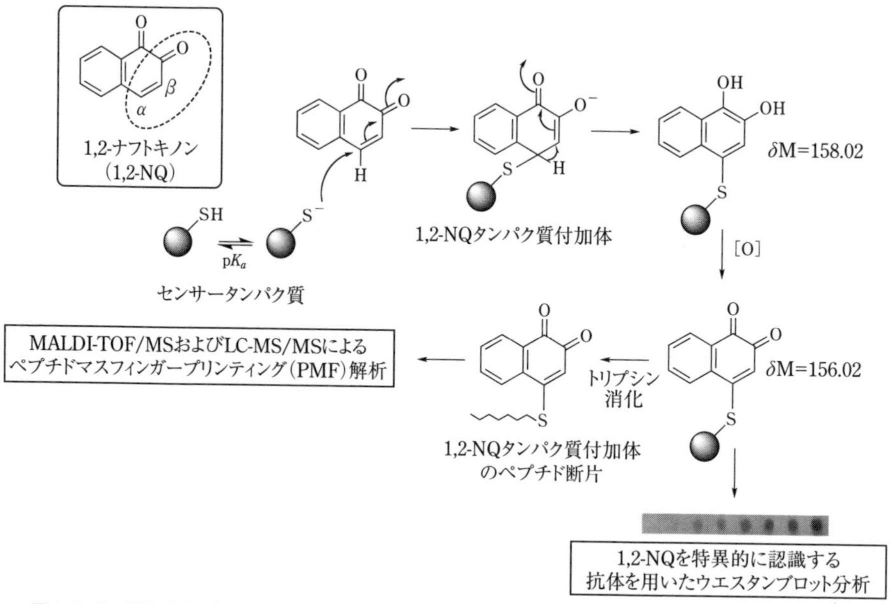

図 3.2.2 環境中親電子物質 1,2-NQ によって S-アリール化を受けるセンサータンパク質の解析

子物質によるセンサータンパク質の化学修飾を直接的に解析することが可能である（図 3.2.2)[4]．筆者らの経験では，本法はビオチン標識マレイミドを用いたアビジンビーズ法に比べて感度が高い．

　センサータンパク質が同定された場合には，大腸菌による高発現系などで当該タンパク質を調製してから，MALDI-TOF/MS や LC-MS/MS を用いて修飾を受けたシステイン残基を同定できる．ここで注意しなければならない点は，センサータンパク質に結合した低分子量物質の質量である．筆者らは米国環境保護局が支援する Southern California Particle Center との共同研究により，大気中新規親電子物質として 1,2-NQ を同定した[5]．この環境中親電子物質は，ナフタレンが大気中での光分解だけでなく，生体内での代謝活性化を受けることにより産生される．1,2-NQ は分子内に α,β-不飽和カルボニル基を有するため，β 位の炭素原子がチオール化合物による求核付加攻撃を受けやすい．その結果，マイケル反応を介して 1,2-NQ がチオール化合物と共有結合して生成する産物は，1,2-ジヒドロキシナフタレン（158.02 Da）の付加体と考えられているが，このものは容易に自動酸化を受けて 1,2-NQ（156.02 Da）の付加体に変換される（図 3.2.2)[6]．このような 1,2-NQ の化学的特性に留意して筆者らは，プロテインチロシン脱リン酸化酵素 1B（PTP1B）と 1,2-NQ を反応させた後にトリプシンで消化したサンプルをペプチドマスフィンガープリンティング（PMF）解析した結果，S-アリール化されたシステイン残基が Cys121 であることを明らかにした[6]．同様な方法により，Keap1 の Cys151，Cys257，Cys273，Cys288 および Cys489[7] およびペルオキシレドキシン 6 の Cys47 および Cys91[8] が 1,2-NQ により S-アリール化されることが示されている．メチル水銀の場合は，ソルビトール脱水素酵素の Cys44，Cys119，Cys129 および Cys164[9] および Keap1 の Cys151（吉田ら，未発表データ）

が S-水銀化されていることを見出している．

1,2-NQ によるセンサータンパク質の化学修飾は C-S 結合を介しているのに対して，メチル水銀の場合は Hg-S 結合であるために，ウエスタンブロット分析を行なう際のサンプルバッファーに含まれている 2-メルカプトエタノールで容易に解除されるので注意が必要である．また，最近の検討から，細胞内タンパク質の一部は 1,2-NQ で S-アリール化を受けても，細胞内に数 mM オーダーで存在するグルタチオン（GSH）で解除されることが明らかとなった[10]．このような S-トランスアリール化反応は GSH だけでなく，2-メルカプトエタノールでも生じることから，検出感度を上げるには還元剤として，非チオール性のトリス（2-カルボキシエチル）フォスフィン（TCEP）を用いることが賢明である．一方，1,2-NQ の場合，グルタチオンなどによる S-トランスアリール化反応を受けにくい化学修飾は，リシンやヒスチジンのような C–N 結合を介したタンパク質付加体である可能性が示唆される．

はじめに述べたように，化学発がんや組織傷害の一部は親電子物質による生体高分子の化学修飾に起因する．また，皮膚過敏症を呈する化学物質がタンパク質との共有結合能を示すものも少なくない．本節で紹介した環境中親電子物質の分子標的の検出法は，1,2-NQ やメチル水銀にとどまらず，種々の環境中親電子物質や代謝活性化を介して親電子代謝物を生じる医薬品への応用も可能である．事実，筆者らはカドミウムや鉛のような環境中親電子物質による細胞内タンパク質の化学修飾も本法で検出できることを最近確認した[2]．今後，親電子性を有するさまざまな化合物の分子標的が明らかになり，それに起因する毒性発現機構の解明が期待される．

引用文献

1) 長野哲雄他（編）（2008）『ケミカルバイオロジー』共立出版．
2) Toyama, T. et al. (2013) *J. Toxicol. Sci.* **38**, 477–484.
3) Shinkai, Y. et al. (2012) *Chem. Res. Toxicol.* **25**, 1222–1230.
4) Miura, T. and Kumagai, Y. (2010) *J. Toxicol. Sci.* **35**, 843–852.
5) Cho, A. K. et al. (2004) *Aerosol. Sci. Technol.* **38**, 68–81.
6) Iwamoto, N. et al. (2007) *J. Biol. Chem.* **282**, 33396–33404.
7) Miura, T. et al. (2011) *Chem. Res. Toxicol.* **24**, 559–567.
8) Takayama, N. et al. (2011) *J. Toxicol. Sci.* **36**, 817–821.
9) Kanda, H. et al. (2012) *Arch. Toxicol.* **86**, 1693–1702.
10) Miura, T. et al. (2011) *Chem. Res. Toxicol.* **24**, 1836–1844.

3.3　メタボローム解析による新規肝毒性マーカーの探索　　曽我朋義

3.3.1　メタボローム解析による肝毒性マーカー探索

　食品や食品添加物，サプリメントあるいは処方薬，市販薬などに含まれている化学物質は人類に多くの恩恵を与える．一方，一部の化学物質は毒性を示し生命体に予期せぬ被害をもたらす．一般に生体内に取り込まれた化学物質の多くは肝臓で解毒的に代謝され，易水溶性の代謝物となって体外に排泄される．

　化学物質自体あるいはその代謝産物が親電子性をもつかあるいは活性酸素を発生する場合は生体に毒性を示す．これに対抗するため，生体にはグルタチオン（GSH）システムやスーパーオキシドディスムターゼ（SOD）などの活性酸素や親電子物質を除去する抗酸化防御機能が備わっている．ところが，毒性を示す物質の摂取量が多いと，抗酸化防御機能だけでは活性酸素や親電子物質を完全に除去できなくなり，酸化ストレス状態となって生体に障害を与える．

　現在，数万種類ともいわれる化学物質およびそれらの代謝物の毒性を確認できる評価手法はいまだ確立されておらず，化学物質の毒性を評価するシステムの早急な構築が望まれている．

　近年急速に進展したメタボロミクスは，細胞内の代謝物を網羅的に探索し，代謝経路や代謝調節機構，遺伝子やタンパク質の機能解明などの基礎研究から疾患の機序解明，各種のバイオマーカー探索などの応用研究に有用な解決策を与える方法論である．

　筆者らは，キャピラリー電気泳動-質量分析計（CE-MS）によるメタボローム解析法を世界に先駆けて開発し，数千種類の代謝物の一斉分析を可能にした[1,2]．本法により，慶應義塾大学医学部医化学教室の末松誠教授のグループと共同で新規の肝毒性マーカーを発見した．ここではメタボローム解析を用いた毒性マーカーの探索例を紹介する．

3.3.2　CE-MSによるメタボローム測定法

　筆者らは，解糖系，クエン酸回路，アミノ酸生合成経路，核酸生合成経路などの中心代謝経路に存在する代謝物のほとんどが陽イオン性か陰イオン性の低分子であることに着目し，イオン性化合物の分析に高い威力を発揮するCE-MSを用いたメタボローム測定法を開発した[1,2]．CE-MS法の最大の利点は，2種類の測定条件[3,4]でほとんどのイオン性代謝物を直接定量分析できることである．

　CE-MSに注入された各代謝物は，電気泳動によりキャピラリー内で分離後，質量分析計で検出される．試料中の陽イオン性物質は陰極方向に，また陰イオンは陽極方向に移動する．各物質の移動速度はその物質の電荷/水和イオン半径の比に基づくため，この比率が異なる物質はキャピラリー内で分離され，キャピラリーの出口に接続した質量分析計で，

各成分を選択的に検出する．なおキャピラリー電気泳動法[5,6]および質量分析法[7,8]のそれぞれの詳細については成書が出版されているので，そちらを参考にされたい．

3.3.3　アセトアミノフェンによる肝炎マウスのメタボローム解析

米国では解熱鎮痛剤であるアセトアミノフェン（APAP）の過剰摂取により，毎年100名以上が薬剤性肝炎で死亡する．2009年にはAPAPによる薬剤性肝炎で465名が亡くなっており大きな社会問題となった．体内に取り込まれたAPAPの99%はグルクロン酸か硫酸抱合体となり，尿中に排泄される．しかし1%は肝臓内でシトクロムP450によって代謝され，毒性の高い親電子物質であるNAPQI（N-acetyl-p-benzoquinone imine）が産生される．通常はGSHがNAPQIと反応し，メルカプツール酸に代謝して尿中に排泄する．しかし，APAPが過剰に存在すると，NAPQIが蓄積し肝細胞の壊死を引き起こす．過剰なAPAPを摂取した場合は，肝細胞内にNAPQIが蓄積しさまざまなタンパク質を酸化するため，肝細胞の壊死を引き起こす（図3.3.1）．

筆者らは，APAPによる薬剤性肝炎の代謝の変化を研究するため，APAPをマウスに過剰投与して薬剤性肝炎を誘発させ，マウスの肝臓の代謝物をCE-TOFMS（キャピラリー電気泳動-極飛行時間型質量分析計）でメタボローム測定した[2]．その結果，マウスの肝臓から全部で1,859成分のピークを検出した．コントロールマウスとAPAPで誘発された薬

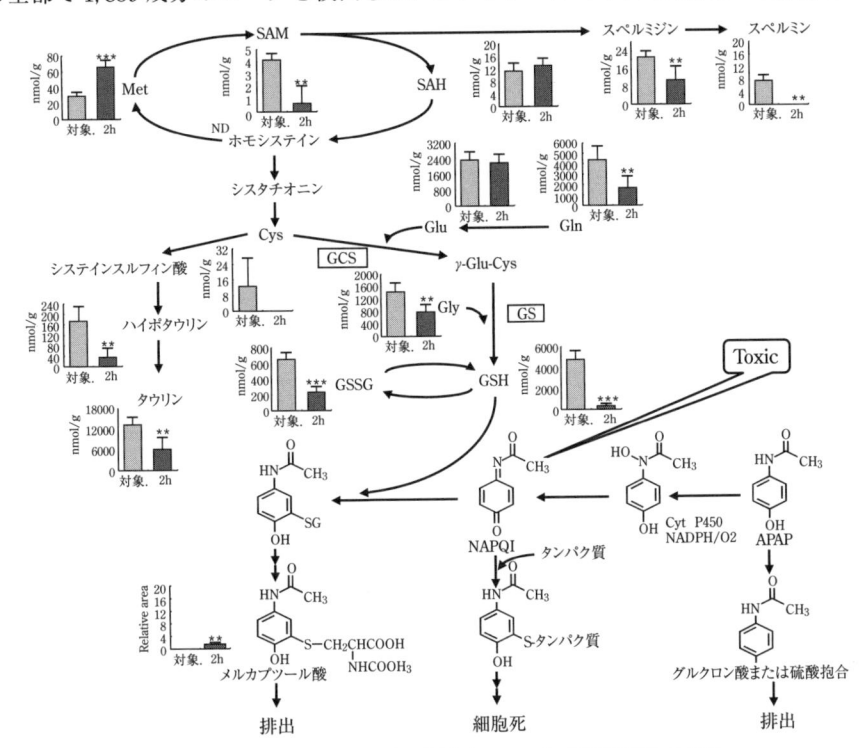

図 3.3.1　APAP投与後の肝臓中のAPAP関連代謝物の変動
APAPの一部は代謝され親電子物質NAPQIが生ずるが，通常GSHが抱合し尿中に排泄される．APAP投与後2時間（濃いグレー）ではGSH合成経路の代謝物が軒並み減少した（文献2より改変）．

剤性肝炎のマウスの肝臓中の代謝物を比較したところ，もっとも変化が大きかった物質はGSHの還元型とその酸化型（GSSG）であり，APAP薬剤性肝炎マウスで大幅に減少した．またいくつかのアミノ酸の変動もみられた．一方，GSHと同じ移動時間にAPAP投与によって増加した物質（成分名は未知）が検出された．

コントロールとAPAPによる薬剤性肝炎マウスの肝臓で変化のあった代謝物をAPAPの代謝経路にマップした（図3.3.1）．この図から明らかなように，親電子物質であるNAPQIを除去する機能をもつGSHの大幅な低下とGSH合成の基質であるシステイン（Cys）の枯渇が観察された．またCysの下流にある代謝経路の産物が軒並み減少していることが判明した．

3.3.4 オフタルミン酸生合成経路の発見

次にAPAP投与後2時間でもっとも増加した未知物質の同定を行なった．この物質のキャピラリー電気泳動での移動時間はGSHと一致しているため，GSHに構造が類似していることが予想された．そこでCE-Q-TOFMS（キャピラリー電気泳動-四重極飛行時間型質量分析計）を用いて，GSHと未知物質のMS/MSスペクトルを採取し比較した．図3.3.2に示すように未知物質の主な4つのフラグメントイオンそれぞれに対して，質量数が17.96 Da多いフラグメントイオンがGSHに存在することがわかった．MS/MSスペクトルを注意深く検討した結果，17.96 Daの差はSH基（32.980 Da）が外れてCH$_3$基（15.023 Da）が結合すること（32.980 Da−15.023 Da＝17.957 Da）であり，未知物質はGSH

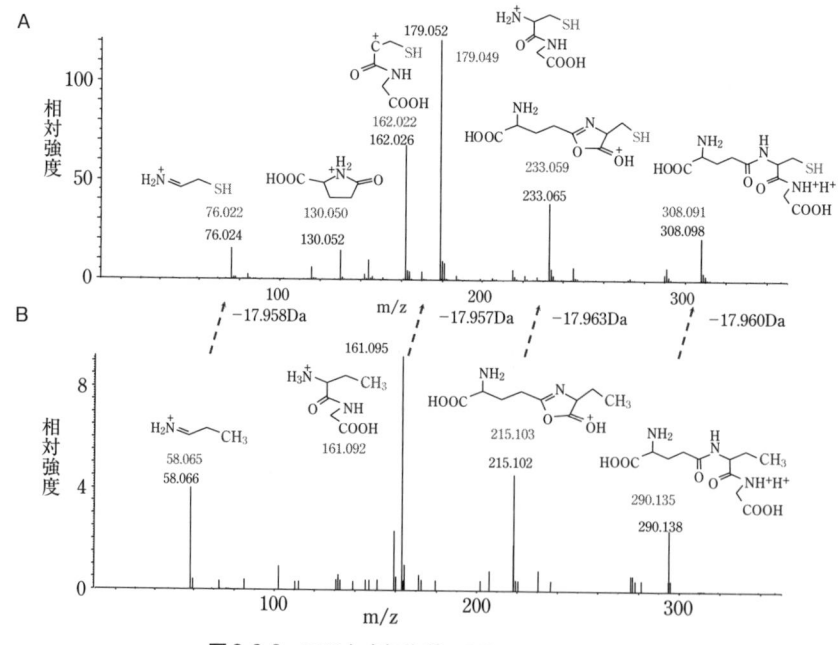

図3.3.2 GSHと未知物質のMS/MSスペクトル
A：GSH，B：未知物質．GSHと未知物質のMS/MSスペクトルの解析結果から，未知物質はGSHのSH基がCH$_3$基に置換されたオフタルミン酸と推定された（文献2より改変）．

のSH基(図3.3.2)がCH₃基に置換された構造をもつオフタルミン酸(図3.3.2B)と推定された.オフタルミン酸の標品を入手し,マウスの肝臓サンプルに添加して再びCE-TOFMSとCE-Q-TOFMSで測定したところ,未知物質とオフタルミン酸の移動時間およびMS/MSスペクトルが完全に一致したことから,この物質はオフタルミン酸であると同定された[2]).

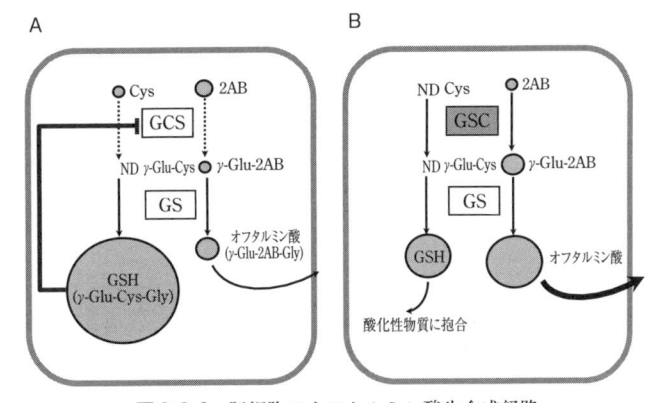

図3.3.3 肝細胞のオフタルミン酸生合成経路
A:還元状態,B:酸化状態.還元状態では,γ-グルタミルシステイン合成酵素が抑制されているためGSHやオフタルミン酸の生合成は阻害される.酸化状態ではGSHの消費にともないγ-グルタミルシステイン合成酵素が活性化され,GSHとともにオフタルミン酸が生合成される(文献2より改変).

続いて,APAP投与によりオフタルミン酸が増加する機序を検討した.GSH(γ-Glu-Cys-Gly)はγ-グルタミルシステイン合成酵素(GCS)とGSH合成酵素(GS)の2つの酵素によって,Cysから生合成されたトリペプチドである(図3.3.3).筆者らは,図3.3.3に示すようにオフタルミン酸(γ-Glu-2AB-Gly)はCysのSH基がCH₃基に置換された2-アミノ酪酸(2AB)からGSHと同じようにGCSとGSの酵素によって生合成されるとの仮説を立てた.この仮説を裏づけるため,GCSを抑制するブチオニンスルフォキシミン[9]やGSHを枯渇させることによりGCSを活性化させる酸化物質ジエチルマレイン酸[3]をマウスに投与し,GSHおよびオフタルミン酸合成経路の代謝物の濃度変化を解析したところ,オフタルミン酸合成経路の仮説が正しいことが証明された[2]).

3.3.5 肝毒性を示す血中バイオマーカーの発見

肝臓内や血中のGSHやオフタルミン酸代謝経路の代謝物がどのように変化するか経時的に測定した(図3.3.4).図3.3.4Aに示すように肝臓内のGSHは薬剤性肝炎が誘発されるAPAP投与1,2時間後に大幅に減少した.予想通り,GSHの減少に反比例してAPAP投与1,2時間後に肝臓内のγ-Glu-2ABとオフタルミン酸は急増した.図3.3.4Bに示したように血清中のγ-Glu-2ABは,APAP投与1,2時間後に有意な変化は観察されなかった.一方,血清中のオフタルミン酸は肝臓中同様にAPAP投与1,2時間後に急増した.このことは,血中のオフタルミン酸はAPAPなどの薬物投与によりGSHが低下することで誘発される薬剤性肝炎の有力なバイオマーカー候補であることを示した[2]).

実験結果を総括すると,通常の状態(図3.3.3A)では,肝細胞内にGSHが大量に存在し,これがGCSをフィードバック制御しているためGSHやオフタルミン酸の生合成は阻害される[4,10].しかし,活性酸素や親電子物質などの毒性物質によりGSHが消費されると,

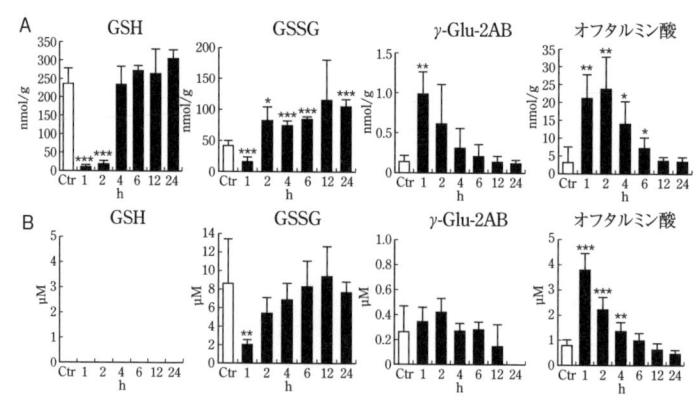

図3.3.4 APAP投与後に肝臓および血清中で変化のあった代謝物
A：肝臓，B：血清．APAPをマウスに投与し，肝臓や血清中のGSHやオフタルミン酸代謝経路の代謝物の経時変化を測定した．肝臓内のGSHは薬剤性肝炎が誘発されるAPAP投与1,2時間後に大幅に減少した．このとき肝臓内のγ-Glu-2ABとオフタルミン酸は急増した．血清中のγ-Glu-2ABは，APAP投与1,2時間後に有意な増加は観察されなかったが，オフタルミン酸は肝臓中同様にAPAP投与1,2時間後に急増した．したがって，血中オフタルミン酸は，薬物投与によって誘発されるGSHの低下を示す低分子バイオマーカーになる（文献2より改変）．

GCSに対するフィードバック制御が解除されGCSが活性化され肝細胞内のGSHが生合成される．その際にオフタルミン酸も生合成され，血中に輸送される（図3.3.3B）．

筆者らは，メタボローム解析技術を用いて新規の肝毒性マーカーであるオフタルミン酸を発見した．これまでのところ生理作用は不明であるが，オフタルミン酸は活性酸素や親電子物質によって肝臓内のGSHが消費された際に，GSH合成の副産物として生成され，血液中に輸送される代謝物である．摂取した化学物質やその代謝物が毒性を示す際に血液中でオフタルミン酸が増加する．したがって，マウスに各種の化学物質を投与後，血液中のオフタルミン酸の濃度変化を測定すれば，化学物質の毒性を網羅的に評価することが可能である．メタボローム解析は，低分子バイオマーカーの探索にきわめて有効な技術であり，今後各種の組織の毒性マーカーの探索にも威力を発揮することが期待される．

引用文献

1) Soga, T. *et al.* (2003) *J. Proteome Res.* **2**, 488-494.
2) Soga, T. *et al.* (2006) *J. Biol. Chem.* **281**, 16768-16776.
3) Zalups, R. K. *et al.* (1997) *Drug Metab. Dispos.* **25**, 516-523.
4) Richman, P. G. *et al.* (1975) *J. Biol. Chem.* **250**, 1422-1426.
5) Li, S. F. Y. (1993) *Capillary Electrophoresis-Principles, Practice and Applications*, J. Chromatogr. Library-Vol. 52, Elsevier, Amsterdam.
6) 本田進・寺部茂 (1995) 『キャピラリー電気泳動――基礎と実際』, 講談社.
7) Mclafferty, F. W. and Turecek, F. (1992) *Interpretation of Mass Spectra* 4th ed, University Science Books, California.
8) 原田健一・岡尚男 (1996) 『LC/MSの実際』講談社サイエンティフィック.
9) Griffith, O. W. *et al.* (1979) *J. Biol. Chem.* **254**, 7558-7560.
10) Cuozzo, J. W. *et al.* (1999) *Nat. Cell Biol.* **1**, 130-135.

3.4 生体内複数元素の同時イメージング

谷口将済・榎本秀一

3.4.1 生体内の微量金属元素と分子イメージング

生体内には多種の微量金属元素が存在し,それらは生体の恒常性維持やさまざまな生理機能に必須である[1].しかしながら,生体にとっては必須の金属元素であっても,代謝異常や過剰摂取により生体内の恒常性が破綻すると毒性を発揮するようになる.たとえば,鉄はほぼすべての生物種において必須の微量金属元素であるが,過剰量の鉄はヘモジデローシスやヘモクロマトーシスなどの鉄過剰症を引き起こす[2].生体内において,遊離の銅イオンは,鉄と同様に酸化還元電位が高いため,フェントン反応によるラジカル生成を引き起こすことで細胞内酸化ストレスを亢進し,タンパク質の酸化やDNAの酸化的切断反応を起こすなど,生体に対する毒性が非常に高い[3].そのため,これら生体内微量金属元素の濃度はトランスポータータンパク質による輸送や,メタロチオネインをはじめとする金属タンパク質との結合などのさまざまな恒常性維持機構によって厳密に制御されている.

一方で,環境中に存在する金属元素で毒性の強いものとして,六価クロム(Cr^{6+}),およびカドミウム(Cd)がよく知られている.Cr^{6+} は腐食性および高い発がん性をもち,環境中に放出された Cr^{6+} によって引き起こされる穿孔性潰瘍や肺がんの発症原因とされる[1].Cdの毒性のもっとも重篤な例としてイタイイタイ病が知られているが,これは,体内に過剰に蓄積されたCdによって腎臓の近位尿細管に障害が起きたことを原因としている.Cdによる尿細管障害の進行によって,グルコース,尿酸,リン酸などの再吸収機能が低下し,結果として骨病変を起こす[1].これらの毒性の強い金属元素に関しては,生体内での挙動の全容について明らかになっているものは少ない.たとえば,毒性の強い金属を実験動物に投与して,その生体内挙動を解析しようとしても,投与量によっては,代謝機能や生理的パラメータに影響を及ぼし,死に至ることもあるからである.さらに,生体内における金属元素による生理機能の発現や疾患発症は必ずしもこれらの金属元素の単独の振る舞いによりなされるものではなく,複数の分子や金属元素の相互作用によって厳密に調節されており,生体機能の恒常性が維持されている.したがって,近年の基礎医学,生物学などさまざまな研究領域においても,生命現象に関わる分子や各種元素の複合的な理解が求められ,これらの分子のダイナミクスを生物が生きたままの状態で可視化し,定量的な解析を可能にする分子イメージング技術の重要性が高まっている.

3.4.2 代謝解析法としてのマルチトレーサー法と複数分子同時イメージング装置

生きた状態での生体内元素の代謝解析は分子イメージング技術により可能となり,装置としてはポジトロン断層法(PET),磁気共鳴イメージング法(MRI)および単一光子放射断層撮像法(SPECT)および蛍光イメージング法があげられるが,複数の生体内元素の相

互作用を直接かつ複合的にみることは多くの困難をともなう．本節では，これまでに筆者らの研究グループが確立した，微量金属元素の同時代謝解析法としてのマルチトレーサー法[4]，および個体において複数の放射性核種を生きたまま可視化する唯一の技術，複数分子同時イメージング装置「GREI (gamma-ray emission imaging)」を用いた生体微量金属元素イメージング法について紹介する．

複数分子同時イメージング装置，GREIの開発はマルチトレーサーの分布を画像化する目的でスタートした．マルチトレーサーは，理化学研究所仁科加速器研究センターが所有する大型加速器（リングサイクロトロン）を用いて，重イオン（C, N, Oなどの，原子番号が3以上の原子のイオン）を1核子当たり135 MeVまで加速し，この高エネルギーの重イオンを，ターゲット核（Au, Ag, Tiなど）に照射したときに生じる核破砕反応によって製造される．このとき，ターゲット核と加速した重イオンの核の衝突径数（原子核が衝突するときの互いの中心間の距離）の違いにより，原子核の破砕反応に違いが生じるため，数十種のガンマ線放出核種を含有するトレーサーが得られる．また，照射後のターゲットを酸により溶解し，化学分離を行なうことで，各放射性同位元素の安定同位体をほとんど含まない，無担体状態のマルチトレーサー溶液が得られる．このマルチトレーサー溶液は，必要に応じて，さらに化学分離操作を行なうことで，任意のガンマ線放出核種を含む，グループトレーサー溶液として調製可能である．マルチトレーサー溶液を用いた実験後の試料中に含まれる多数の放射性同位元素は，高純度ゲルマニウム（Ge）半導体検出器を用いたガンマ線スペクトロメトリーにより測定し定量することができる．

マルチトレーサー法は多数の元素の情報を1回の実験で効率的に調べることができるため，単一のトレーサーによって得られた情報の足しあわせでは得られない，複数の元素の相関や相互作用などを完全な同一条件下で分析することが可能である．また，マルチトレーサー法は毒性の強い金属元素を追跡しようとする場合において，非常に有用である．放射性同位元素の放出する放射線は高い感度で検出が可能なため，トレーサーとして使用する際には1 ng以下で十分である．しかしながら，原子炉から得られるような放射性同位元素は通常，安定同位体（担体）と共存しているため，使用する元素自体の量はこれよりはるかに多くなってしまい，AsやHgのような元素は生体内で毒性を発揮してしまう．放射性同位元素が無担体の状態で得られるマルチトレーサーでは，実験動物に放射性同位元素のみを投与できるため，投与量がごく微量に抑えられ，毒性を無視することが可能である．このような利点により，マルチトレーサー法は毒性学をはじめ，生物学，医学および環境学などの多くの研究者に優れた分析手法として利用され，さまざまな成果をあげている[5]．さまざまな研究分野におけるマルチトレーサー法を利用した研究の進展にともない，実験動物に投与した，マルチトレーサーの分布を非侵襲的に計測する方法が望まれてきた．現在，放射性同位元素を用いたイメージング法として，PETとSPECTが，核医学，基礎医学などの研究分野のみならず臨床現場においても利用されている．しかしながら，PETにおいては放出されたポジトロンの消滅にともなう511 keVの消滅ガンマ線を

検出して撮像を行なうため，異なる分子プローブを同時に識別することは困難であり，SPECT においては約 300 keV 以上のガンマ線に対しては画質が著しく低下してしまうため，利用可能な核種が制限される．これらのガンマ線撮像装置では，数百から 2,000 keV の多数の異なるエネルギーのガンマ線が放出されるマルチトレーサーにおいて，それぞれの核種ごとの画像を得ることは非常に困難であった．そこで，非侵襲的に複数のガンマ線を同時に撮像可能な複数分子同時イメージング装置，GREI の開発が進められることとなった．

3.4.3 GREI の撮像原理と複数分子イメージングへの応用

GREI は宇宙観測技術に用いられるコンプトンカメラの原理を半導体検出器に適用した新しい分子イメージング装置である．GREI の撮像原理は検出器内のゲルマニウム (Ge) 半導体で起こるコンプトン散乱をとらえ，ガンマ線の入射方向を特定するものである．GREI の検出器には両面直交ストリップ電極式の平板型 Ge 半導体を 2 つ平行に並べて 1 つの装置に組み込んでおり，図 3.4.1 に示すように，1 段目の検出器に入射したガンマ線がコンプトン散乱を起こし，その散乱ガンマ線が 2 段目の検出器において光電吸収を起こす．ここで，コンプトン散乱方程式より散乱角 θ が求まり，それぞれの検出器で測定されたガンマ線の相互作用点から，散乱角 θ の 2 倍の開角を有する 1 つの円錐面が定まる．ガンマ線源はその円錐面上のどこかに存在するため，測定を繰り返すことで定まる多数の円錐面の重ね合わせから，ガンマ線源の空間的位置を特定することができる．また，高純度 Ge 半導体検出器のもつ広範囲のガンマ線エネルギー検出域と高いエネルギー分解能に

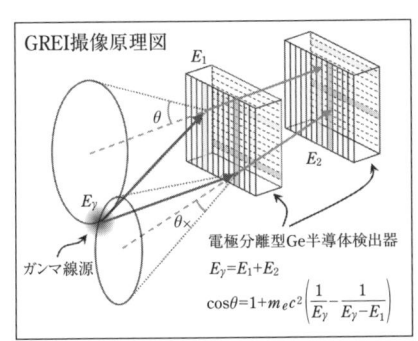

図 3.4.1 GREI の撮像原理

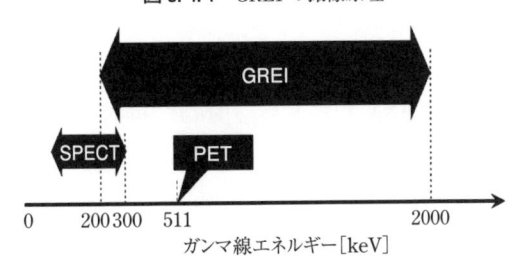

図 3.4.2 各画像診断装置が撮像可能なガンマ線のエネルギー範囲

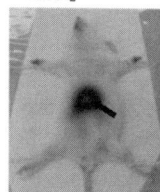

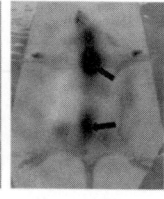

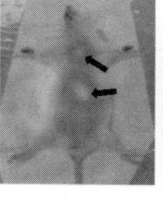

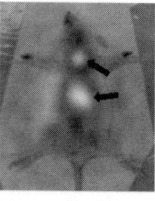

図 3.4.3　複数分子同時イメージング画像
GREI を用いた 3 核種の同時イメージング画像．一度の撮像で ^{65}Zn，^{85}Sr および ^{131}I の体内分布データが得られた．また，3 核種の画像を重ね合わせることにより，集積部位周辺の多角的な情報が得られ，より詳細な診断が可能になる．

より，さまざまな元素の代謝過程を同時に追跡することができる（図 3.4.2）．さらに，ガンマ線の入射方向の制限がないため，GREI は一定方向からの撮像においても 3 次元画像が得られるという特徴をもちあわせている．

2008 年には，この GREI を用いて，^{65}ZnCl$_2$（1115.5 keV），^{85}SrCl$_2$（514 keV）および副腎シンチグラム用放射性医薬品アドステロール®–^{131}I 注射液（364.5 keV，富士フイルム RI ファーマ株式会社）を投与した小動物における 3 核種同時イメージングに世界で初めて成功し，リアルタイムで撮像中の線源分布の変化をとらえることができた（図 3.4.3）．このように GREI は，代謝が変化した状態での微量元素間の相互作用，放射性半減期の短い元素の体内動態などのリアルタイムイメージングが可能であることが証明された[5-7]．

3.4.4　まとめ

これまで示したように，筆者らが開発してきたマルチトレーサー法，GREI による複数分子イメージングの利用により，生体内微量元素の代謝研究から，疾患発症における金属の挙動を手掛かりとした，微量元素の毒性発現および代謝異常の定量的な解析が可能であると考えられる．しかし，より実用的な撮像を行なうためには，空間解像度，検出効率の向上，および撮像時間の短縮といった問題が残っている．計算機シミュレーションの結果では，信号波形の解析により現在約 4 mm の空間解像度が約 1 mm まで改善されることがわかっている．また，検出器内で複数回の相互作用が起こった事象も収集できるようになれば，検出効率を最大 20 倍向上させることが可能である．これらの性能が改善され実用レベルの撮像が可能になれば，広範囲の核種の選択肢を有した汎用的な分子イメージング装置となり，GREI を用いた生体内微量金属イメージング研究により，生体にとって毒性を示す元素やいまだ機能が解明されていない元素のダイナミクス，および金属元素間の相互作用などについて新たな知見が明らかになっていくことが期待される．

引用文献
1) 桜井弘（編）(2006)『生命元素事典』オーム社．
2) Klausner, R. D. *et al.* (1993) *Cell* **72**, 19–28.
3) Harrison, M. *et al.* (2000) *Trends Biochem. Sci.* **25**, 29–32.
4) Enomoto, S. (2005) *Biomed. Res. Trace Elem.* **16**, 233–240.
5) Motomura, S. *et al.* (2007) *IEEE Trans. Nucl. Sci.* **54**, 710–717.
6) Motomura, S. *et al.* (2008) *J. Anal. At. Spectrom.* **23**, 1089–1092.
7) Kanayama, Y. *et al.* (2009) *Bunseki. JSAC* **9**, 496–502.

3.5 化学形態別分析

小椋康光

3.5.1 生体微量元素の化学形態別分析とは

　生体微量元素の分析では，従来は微量であるがゆえに，いかに真の値を正確にかつ再現性よく測定するかという定量性に着目していたが，生体微量元素の生物学的作用を理解するためには，生体微量元素が生体内でどのような化学形態をとることによって生体成分として機能しているのか，あるいは生体微量元素が生体成分とどのような相互作用を発揮するのかという定性的な一面を同時に把握することが必要である．そこで，この目的に用いられるのが化学形態別分析である．化学形態別分析は，スペシエーション（speciation）とも呼ばれるが，本節では化学形態別分析と記載した．

　化学形態別分析は，生体や環境由来の試料中に存在する元素を，元素に着目して化学形態別に定性分離し，それらの化学種を定量すること，またその分析法と定義される．実際の生体微量元素の分析の実施には，生体成分を分子量，荷電状態あるいは機能などに基づき分離する手法と，それに引き続き一般的には元素特異的に検出するという2つの分析法がオンラインで組み合わされる[1]．分離の手段としては，高速液体クロマトグラフィー（HPLC），ガスクロマトグラフィー（GC）あるいはキャピラリー電気泳動（CE）などが化学形態別分析で利用されているが，もっぱら用いられるのはHPLCである．一方，元素特異的な検出の手段としては，原子吸光光度法（AAS），誘導結合プラズマ発光分光法（ICP-AES）あるいは誘導結合プラズマ質量分析法（inductively coupled plasma mass spectrometry, ICP-MS）などが用いられているが，後述の通り，最近ではICP-MSの利用が一般的である．図3.5.1にHPLCを分離手段とし，ICP-MSを検出手段としたいわゆるHPLC-ICP-MSの概念図を示した．

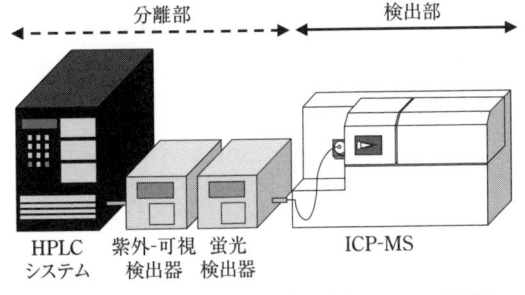

図3.5.1 化学形態別分析を行なうためのHPLC-ICP-MSの概念図

3.5.2 化学形態別分析におけるHPLCを用いた分離

　生体微量元素の化学形態別分析における分離手法としてHPLCが汎用される理由として，(1) 多くの生体成分の分離に応用が可能なこと，(2) イオン交換，サイズ排除および吸着・分配など種々の分離原理に基づく分離が可能であること，(3) 分離と検出手法が液相－液相であること，などの理由があげられる．とくに(3)に加えて，ICP-MSを元素の検出手段とした場合，ICP-MSへの試料導入速度が0.1–1.0 mL/min程度であり，一般的なHPLCの流速とほぼ等しいことから，特別なインターフェースを用いることなく接

続できることも HPLC が選択される大きな理由の 1 つである[2]．

　使用する HPLC 用カラムについても，測定対象とする生体成分の分離に適したものを選択すればよい．たとえば，タンパク質など生体高分子を測定対象とする場合，ゲル濾過（GFC，GPC あるいは SEC と略称される）あるいはイオン交換カラム（IE）が使用される．生体内の比較的低分子の金属含有成分（ペプチドや類金属元素の代謝物など）に対しては，GFC や IE のカラムに加えて逆相カラム（RP）も使用される．しかし，検出器として ICP-MS を用いるため，溶離液が持続的に ICP-MS に導入されることになるため，ICP-MS には導入できる溶離液に以下のような制約がある．

　一般に RP カラムで良好な分離を得るためには，溶離液に有機溶媒の混合が必要であるが，ICP-MS 側では溶媒を完全に燃焼させる必要がある．そのための助燃装置を用いないと，10% 以上のメタノールを含有する溶離液ではプラズマを安定に維持できず，不完全燃焼により発生した煤により，ICP-MS の真空部にイオンを引き込む小孔が目詰まりし，測定が中断してしまう．また水系の溶媒を用いた GFC や IE のカラムであっても塩濃度が高い溶離液では，塩が同様にイオンを引き込む小孔を目詰まりさせるため，ICP-MS への導入には不向きである．分離に高塩濃度の溶離液を用いる場合には，揮発性の塩（酢酸アンモニウムやギ酸アンモニウムなど）の使用を検討すべきである．

　一般的な HPLC カラムを用いた化学形態別分析を実施する場合，HPLC への試料注入量は 10–200 μL 程度を必要とする．これは試料が，血液，尿あるいは臓器抽出液などであれば十分であるが，培養細胞から抽出する試料量としては大きい．そこでカラム内径が 0.3–0.8 mm のいわゆるキャピラリーカラムを用いたキャピラリー HPLC を用いた化学形態別分析が報告されている．この場合もキャピラリー HPLC と ICP-MS の間には特殊なインターフェースが必要であるが，現在は市販されている．筆者らは，SEC カラムと IE カラムを組み合わせた 2 次元キャピラリー HPLC-ICP-MS により，遺伝子改変細胞から得られた 100 nL の試料量で金属結合タンパク質の化学形態別分析を実施した例を報告している[3]．

3.5.3　化学形態別分析における ICP-MS を用いた元素特異的な検出

　ICP-MS を HPLC の検出器として用いる場合，液体試料を 0.1–1.0 mL/min 程度で導入するため，通常サイズの HPLC の操作流速とほぼ等しく，特殊なインターフェースなしで接続が可能であることは前述の通りである．ただし一般的な ICP-MS による定量分析とは異なり，試料の溶出が終了するまでの一定時間，持続的にデータを取得しなければならない．ICP-MS では測定する元素数や m/z の数にもよるが，数百 msec–数 sec 周期でデータの取得を繰り返すことになる．ICP-MS は最近の機種であればワークステーションの PC に測定結果をデジタルデータとして記録するので，適切な表計算ソフトを介して容易に多元素のデータを HPLC の溶出図として作図することができる．

　質量数（正確には m/z）が 100 以下の元素を測定対象とすることが多い生命科学分野で

は，プラズマ源（アルゴン），溶離液あるいは試料マトリックスに由来する分子イオン干渉や同重体干渉を回避する必要がある．プラズマ源や溶離液に由来する干渉であれば，化学形態別分析の際には，バックグラウンドの上昇として影響が表れる．先の例では，As を m/z 75 で測定するときに，溶離液に塩化物イオンを含んでいれば $^{40}Ar^{35}Cl^{+}$ がクロマトグラムのバックグラウンドをあげてしまう．また試料マトリックスとして Na を含む試料中の Cu を測定する場合，m/z 63 で測定すると，Na^{+} の溶出位置に $^{23}Na^{40}Ar^{+}$ として，あたかも $^{63}Cu^{+}$ が溶出したかのようなピークを与えることがある（このようなピークをゴーストピークという）．Cu の例では，$^{23}Na^{40}Ar^{+}$ の干渉を受けない m/z 65 を利用できるが，As のように単一の安定同位体しか存在しない元素では他の質量数を選択できないため，干渉を回避する必要がある．質量分離部が低分解能型の四重極型の質量分析計であっても，リアクション・コリジョン（R/C）セルなどと呼ばれるシステムが搭載されている機種では，分子イオン干渉を低減させることが可能である．また高分解能型の二重収束型の質量分離部を備えた ICP-MS では，分子イオン干渉や同重体干渉も回避できる．

近年，メタロミクスと呼ばれる研究領域に注目が集まり，生命元素の関与する生体反応の解析がより詳細に行なわれるようになっている．とくにタンパク質分子が有する機能調節に関与する金属元素や遺伝子の発現調節に関与する金属元素の機能を解析しようとすると，金属元素のみの動態を把握するにとどまらず，タンパク質分子や核酸分子の挙動も同時に把握する必要がある．すなわち硫黄を測定することによりタンパク質の挙動を，リンを測定することにより核酸の挙動を把握することが可能となる．質量分析計をタンデムに配したいわゆる ICP-MS-MS では，硫黄やリンの化学形態別分析をより高感度に行なえる機器として注目されている[4]．また生体内において安定同位体の質量差別効果を示唆する報告がなされているが[5]，元素の同位体比を ICP-MS により正確に測定するには，検出器を多数備えたマルチコレクター型の ICP-MS が必要である（通常の ICP-MS は検出器を 1 つしかもたない）．今後はこのような新規の ICP-MS が生体微量元素の化学形態別分析に応用されることにより，新たな知見が得られることが期待される．

ICP-MS のような元素に特異的な検出器を化学形態別分析に用いることによって起こる最大の難点は，標準物質のない未知の化合物やタンパク質の同定ができないことである．HPLC-ICP-MS の分析条件をほぼそのまま移植できることから，未知の化合物を同定するために HPLC-ESI-MS（いわゆる LC-MS）が利用される[6]．

ESI とは electrospray ionization の略で，ICP が高エネルギーのアルゴンプラズマを用いて原子レベルでイオン化を行なうのに対して，キャピラリーに高電圧を印加し試料溶液を噴霧する際にイオン化させる方法で，ICP と比べてきわめて緩和なイオン化法を用いた質量分析法である．これによって分子イオンとして検出が可能となり，生体中の金属含有成分の分子情報が得られる．極性の高い代謝物のような分子は ESI によるイオン化が，中・低極性分子のイオン化には，大気圧化学イオン化法（atmospheric pressure chemical ionization, APCI）が用いられる．質量分離部は，ESI では，タンデム型（MS-MS），イオン

トラップ型（MS^n），飛行時間型（TOF）あるいはハイブリッド型（Q-TOF）など多彩である．MS-MS および MS^n では分子構造の情報を，TOF や Q-TOF では精密質量から元素組成式を得ることが可能である．Se は，生体内の代謝を通じて，共有結合性の代謝物として変換されるため，代謝物の構造が同定できれば，その代謝過程を明らかにすることができる．いくつかの新規 Se 代謝物が ESI(APCI)-MS-MS を利用することにより同定されている[7]．しかし ESI-MS の感度は ICP-MS には追いついていないため，HPLC-ICP-MS でスクリーニングを行ない，HPLC-ESI-MS-MS で同定といった相補的な利用が理想である．

3.5.4 化学形態別分析による分析例

（1） 先天性銅代謝異常動物の臓器内における銅の分布

肝臓以外の臓器では，銅は Atp7a と呼ばれる銅輸送性のトランスポーターである ATPase により排泄されている．このトランスポーターが欠損すると，消化管粘膜上皮細胞から血管側への銅の排出が行なわれなくなるため，全身性の銅欠乏症状を呈し，致死的な影響が生じる．ヒトではこの先天性の銅代謝異常症は主に Menkes 病として知られ，そのモデルマウス（blotchy マウスなど）も知られている．

図 3.5.2A は，blotchy マウスおよび野生型マウスの新生児期の肝臓と腎臓の可溶性画分を試料とし，HPLC-ICP-MS により測定したものである．マウスのようなげっ歯類では，新生児期に肝臓中の銅濃度が生理的に高まっていることが知られている．野生型のマウスでは，肝臓可溶性画分で 2 つの銅のピークが検出され，銅・亜鉛－スーパーオキシドジスムターゼ（SOD1）およびメタロチオネイン（MT）と呼ばれるタンパク質に結合している．blotchy マウス肝臓では，このうち MT に結合した銅のみが減少しているのがわかる．つまり全身性の銅欠乏状態であっても，銅酵素として機能する SOD1 に優先的に銅が配分されていることがわかる．一方，腎臓では全身性の銅欠乏が生じているにもかかわらず，銅が蓄積していることがわかる．これは尿中へ排泄されるべき銅が Atp7a の欠損により，排泄できないでいるためと説明できるが，蓄積した銅は MT にのみ分布していることがわかる．このことは，欠乏時から過剰時にわたり，MT というタンパク質が，細胞内で銅のリザーバーあるいは解毒タンパク質として機能していることを示しているといえる．単純に銅の濃度を定量しただけでは得られない情報が，化学形態別分析で得られるという一例である．なお，分析条件などの詳細は文献を参照いただきたい[8]．

（2） 遺伝子改変細胞中の金属結合タンパク質の分析

上述の分析条件では，MT に存在する 2 つのアイソフォームを分離できなかったが，イオン交換カラムを用いることにより MT の 2 つのアイソフォームすなわち MT-I と MT-II の分離が可能となる．図 3.5.2B では，MT-I および MT-II に特異的な siRNA により各アイソフォームを個別にノックダウンしたときの化学形態別分析の分析例である．RT-PCR

で確認したノックダウンの効果が，金属結合タンパク質レベルでも確認できているうえに，化学形態別分析の方が，定量性が良い．本分析では前述の通り，試料量は100 nLであり，これを培養細胞数に換算すると2.0×10^3 cellsに相当する．実験動物だけでなく，培養細胞から得られる試料を用いて化学形態別分析が可能となってきた．このことは金属毒性学境域において，大きな進歩をもたらすものと期待できる．なお，分析条件などの詳細は文献を参照いただきたい[3]．

今回示した分析例以外にも多数の分析例が報告されている．さらなる分析例を知りたい場合は，文献にあげた成書，総説および原著論文を参照されたい．

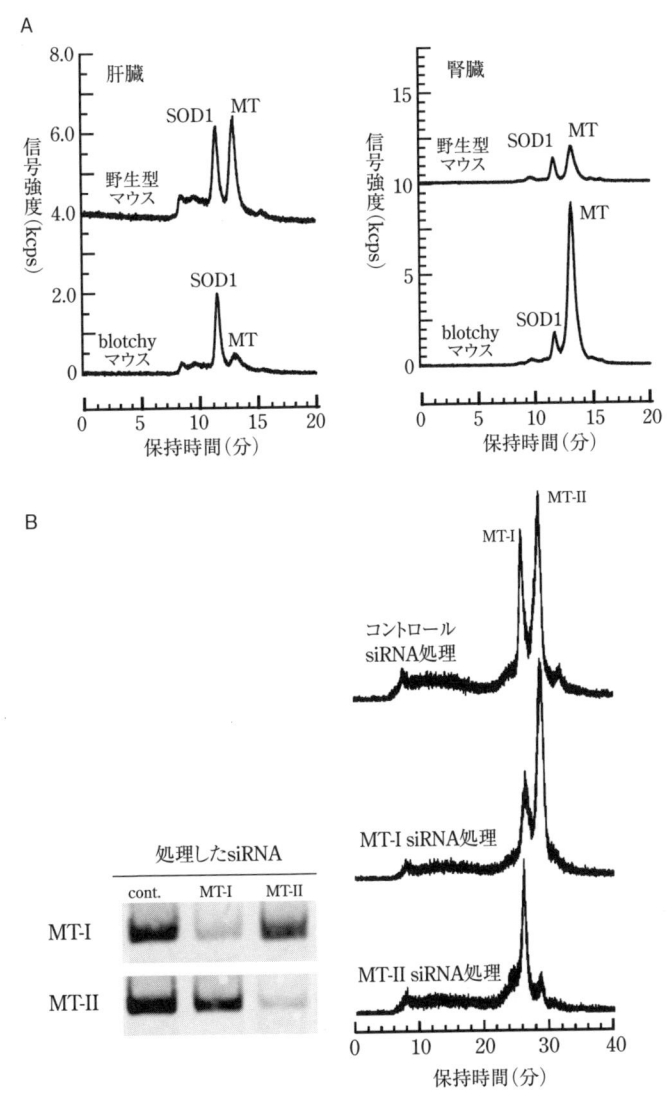

図3.5.2 A：先天性銅代謝異常（blotchy）マウスおよび野生型マウスの肝臓および腎臓可溶性画分中の銅の化学形態別分析．B：MTアイソフォーム特異的ノックダウン細胞中のMTの検出．（左）MTアイソフォームのmRNAのRT-PCRによる測定．（右）MTアイソフォームの化学形態別分析．MTはカドミウム結合タンパク質として検出した．

引用文献

1) Szpunar, J. and Łobiński, R. (2003) *Hyphenated Techniques in Speciation Analysis. RSC Chromatography Monographs*, The Royal Society of Chemistry, Cambridge, UK.
2) Ogra, Y. *et al.* (2008) *Anal. Bioanal. Chem.* **390**, 45–51.
3) Miyayama, T. *et al.* (2007) *J. Anal. At. Spectrom.* **22**, 179–182.
4) Diez Fernández, S. *et al.* (2012) *Anal. Chem.* **84**, 5851–5857.
5) Ohno, T. *et al.* (2004) *Anal. Sci.* **20**, 617–621.
6) Ogra, Y. (2008) *Anal. Bioanal. Chem.* **390**, 1685–1689.
7) Ogra, Y. and Anan, Y. (2009) *J. Anal. At. Spectrom.* **24**, 1477–1488.
8) Miyayama, T. *et al.* (2008) *Anal. Bioanal. Chem.* **390**, 1799–1804.

3.6 高次脳機能の行動試験法

掛山正心

3.6.1 高次脳機能とその種差

　脳の基本構造は哺乳動物に共通しており，大脳（大脳皮質と白質，海馬・扁桃体などの大脳基底核），間脳（視床，視床下部），下位脳幹（中脳，橋，小脳，延髄）からなる．脳は全身の司令塔として，身体運動や姿勢の調節制御，生命維持の根幹に関わる体温・血圧・食欲・性欲・睡眠の調節，ホルモン分泌調節などを行なっている．これらはわずかな種差はあるものの，哺乳動物に共通する基本機能といえる．一方の高次脳機能とは，知覚，記憶，学習といった認知過程に加え，それら外的・内的情報と自身の感情（情動）とあわせて思考，判断し，自己制御を行ないながら行動に移すという実行機能までを含めた精神機能である．高次脳機能の主役である大脳は種差が大きく，ヒトは圧倒的に大きい．たとえば言語機能はヒトに特有であり，サルを含めても，実験動物での検証は困難である．

　「マウスを調べてヒトの心がわかるのか」と疑問視する声がある．しかしヒトの高次脳機能が高度に発達している事実を別の言葉で言い換えると，マウスの脳はヒト脳の原型のような位置づけといえる．高次脳機能試験の注意点は，マウス実験で影響がなかったからといって影響可能性を否定できない一方で，動物実験で影響が顕れたらヒトの高次脳機能にも高い確率で影響が顕れ得ることを銘記すべきである．むろん，化学物質感受性や体内動態の種差の問題を別途考慮すべきであり，また嗅覚系やヒゲ感覚のように，ラットやマウスのほうがヒトよりも発達している機能がある点にも留意する必要がある．

3.6.2 一般的な神経毒性試験

　ラットやマウスの行動表現型評価を安定的に信頼性高く行なっていくために，国際的な試験法の標準化が進められており，国際マウス表現型解析コンソーシアム（IMPC）[1]や経済協力開発機構（OECD）のテストガイドライン[2]がある．前者は世界中にある膨大な数のノックアウトマウスを解析しようというプロジェクトであり，試験プロトコルの標準化に関しての取り組みは秀逸である．日本語での説明書もあるので参照されたい[3]．

　毒性・安全性試験は影響の有無と用量‒反応関係を明らかにすることを目的としており，OECDガイドラインが大きな役割を果たしている．ただし，高次脳機能に関しては2007年につくられた発達神経毒性試験ガイドラインにわずかな記載がある程度である．実験者の目視観察が中心であり，その他には，自発運動量などの体性運動量の測定，記憶・学習試験として，受動的回避，遅延位置見本合わせ，匂い条件づけ，Morris水迷路，Biel型迷路，放射状迷路，T-迷路，スケジュール制御オペラント行動の習得と維持のうち，いずれかを最低2回行なうこととなっている．もともとOECDガイドラインにおける行動試験は，個々の試験プロトコルを厳密に定義する内容ではなく，評価指標に関しては相当

部分を個々の試験機関の裁量にゆだねるのが近年の傾向となっている．一方で，1つの試験項目に関しては1腹当たり1匹の仔動物のみを使用することなど，通常の動物実験では曖昧になりがちな重要な実験計画が明記されている．なお，OECDテストガイドラインでは，学習とは繰り返しにより成績が徐々に上昇するような課題の習得（acquisition）であり，記憶とはその短期または長期の維持（retrieval，想起のこと）であると定義している．

古典的には，神経毒性試験は病理学的な異常や体性運動系の異常の検出が命題であったという経緯があり，OECDガイドラインにおいても，とくに1990年代以前に採択された記述の中では，病理所見や体性運動系（随意運動とほぼ同義）の検査を優先している．体性感覚・運動機能の障害は歩行や水泳などを指標とする学習試験にも影響するので，一般的観察所見を得ることはきわめて重要である．しかし，多くの精神神経疾患では病理学的所見を同定できていないことから考えると，病理学的異常をともなわなくとも重篤な精神障害は起こり得るので，行動試験も同時並行的に進めるべきだと筆者は考える．

3.6.3 新たな高次脳機能行動試験法

（1） 経験をもとにした対連合学習

従来の行動毒性試験は，海馬における記憶形成を調べるものが中心であったが，近年開発された新しい試験では，海馬と他の脳領域との協調機能や，前頭葉機能を調べることができるようになってきた．

ラットは，過去の経験を知識として応用することができるだろうか．このようなスキーマ（知識の枠組み）依存性の学習試験のプロトコルが，Morris水迷路発明者であるモリス教授研究室において2007年に開発された[4]．フィールドの任意の場所に異なる味つけをした報酬ペレットを隠し，どの場所にどの味つけペレットが隠されているかをラットに学習させるという，場所と味の対連合学習課題である（図3.6.1）．対連合学習が成立したラットは，手がかりとしていずれかの味つけペレットを与えると，フィールド上の同じ味つけペレットが隠された場所に直行するようになる．これはヒトがレストラン・マップを学習するのに似ていることから，Flavor Map試験と名づけられた．ラットがFlavor Mapの地図を習得するのに約1カ月を要するが，すでに獲得した地図上で新しいレストラン（新しい場所と味のペア）ができた場合には，わずか1分前後の試験時間内に習得できる（図3.6.2）．獲得済みの地図の知識つまりスキーマを利用

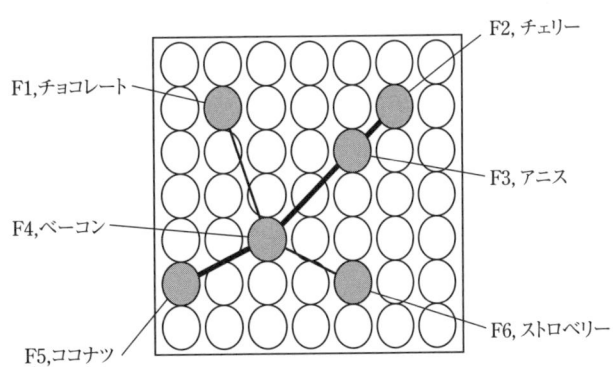

図3.6.1 Flavor Map試験——シティ・マップの学習
ラットは，ペレットの味（flavor）と報酬の場所を「対連合」しなければならない（文献4より改変）．

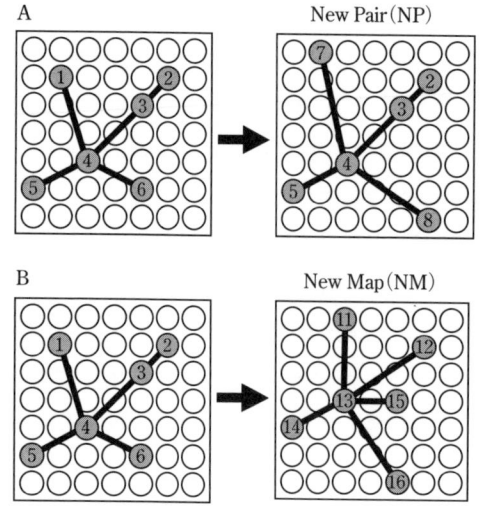

図3.6.2 スキーマ（知識の体系化）を利用した新しい局面への対応能力
A：Flavor Mapを習得したラットは，新しいflavor-place pair（レストラン）を1回のテストで覚えることができる（＝自分の街に新しいレストランができたら，すぐに覚えられる）．B：しかし，まったく新しいFlavor Mapを習得するためには数週間を要する（＝新しい街の地図を覚えるのはたいへんである）（文献4より改変）．

するため，速やかに学習が成立するためである．スキーマ依存性学習は前頭葉と海馬が同時並行的に働いて行なわれていることも明らかになっている．スキーマの脳機構はヒトにも共通したものであることも明らかになっており，Flavor Map試験は従来法よりも高次の脳機能を評価できると期待される．筆者らはこの課題を遂行するのに要する労力を2割低減させ，さらに一定のトレーニングを受けた実験補助者や学生が行なえるように試験プロトコルを調整した[5]．すでに企業の創薬研究における適用も進んでおり，今後，毒性研究への利用が期待される．

（2） 忘れることの重要性

我々は日常の中で，覚えることと忘れることを繰り返している．たとえば新幹線の座席，レストランのテーブル，テーマパークの駐車場に停めた自動車の位置など，そのときには忘れてはならないが，数日，数年間記憶し続ける必要のない記憶である．我々は，往路の新幹線の座席と復路の座席とを間違えることはない．このような「忘れる仕組み」，あるいは「記憶の優先順位」は，高次脳機能の重要な働きの1つである．

先のFlavor Map試験において対連合学習が成立する前の段階では，ラットは正解位置がわからないので，前回の試験で正解だった場所へと真っ先に向かう．このことにヒントを得て，バスト博士は水迷路においてRapid Place Learningという新たな試験プロトコルを2009年に示している[6]．水迷路において正解位置をそのつど変更した場合のマウスの対応力をみることで，不要な記憶を忘れる機能が正常に働いているかを調べることができる．つまり，ラットが効率的に短期記憶を形成し，必要に応じて新たな記憶へと書きかえることができるかどうかを調べることができる．

（3） 行動柔軟性

行動柔軟性とは，自らがつくり出した行動パターンを，状況に応じて変更できる能力であり，状況や目的を判断し，意識的，無意識的な自らの行動を調節するという，多くの脳機能を統合的に調節する働きのことである．先の忘却試験に似ているが，加えて，自分の習慣的行動をいかに調節できるかを問われるのが行動柔軟性である．たとえば，大阪ではエスカレータの左側を空けるのが習慣だが，東京では右を空ける．大阪で生活している人

が東京に来た際，あるいはその逆のときに行動柔軟性が問われる．マウスにおける試験では，集団型全自動行動試験装置IntelliCageにおいて行動柔軟性を測定するBehavioral Flexibility Testが開発されている[7]．最初の1週間で，フィールド上の対角線上に位置する2カ所の水飲み場を往復する'行動系列'をマウスに十分に獲得させる．その後水飲み場の位置（対角線）を変更する逆転課題を行なう．マウスは，対角線上を往復するという自らが確立した'行動系列'を維持しながら，逆転課題に応じて正しい対角線にシフトしなければならない．逆転課題の最初は昨日までの対角線上を往復しているマウスが，さらに逆転課題を繰り返していくことで，徐々に速やかに，新しい対角線に対応していくことができる．Behavioral Flexibility Testは全自動試験装置で行なうので定量性と再現性が高く，その意味でも毒性実験としての価値が高い．また行動柔軟性の低下は，自閉症や注意欠陥・多動性障害など発達障害，強迫性障害など精神疾患の患者で広くみられる表現型であり，同時に脳老化の指標にもなり得るので，医科学分野での利用も進んでいる．

(4) 社会性

ヒトは周囲との人間関係の中で生活するのが普通であり，社会の中で脳が発育する一方で，社会の中でさまざまな心の問題が表出する．しかしラットやマウスの行動試験の多くは1匹だけを対象としており，そのため飼育自体も他の個体と隔絶され1匹だけでケージ飼育されるケースが普通である．しかし1匹だけで飼育した動物は攻撃性が高くなることは古くから知られており，マウスにおいても脳発達にとって親子関係，兄弟関係がきわめて重要であることや，自閉症モデルマウスの社会的行動はヒト自閉症患者に近いことがわかってきた．つまり，マウスにおいても社会性は重要であり，ヒト社会性のさまざまな局面を反映し得るというのが定説となりつつある．医科学分野では他個体とどのような関係性をもっているのかという社会行動試験の開発が盛んに進められており，毒性実験への応用が期待される分野である．

ラットやマウスで社会性を調べる試験としては，2匹または3匹（被験動物1匹と刺激動物を1または2匹）を用い，直接的なコンタクトのないよう透明な板や網で仕切りをつくった装置の中で，被験動物がどの程度興味をもつか，あるいは2匹のうちどちらにより興味をもっているかを調べることが多い．たとえば既知の個体と未知の個体，雄と雌，同種（マウスならマウス）と異種（マウスとラットなど），成獣と仔動物，とでは，反応がまったく異なる．最近の自閉症研究では，マウスと石などの物体との組み合わせで反応を調べることが多いが，動体と静物とでは，単に動体に対する興味や怖れのみでパラメータが変わり得るので，データの解釈には注意が必要である．この種の試験は，行動神経内分泌学を中心に開発されてきた．試験を実施する際には専門家の著作を参照すべきである[8]．

他にラットやマウスの社会性を測定する方法として，チューブ・テストがある．細い管の中での行動を観察して，仮に設定した支配的行動と従属的行動の点数をもとに，対決関係での優位性を決める．従来は実験者の主観的判断によるもので指標の正当性に議論が残

っていたが，最近，前頭前野の神経活動と優位性が一致することが報告され，一定の解釈をつけることができるようになってきた[9]．実際の社会的生活とそれら優位性との間にはまだ乖離があるが，重要な指標に発展しつつある．筆者らは，少し異なる試験だが，IntelliCageにおいて十数匹のマウスを同時飼育し，競争的状態においてのみ，社会的順位が形成されていることを見出している．発達期ダイオキシン曝露マウスは，社会的劣位となる．社会的優位性（劣位性）は発展途上の指標であり，たとえばヒト型自閉症遺伝子マウスでは社会的優位性を示すといった，解釈の難しい知見が報告されている．つまりマウスにおいて社会的優位性が高いことが，必ずしもヒトにおいて優位性を示す表現型になるとは考えにくく，現時点では，社会性に異常がある，と考えるのが妥当である．今後，マウスの社会性そのものがさらに明らかになって初めて，ヒト社会性機能との対応をつけることができるだろう．

（5） ヒト研究に向けて

実際に化学物質の曝露を行なって影響を検証する毒性試験は，ヒトで行なうことは不可能である．一方ヒトの疾患研究では，有害化学物質の曝露こそしないものの，病態病因解明に向けてつねに新たな分析手法の開発，改良が進められている．たとえば糖尿病・代謝障害で行なわれる糖負荷試験，インスリン負荷試験は毒性試験でも一般的なものになりつつあり，高次脳機能試験でも，向精神薬投与時の反応を調べるなどの取り組みも，一部で進められている．従来の試験法の枠組みにとらわれず，影響を見逃さず未然に防ぐことを使命として，学際的，学融合的な再評価が，毒性試験法そのものの進展にとって必要である．

引用文献

1) Coutelle, C. et al. (2012) *Methods Mol. Biol.* **891**, 329-340.
2) OECD (2010) *OECD Guidelines for the Testing of Chemicals, Section 4*, OECD Publishing, Paris.
3) 山村研一・若菜茂晴（編）（2011）『論文ができてしまう！ 疾患モデルマウス表現型解析指南』中山書店．
4) Tse, D. et al. (2007) *Science* **316**, 76-82.
5) 掛山正心他（2011）『動物心理学研究』**61**, 33-42.
6) Bast, T. et al. (2009) *PLoS Biol.* **7**, e1000089.
7) Endo, T. et al. (2011) *Behav. Brain Res.* **221**, 172-181.
8) 近藤保彦他（編）（2010）『脳とホルモンの行動学——行動神経内分泌学への招待』西村書店．
9) Wang, F. et al. (2011) *Science* **334**, 693-697.

3.7 バイオインフォマティクス

大橋 順

3.7.1 トキシコゲノミクスとは

　トキシコゲノミクス（毒性ゲノム学）とは，トキシコロジー（毒性学）とゲノミクス（ゲノム学）とを合わせた造語であり，化学物質・薬物が臓器，組織，細胞に及ぼす影響（毒性や副作用）を遺伝子発現レベルの変化としてとらえ，その毒性メカニズムの解明を目指す研究分野のことをいう．近年のゲノム研究の成果により，ヒトやマウスを含め多くの生物種の全ゲノム情報が明らかとなった．また，網羅的に遺伝子の挙動を調べることが可能なDNAマイクロアレイ技術が開発されたことで，トキシコゲノミクス分野では目覚ましい成果があがっている．本節では，DNAマイクロアレイデータを解析する統計解析手法・バイオインフォマティクス的手法に焦点をあて，トキシコゲノミクスの研究手法について概説する．

　臓器，組織，細胞の種類に応じて遺伝子の発現のパターンは異なる．さらに，それらの細胞がおかれた環境条件（刺激の有無など）や時間経過に応じても発現レベルは変化する．化学物質・薬物をモデル動物や細胞に曝露させ，遺伝子の発現パターンを調べることで，化学物質・薬物が生体や細胞に及ぼす影響を遺伝子発現レベルの変化としてとらえることができる．発現パターンが変化する遺伝子がわかれば，その遺伝子の機能をもとに薬物の毒性メカニズムを推測することができる．また，発現パターン変化の類似性から，異なる薬物の毒性の類似性を推測することもできる．

　以前からノーザンブロッティングや定量PCRを用いて，遺伝子の発現変動を調べ，化学物質・薬物の毒性メカニズムを解析する研究が行なわれてきた．これらの手法では数十種類の遺伝子の発現を調べることができるが，細胞内で発現している膨大な遺伝子を網羅的に調べることはきわめて困難である．近年，DNAマイクロアレイ技術が実用化されたことで，数万種類の遺伝子の発現レベルを短時間に解析できるようになり，トキシコゲノミクスと呼ばれる新たな毒性研究分野が確立した．

3.7.2 DNAマイクロアレイデータの標準化

　現在，網羅的遺伝子発現解析に用いられるDNAマイクロアレイの主流は，各遺伝子の配列に基づいてデザインされた20-60 mer程度のオリゴヌクレオチドプローブを基板上に配置したオリゴマイクロアレイと呼ばれるものである．サンプルからmRNA（total RNA）を抽出し，逆転写によって合成したcDNAをビオチンなどで標識する．次に，基板上の各オリゴヌクレオチドプローブとハイブリダイゼーションを行なう．最後に，標識からの蛍光強度をスキャナーにより検出することで，遺伝子発現量を蛍光強度として測定する．ここで，ハイブリダイズしたcDNAが多ければ，標識からの強いシグナル（蛍光）

を観測することとなる．シグナル強度は数値データとして得られる．

3.7.3 二群間比較

トキシコゲノミクスで扱う代表的研究デザインは，化学物質・薬物に曝露させた細胞と曝露させない細胞における遺伝子発現のパターンを比較するものである．その際，実験誤差が生じることや細胞を取得した個体の差などを考えて，各群において複数サンプルを解析するのが一般的である．曝露群と非曝露群とを比較する単純な方法に，二群間の倍率変化（fold change, FC）に着目する手法（FC法）がある．各群での発現量を平均し，その平均値のlog比（底数は2）をとる．この値が1以上であれば，発現量が2倍以上に変化した遺伝子であり，－1以下であれば発現量が半分以下になった遺伝子である．FC法には，結果を理解しやすいという利点があるが，統計学的有意性の判断ができない，シグナル値の低い遺伝子において大きなFC値を示すことが多い，サンプルサイズが小さい場合に偶然に大きな（または小さな）値を示したサンプルが存在するとFC値は大きく変わる，という不利な点もある．

曝露により統計学上有意に発現量が変動した遺伝子を検出するには，t検定やMann-Whitney U検定を使用する．DNAマイクロアレイが扱う遺伝子数が多いため，偽陽性を避けるためには有意水準は0.001以下に設定すべきである．ただし，サンプルサイズが小さいと有意水準を下回るP値を示す遺伝子がほとんど存在しなくなる（検出力が低い）こともあるため，統計検定から得られるP値だけではなく，FC法の結果を組み合わせて遺伝子を抽出する考え方も提案されている．図3.7.1では，横軸を$\log_2(\text{FC値})$，縦軸を$-\log_{10}(P値)$として各遺伝子をプロットしてある．ここで，縦軸は3以上（P値≦0.001に相当）で，横軸は－1以下か1以上の範囲（灰色の部分）にある遺伝子を発現変動があった遺伝子として抽出する．なお，発現量が高い遺伝子に興味があれば，FC値ではなく，二群間での発現量の平均値の差を横軸にとって同様の解析を行なってもよい．

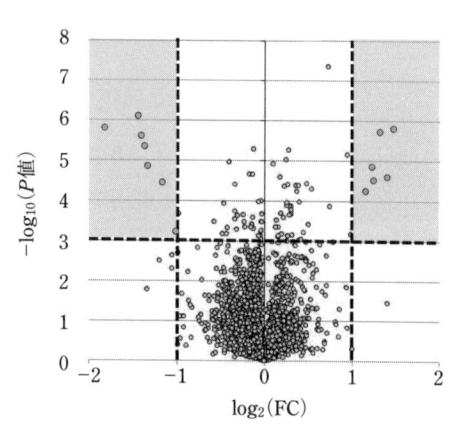

図3.7.1 倍率変化（FC）とt検定から得られたP値の分布

3.7.4 遺伝子機能グループ解析（GSEA）

化学物質の曝露によって，ある遺伝子の発現が影響を受けるとすると，その遺伝子と共通の機能を有する他の遺伝子も同様に影響を受けると予想される．ここでは，発現量変化を起こす，ある共通の機能を有する遺伝子セットを検出するGSEA（gene set enrichment analysis）について解説する（ソフトウェアは文献1からダウンロードできる）．GSEAの最大

の特徴は，同一の機能を有する遺伝子セットを検出することで，DNAマイクロアレイデータに生物学的意味づけを与えることができる点である．GSEAの基本原理は以下の通りである．n個の遺伝子を調べたとする．曝露の影響によって，発現量が増加した遺伝子から減少した遺伝子までを，何らかの指標（たとえば，t検定統計量など関連の強さを表す指標）にしたがって順番に並べたリストLをつくる（発現量が変化しない遺伝子はリストの中央付近にくる）．ある同一の機能を共有する遺伝子のセットS（r個の遺伝子が属するとする）に着目した場合，その遺伝子セット中に曝露の影響によ

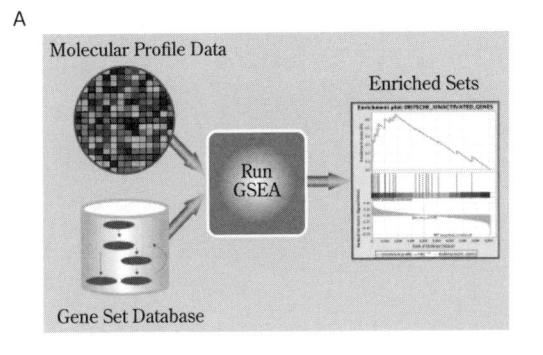

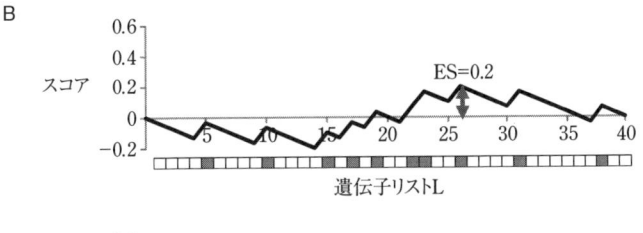

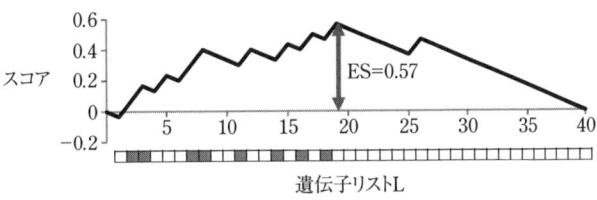

図3.7.2 遺伝子機能グループ解析（GSEA）の概略
A：GSEAの流れ．DNAマイクロアレイデータと遺伝子機能データセットを用い，曝露の影響を強く受ける特定の機能を共有する遺伝子セットを抽出する．B：エンリッチメントプロット．曝露の影響を受けない遺伝子セットのスコア変化（上）と曝露によって遺伝子発現が上昇する遺伝子が多く含まれる遺伝子セットのスコア変化（下）．遺伝子リストL中で遺伝子セットSに含まれる遺伝子をグレー，含まれない遺伝子を白で示す．

って発現量が増加した遺伝子が多く含まれていれば，リストLの上位にSに属する遺伝子が高頻度に現れ，発現量が減少した遺伝子が多く含まれていれば，Lの下位にSに属する遺伝子が高頻度に現れると期待される．曝露の影響を受けない遺伝子が多く含まれていれば，それらはL中にばらついて現れると期待される．GSEAでは，後述するエンリッチメントスコアに基づいて，Lの上位や下位に偏って遺伝子が現れる遺伝子セットの検出を目的とする（図3.7.2A）．エンリッチメントスコアを求める際に遺伝子に重みを付けないもっとも単純な例で説明する．最初のスコアを0とし，L中の上位から順番に遺伝子を調べていき，Sに属する遺伝子が現れたらスコアに$1/r$を足し，それ以外の遺伝子が現れたらスコアから$1/(n-r)$を引く．この操作をLの最後の遺伝子（n番目）まで行なうとスコアは0に戻る．曝露の影響を受けない遺伝子が多く含まれていればスコアは0付近の値をとりながら変化するが，曝露によって発現量が増加した遺伝子が多く含まれていればスコアは最初に極端に増加した後に減少していく（図3.7.2B）．0からスコアがもっとも離

れた点のスコアを，この遺伝子セットSのES(S)値とする．曝露の影響を受けない遺伝子が多く含まれていればES(S)の絶対値は小さく，曝露によって発現量が増加した遺伝子が多く含まれていればES(S)値は大きな値となることが期待される．遺伝子セットS中の遺伝子で，ES(S)値のポイントまでに含まれる遺伝子はリーディングエッジサブセットと呼ばれ，遺伝子セットS中で曝露の影響を受けている遺伝子とみなされる．ES(S)の絶対値が0より統計学上有意に大きいか否かは，曝露と非曝露のラベルをランダムに並べ替える並べ替え検定によって評価する（nominal P 値を計算する）．本節では，重みをつけない例で説明したが，発現変動が大きい遺伝子には，より大きな重みをつけてスコアを計算することで検出力を高める手法が実際には推奨されている．なお，GSEAソフトウェアには，多数の機能遺伝子セットを同時に評価するため，各遺伝子セットに対し，その遺伝子セットを有意と判断するときのFDR（false discovery rate）を計算する機能も備えられている．より詳しい内容については文献2を参考にしてほしい．

3.7.5 トキシコゲノミクス関連データベース

　独立行政法人医薬基盤研究所，国立医薬品食品衛生研究所および製薬企業（15社）が参画したトキシコゲノミクスプロジェクトにおいて，種々の化合物（医薬品など）をラット個体およびラット・ヒト肝細胞へ曝露した際の遺伝子発現情報および毒性情報が取得され，その詳細なデータがトキシコゲノミクスデータベース（名称はOpenTG-GATEs）上で公開されている[3]．このデータベースでは，遺伝子発現データおよび病理所見などのフェノタイプ（遺伝子応答が形質として表現されたもの）のデータを相互に関連づけて閲覧できるとともに，遺伝子発現データ（Affymetrix社製DNAマイクロアレイのCELファイル）をダウンロードすることが可能である．興味のある化合物の曝露実験データが公開されている場合には，利用価値はきわめて高いと思われる．

　また，ノースカロライナ州立大学の研究者が中心となり，文献に基づいて化学物質と遺伝子，化学物質と疾患，遺伝子と疾患の相互作用を調べ，その情報をコンパラティブトキシコゲノミクスデータベース（comparative toxicogenomics database, CTD）にて公開している[4]．詳細については文献5を参考にしてほしい．このデータベースを用いて，着目する化学物質によって活性が変化する転写因子を探索することや，着目する化学物質によって影響をうけるパスウェイを探索することなどができる．興味のある化学物質が登録されていれば，これまでに行なわれた研究の成果を知る一助となるだろう．CTDのweb上にはGene Set Enricherという解析ツールが用意されており，遺伝子リストを入力すると，そのリスト中の遺伝子が共有する機能や共通に働くパスウェイを検索することもできる．

引用文献
1) GSEA (Gene Set Enrichment Analysis). http://www.broadinstitute.org/gsea/index.jsp
2) Subramanian, A. *et al.* (1995) *PNAS* **102**, 15545-15550.
3) OpenTG-GATEs. http://toxico.nibio.go.jp/
4) Comparative Toxicogenomics Database. http://ctdbase.org/
5) Davis, A. P. *et al.* (2011) *Nucleic Acids Res.* **39** (Database issue), D1067-1072.

第4章
さまざまな有害物質

本章の概要

　有機化学物質や有害金属を実験毒物および培養細胞に作用させると，特例を除いて用量－反応関係に依存した毒性を生じる．これらを過剰量あるいは少量でも長期にわたり生体に曝露すると，種々の臓器に傷害が観察されることが多い．それ故，被検物質が環境中に遍在して，大気，水，土壌や食物を介して生体内に侵入し得る濃度で有害性がみられる物質に対しては健康影響が懸念される．

　わが国は高度成長期に種々の公害を体験した．その主因として環境中への高濃度の化学物質の排出があげられる．健康被害の悲劇的事件を受けて原因物質の生体影響に関する研究は広範に行われ，生体影響の事実が次々と明らかにされた．それに対して，有害性の分子メカニズムの詳細は長い間ほとんど解明されなかったが，分子生物学手法や遺伝子改変マウスを利用した毒性学者が年々増え，かつそれらを専門分野とした新進気鋭の研究者が毒性学へ参入してきた結果，未解明であった毒性発現の分子機構がわかりはじめた．

　水俣病の原因物質であるメチル水銀の標的分子はこれまで多数見出されており，毒性発現の原因の1つは酸化ストレスである．東アジア地域をはじめとして井戸水を介した地下水汚染で知られているヒ素に長期間曝露されると，循環器疾患や発がんを生じる．ヒ素の生体内変換（還元，メチル化，グルタチオン抱合など）は，本メタロイドの毒性運命に影響を及ぼすが，メチル水銀と同様にKeap1/Nrf2システムを活性化して酸化ストレスおよびヒ素の細胞内蓄積を軽減することで，結果的にヒ素の毒性は軽減される．カドミウムはイタイイタイ病の原因物質として知られており，カドミウム曝露でみられる細胞死にアポトーシス誘発因子p53が関与している．有機スズは，核内受容体のアゴニスト様活性を有し，内分泌かく乱作用や脂肪組織の過形成を生じる．亜鉛は必須微量元素であるが，シグナル分子としてカルシウムシグナルとクロストークしたり，アミロイドβタンパク質の凝集を促進するなど，中枢神経系に多彩な影響を与える．鉛は神経系，腎機能，循環系および生殖・発達に対して影響を与える無機金属として知られているが，低濃度曝露時における小児の認知機能に対する影響が現在もっとも重視されており，その機能についての研究も進みはじめている．ダイオキシンはAhレセプター（AhR）と結合することで，その下流遺伝子群の非意図的な発現亢進を生じる外因性内分泌かく乱物質であるが，ダイオキシン曝露に起因する授乳期マウスの水腎症発症には，AhR依存的なcPLA2a/COX-2シグナルの活性化が関与していることが最近明らかにされている．化石燃料で生じる大気中微小粒子曝露でみられる酸化ストレスに起因する炎症反応には，それに含まれている多環芳香族炭化水素キノン体のレドックスサイクルが過剰の活性酸素種（ROS）の産生に関係する．ナノ物質は産業上価値ある反面，その有害性が懸念されている．

4.1 メチル水銀の毒性

永沼 章・黄 基旭

4.1.1 水俣病

メチル水銀（CH_3Hg^+）は水俣病の原因物質として知られる有機水銀化合物である．ヒトをはじめとする動物の体内および環境中に検出される有機水銀は大部分がメチル水銀であり，その他の有機水銀（エチル水銀，プロピル水銀など）はほとんど存在しない．

水俣病は 1956 年に熊本県水俣湾周辺を中心とする八代海沿岸で発症が確認された中枢神経系障害を主症状とする公害病である．当初は原因不明の神経疾患とされていたが，1959 年にメチル水銀が原因であるとの学説が発表され，1968 年にメチル水銀を高濃度に蓄積した魚類の摂取が原因であることが政府の統一見解として公表された．このメチル水銀は，新日本窒素肥料（現在のチッソ）の水俣工場でアセトアルデヒドの製造工程で触媒として利用された無機水銀の一部がメチル化されて廃液とともに海中に排出されたものである．メチル水銀は脳中に蓄積して神経細胞に障害を与え，運動失調，構音障害，求心性視野狭窄，聴力障害，感覚障害などの症状（ハンター・ラッセル症候群[1]と呼ばれている）を引き起こす（図 4.1.1）．1965 年には同様の病気の発症が新潟県の阿賀野川流域でも報告された（新潟水俣病と呼ばれている）．阿賀野川上流にもアセトアルデヒド工場（昭和電工鹿瀬工場）が存在し，工場廃液中に含まれていたメチル水銀が蓄積した魚類の摂取が原因とな

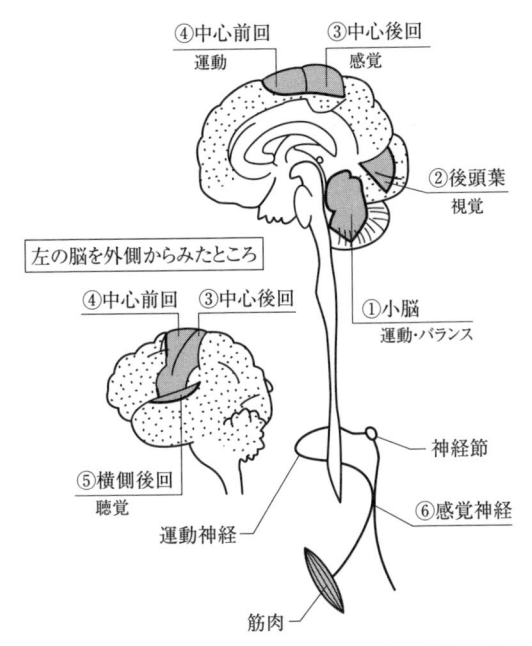

図 4.1.1 メチル水銀が神経系に及ぼす障害（文献 2 より）

った．メチル水銀によって障害された脳細胞はほとんど再生されないため，水俣病の治療は困難とされている．

一方，メチル水銀がヒトの健康に及ぼす影響として現在もっとも重要視されているのは妊娠中のメチル水銀曝露による胎児毒性である[3]．メチル水銀は比較的容易に胎盤を通過するが，血液・脳関門機能が完成されていない発達中の胎児の中枢神経系は他の器官や組織に比べてメチル水銀に対する感受性が高い．したがって，胎児はメチル水銀毒性を考えるうえではとくに重要な高感受性集団である．水俣病発症当時にも，妊娠中の母親にはほとんど症状がないにもかかわらず生まれた子が胎児性水俣病を発症していたという例が報告されている．

4.1.2 メチル水銀の環境中での動態

表 4.1.1 日本でよく食べられる魚介類中の総水銀濃度（文献 4 より）

サバ	0.16 ppm	イワシ	0.02 ppm
サケ	0.01 ppm	タコ	0.03 ppm
アジ	0.03 ppm	カレイ	0.03 ppm
サンマ	0.07 ppm	貝類	0.01 ppm
イカ	0.02 ppm	カツオ	0.17 ppm
マグロ	0.97 ppm	ブリ	0.13 ppm
魚加工品	0.01 ppm	タイ	0.08 ppm
エビ	0.03 ppm	ウナギ	0.04 ppm

無機水銀は，蛍光灯，水銀ランプ，水銀電池，顔料など多くの用途に使用されてきた．海外では，これらに利用された無機水銀の一部が現在でも環境中に排泄されている．環境中に放出された無機水銀はその一部が微生物によってメチル水銀に変換される．海水や河川中のメチル水銀はプランクトンに蓄積されやすく，これが小型魚を経て大型魚の筋肉中に濃縮されていく（食物連鎖）．最終的に，大型魚の筋肉中メチル水銀濃度は海水中の 106 倍にもなる．したがって，現在一般的に流通している魚類の筋肉中にも比較的高濃度のメチル水銀が蓄積している（表 4.1.1）．

4.1.3 メチル水銀の体内動態

メチル水銀の消化管からの吸収率は非常に高く，99% 以上と考えられている．マウスにメチル水銀を投与すると，投与直後は腎臓と肝臓中に高濃度に蓄積し，脳中にはさほど蓄積しない．しかし脳中のメチル水銀濃度は，時間の経過とともに徐々に上昇する．血液中では，大部分のメチル水銀が赤血球中に存在し，その多くがヘモグロビンと結合しているが一部はグルタチオン（GSH）とも結合している．肝臓や腎臓においても同様に，大部分はタンパク質と結合しているが一部のメチル水銀が GSH と結合して存在する．肝臓中で GSH と結合したメチル水銀は胆汁中に比較的効率よく排泄される．胆汁中に排泄されたメチル水銀-GSH 複合体は，主に膵臓から分泌される γ-グルタミルトランスペプチダーゼによって GSH 部分が分解され，最終的に構成アミノ酸の 1 つであるシステインとの複合体となって腸管から再吸収される．このメチル水銀の腸肝循環においては，肝臓から胆汁中に排出されたメチル水銀の大部分が腸管から再吸収されるため，糞中にはほとんど排泄されない．一方，血漿中のメチル水銀は主にアルブミンと結合しているが，ここでも

その一部は GSH とも結合していると考えられている．この血漿中のメチル水銀-GSH 複合体は速やかに腎臓の糸球体で濾過され，尿細管壁に存在する γ-グルタミルトランスペプチダーゼによって腸管での場合と同様に GSH 部分が分解され，最終的にメチル水銀-システイン複合体として腎細胞中に取り込まれる[5]．このシステイン-メチル水銀複合体はその構造がメチオニンに類似していることから，メチオニンの輸送系を介して細胞内へ取り込まれると考えられている．

メチル水銀は尿と糞の両方に排泄される．生体内ではわずかであるが無機化が起き，そのメカニズムとして腸内細菌や活性酸素種の関与が考えられている．無機水銀の腸管からの吸収率は 5% 以下と低いため，腸管内でのメチル水銀の無機化は糞便中の排泄促進につながる．また，メチル水銀は毛髪中への蓄積性が非常に高く，毛髪も排泄経路の 1 つと考えられている．メチル水銀濃度の測定方法に比べると総水銀濃度の測定は操作が容易であり，毛髪中に無機水銀はほとんど蓄積せず毛髪中水銀のほとんどすべてがメチル水銀であることから，毛髪中の総水銀濃度を測定することによって体内メチル水銀蓄積量の指標とすることができる．

4.1.4　メチル水銀毒性の発現機構

高濃度のメチル水銀は神経細胞にネクローシスを引き起こし，低濃度（1 μM 未満）のメチル水銀はアポトーシスによる細胞死を誘導する．メチル水銀の経口投与によって中毒症状を呈したラットの小脳顆粒細胞においてもアポトーシスが確認されている．しかし，メチル水銀による毒性発現機構（細胞死誘導機構）は比較的よく研究されているものの不明な部分が多く，ほとんど未解明であるといわざるを得ない．

メチル水銀毒性発現に関わる標的分子の 1 つとして微小管が考えられている．神経芽腫由来の培養細胞をメチル水銀で処理することによって微小管の脱重合が認められ，それにともなって細胞増殖が抑制され，さらに多核細胞が出現する[6]．微小管の重合は細胞骨格の形成に必要であるが，メチル水銀は微小管の構成因子であるチューブリンの SH 基に結合することによってその重合を抑制する．なお，微小管構成タンパク質である Tau の過剰リン酸化や沈着が神経変性疾患の原因の 1 つとして知られているが，マウスを用いた検討によりメチル水銀が大脳皮質や線条体に存在する Tau タンパク質を過剰にリン酸化させることによって神経細胞死を誘導するという報告がある[7]．

低濃度のメチル水銀が小脳顆粒細胞などの細胞内カルシウムイオン（Ca^{2+}）濃度を上昇させるとの報告があり，この作用がシナプス機能の崩壊や神経発達の遅延に影響を与えている可能性も考えられる．細胞内の Ca^{2+} 濃度はミトコンドリアや滑面小胞体などの細胞内小器官によって厳密に制御されているが，メチル水銀はイノシトール三リン酸（IP_3）の産生を促進し，産生された IP_3 が小胞体膜上の IP_3 受容体に結合することによって小胞体から Ca^{2+} の遊離を促進させ，ついで，細胞外からの Ca^{2+} の流入を促進させることによって細胞内の Ca^{2+} の濃度を上昇させると考えられている[8]．実際に，メチル水銀が小脳顆粒

細胞に対して示す細胞毒性やラットの中枢神経系に与える障害はCa^{2+}チャンネル阻害剤によって抑制される[9].

メチル水銀で処理した培養細胞やラットの脳内では活性酸素種レベルの上昇が認められ,抗酸化剤によってメチル水銀毒性が軽減されることから,メチル水銀の毒性に活性酸素(または広い意味での酸化ストレス)が関与していると考えられている.動物組織内や細胞内にもっとも高濃度に存在する抗酸化因子であるGSHの合成を阻害すると,メチル水銀毒性が顕著に高まる[10].メチル水銀はGSH前駆体であるシステインのアストロサイトへの取り込みを抑制することによって,神経細胞内でのGSHレベルを低下させ,その毒性を増強しているとの報告もある.また,メチル水銀を投与したマウスの脳内で抗酸化酵素Mn-superoxide dismutase(Mn-SOD)の活性低下が認められ[11],さらに,Mn-SODの高発現がヒト培養細胞にメチル水銀耐性を与えるとの報告もある.

Mn-SODはミトコンドリアに存在する酵素であるが,ミトコンドリアがメチル水銀毒性の標的器官であるとの説も存在する.メチル水銀を投与したラットの脳から単離した神経細胞ではミトコンドリアを介した呼吸率が低下しており,これにはミトコンドリア内へのK^+流入量の増加が関与すると考えられている.また,メチル水銀がミトコンドリアでのエネルギー代謝に関わるシトクロムオキシダーゼおよびコハク酸デヒドロゲナーゼなどの活性を抑制することによって細胞のミトコンドリアを介した呼吸率を低下させているとの説もあり,メチル水銀がミトコンドリアの膜電位を低下させることによってCa^{2+}のホメオスタシスの破綻を引き起こしているとの報告もある[12].

一方,以上のようなメチル水銀が示す毒性に対して防御的に作用する細胞内因子も存在する.異物代謝や酸化ストレス応答において重要な役割を果たす転写因子であるNrf2を高発現させた神経芽腫細胞はメチル水銀に対して耐性を示す[13].Nrf2は通常(非ストレス時)はシステインに富むタンパク質であるKeap1と結合して細胞質内に存在するが,メチル水銀はKeap1に直接結合することによってNrf2をKeap1から遊離させてNrf2の核内移行を促進させる.そして,核内に蓄積したNrf2は下流遺伝子群の発現レベルを増加させることによってメチル水銀毒性を軽減すると考えられている.

引用文献

1) Hunter, D. and Russell, D. S. (1954) *J. Neurol. Neurosurg. Psychiatry* **17**, 235–241.
2) http://www.nimd.go.jp/archives/index.html
3) Grandjean, P. *et al.* (1997) *Neurotoxicol. Teratol.* **19**, 417–428.
4) http://www.nimd.go.jp/kenko/kenko_05.html
5) Naganuma, A. *et al.* (1988) *Biochem. Pharmacol.* **37**, 291–296.
6) Miura, K. *et al.* (1987) *Crit. Rev. Toxicol.* **18**, 161–188.
7) Fujimura, M. *et al.* (2009) *Neurotoxicology* **30**, 1000–1007.
8) Marty, M. S. and Atchison, W. D. (1997) *Toxicol. Appl. Pharmacol.* **147**, 319–330.
9) Sakamoto, M. *et al.* (1996) *Pharmacol. Toxicol.* **78**, 193–199.
10) Anderson, M. E. *et al.* (1990) *FASEB J.* **4**, 3251–3255.
11) Kumagai, Y. *et al.* (1997) *Appl. Organometal. Chem.* **11**, 635–643.
12) Denny, M. F. *et al.* (1993) *Toxicol. Appl. Pharmacol.* **122**, 222–232.
13) Toyama, T. *et al.* (2007) *Biochem. Biophys. Res. Commun.* **363**, 645–650.

4.2 ヒ素化合物の代謝と毒性

角 大悟

　ヒ素は自然界では主に四硫化四ヒ素や三硫化二ヒ素のような硫化物として存在しており，長い時間をかけて池や湖に流出する．また，地下水にも存在することから，飲料水として井戸水を使用している場合，慢性的にヒ素に曝露される可能性がある．1970年代から台湾やチリなどで飲料水を高濃度の無機ヒ素が汚染していることが明らかとなり，現在ではバングラデシュ，インド，中国などでも高濃度のヒ素汚染が報告されている（第5章参照）．一方で，三酸化二ヒ素（トリセノックス）は再発・難治性急性前骨髄球性白血病（APL）の治療薬としてわが国で2004年に薬価収載されたが，本剤のAPLに対する作用機序は不明な点が多い．慢性的なヒ素中毒により誘発される疾患は，皮膚の角化症，多臓器における発がんや循環器疾患など多岐にわたる一方，APL治療における副作用としてQT延長に代表される心毒性がある．これら慢性ヒ素中毒による諸疾患とAPL治療における心毒性の原因の1つとしてヒ素化合物の体内蓄積との相関が報告されていることから，ヒ素の吸収・解毒・排泄システムを理解することはヒ素の毒性を語るうえで重要である．そこで本節では，ヒ素化合物の体内蓄積を制御する因子について解説するとともに，多彩な毒性を示す発現機序についての情報を提供したい．

4.2.1 ヒ素のキネティクス

(1) 吸収

　真核生物における無機三価ヒ素（As(III)）の吸収に関する因子の探索は，2001年に酵母のmajor intrinsic protein familyに分類されるFps1pの欠損株がAs(III)と無機三価アンチモンに対して抵抗性を示したことに端を発する[1]．その後，アフリカツメガエルの卵母細胞を用いた検討によってFps1pのホモログであるアクアポリン（AQP）-3, 7, 9および10（AQP3, AQP7, AQP9, AQP10）がAs(III)の細胞内へのトランスポーターとして関与していることが報告された．AQPは水チャネルであるが，上記はグリセロールなどの低分子化合物の輸送にも関与することが知られている．さらに，培養細胞を用いた系においてAQP7やAQP9が主にAs(III)の細胞内取込に重要であることが明らかとなった．ヒ素の代謝に関わる肝臓で発現が多いのがAQP9であることから，AQP9がAs(III)の肝細胞への吸収に主に関わっていると推測される．無機五価ヒ素（As(V)）の吸収に関しては，As(V)の物理化学的性質がリン酸と類似していることからリン酸トランスポーターの関与が報告されており，とくに小腸の頂端側に存在するリン酸トランスポーターであるNaPi-IIbがAs(V)の体内への吸収に関与していることが示唆されている．

(2) 代謝

　1973年にヒト尿中からメチル化されたヒ素化合物が検出され，無機ヒ素を含む食材の

摂取により，尿中に五価モノメチルヒ素（MMA(V)）および五価ジメチルヒ素（DMA(V)）が同定された[2]．その後，ヒ素代謝のキーとなるヒ素メチル基転移酵素（AS3MT）の同定などの研究成果によりヒ素化合物の代謝経路が明らかとなった（図4.2.1）．図4.2.1にある実線の矢印で示した経路では，As(III)はS-アデノシルメチオニン（SAM）を供与体としてAS3MTによって酸化的メチル化反応を受けることでMMA(V)になり，MMA(V)はグルタチオン（GSH）などにより三価モノメチルヒ素（MMA(III)）となるが，AS3MTはMMA(III)

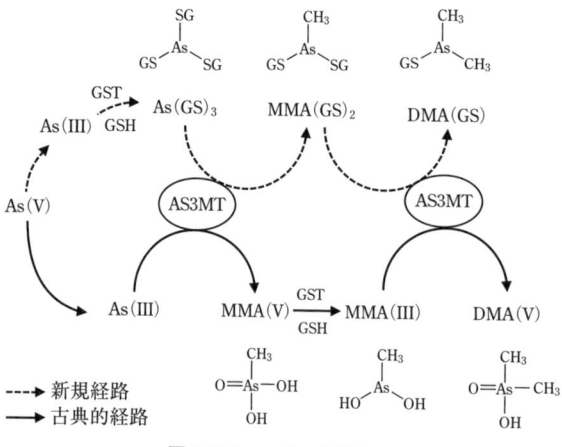

図4.2.1 ヒ素の代謝経路

As(V)：inorganic arsenate（無機五価ヒ素），As(III)：inorganic arsenite（無機三価ヒ素），MMA(V)：monomethylarsonate（モノメチルアルソン酸），MMA(III)：monomethylarsonous acid, DMA(V)：dimethylarsinic acid（ジメチルアルシン酸），As(GS)$_3$：arsenite triglutathione, MMA(GS)$_2$：monomethylarsonic diglutathione, DMA(GS)：dimethylarsinic glutathion, GST：glutathione S-transferase, GSH：glutathione, AS3MT：arsenic（+3 oxidation state）methyl taransferase

を基質としてDMA(V)を生成する．一方，国立環境研究所の平野らのグループ[3]は，メチル化反応に先立ってAs(III)のGSH抱合体（As(GS)$_3$）が産生される新しい経路（点線の矢印）を提唱している．どちらの経路においても，最終的に毒性の低いMMA(V)およびDMA(V)が産生されるので，メチル化はヒ素化合物の解毒機構と考えられていた．しかし，中間体であるMMA(III)および三価ジメチルヒ素DMA(III)がAs(III)よりも毒性が強いことが明らかとなり，ヒ素のメチル化が解毒機構であるかについて疑問が呈せられている．さらに，慢性ヒ素中毒地域における住民調査によって，中毒症状と相関性を示す*AS3MT*遺伝子の多型が相次いで報告される他，酵素活性をもたないスプライシングフォームが検出されるなど，本メチル化酵素の発現様式についても注目が集まっている[4,5]．

（3） 排泄

細胞内に吸収されたAs(III)の代謝によって生成されたAs(GS)$_3$や，MMA(III)のGSH抱合体（MMA(GS)$_2$）は，薬剤耐性トランスポーターのmultidrug resistance-associated protein 2（MRP2）を介して胆汁中に排出されることが明らかとなっている．

4.2.2 ヒ素毒性の修飾因子

（1） 毒性発現因子

細胞や実験動物を用いた系で，生体がヒ素化合物に曝された場合，スーパーオキシドア

ニオンや過酸化水素などの活性酸素種（ROS）を産生することが報告されている．その機序に関する報告は多岐にわたり，NADPH オキシダーゼの構成体の発現上昇を介した活性化や，抗酸化酵素として機能するグルタチオンペルオキシダーゼ（GPx）やチオレドキシン還元酵素（TrxR）の酵素活性（三価ヒ素の結合が原因）を阻害することによる ROS の産生上昇が報告されている．一方，三価のヒ素化合物は生体分子のチオール基と結合しやすく，このことが五価のヒ素化合物よりも毒性が高いことの一因として考えられている．

（2）　毒性防御因子

2.2 節に記載されているように Keap1/Nrf2 システムは親電子的な性質を有す毒物の侵入あるいは毒物によって惹起された酸化ストレスに対し応答し，その毒物の解毒・排泄を促すことが明らかとなっている．2003 年に As(V) や As(III) に曝露された培養骨芽細胞において Nrf2 の活性化にともない，下流に位置するヘム酸素添加酵素-1（HO-1）やペルオキシレドキシン-1（Prx1）の発現が誘導されることが見出され，飛躍的に本領域の研究が進歩した[6]．これらの As(III) による HO-1 や Prx1 の発現誘導は，As(III) による毒性発現の抑制に関与することが報告されている[7]．同様の現象が種々の培養がん細胞や初代肝細胞でも検出されるようになり，さらには無機ヒ素だけでなくメチル化ヒ素（この場合，三価）化合物に曝露された細胞においても Nrf2 の活性化が検出された．一方，Nrf2 を欠損したマウスより採取した初代肝細胞は As(III) に対し感受性が高いことや，As(III) を経口投与した場合，野生型マウスに比べて Nrf2 ノックアウトマウスでは肝臓および膀胱に障害が発現しやすいことが報告されている[8]．このことから，Keap1/Nrf2 システムがヒ素化合物による毒性防御に寄与していることがわかる．

4.2.3　ヒ素毒性のエンドポイント

（1）　発がん

疫学調査によってヒ素化合物の肝臓，膀胱，肺や皮膚などの多臓器における発がんが明らかになっているが，動物実験ではヒ素化合物の発がん性を示す結果は非常に少ない．*in vitro* の研究結果では，As(III) 曝露による DNA 修復酵素の阻害などの遺伝毒性が明らかになった一方で，ヒ素化合物によるエピジェネティックな変化が発がんと関係しているのではないかと考えられている．マスとワング[9]は，DNA のメチル化が As(III) によって阻害されていることを見出し，本機序の一端として As(III) のメチル化が引き起こされたことにより細胞内の SAM が消費され，その結果 DNA のメチル化が減少したと推測している．これを支持する結果として，ツァオら[10]は As(III) に曝露されたラット肝 TRL1215 細胞ではメチル化 DNA 量が減少していることを示しており，さらに本細胞をヌードマウスに形質転換すると，転移性腫瘍が発生することを見出している．これらの結果から，As(III) による DNA のメチル化の減少が発がんに関与していることが示唆される．

（2） 循環器疾患

慢性ヒ素中毒による末梢血管障害の一例として，台湾の南西海岸において0.01–1.82 mg/Lの高濃度の無機ヒ素に汚染されている井戸水の摂取によるblack foot disease（烏脚病：黒皮症の典型的な症状を示し，下肢の壊疽をともなう）の発症が知られている．また，ヒ素汚染地域における疫学調査によりレイノー症候群のような末梢血管障害や高血圧症などの循環器疾患も慢性ヒ素中毒と関連していることが明らかとなった．これらのヒ素化合物により誘発される循環器疾患の分子機序はよくわかっていないが，筑波大学の熊谷らのグループ[11]は，血圧を調節する一酸化窒素（NO）の産生に着目し，中国内モンゴル地方のヒ素汚染地域で血液中のNO代謝物量を測定したところ，彼らの血中ヒ素濃度とNO代謝物量に負の相関性を見出し，また動物実験においてもAs(V)を長期的に飲水にて曝露したところ，NO産生が低下していることを実証した（5.3節参照）．本機序の一端として，ヒ素曝露により産生されるROSによりNO半減期の短縮，あるいはヒ素化合物による内皮型NO合成酵素の酵素活性阻害の関与が示唆されている．

4.2.4　今後の展望

国際がん研究機関（IARC）によるとヒ素化合物はグループ1（ヒトに対する発がん性がある）に分類されているが，発がん機序に関しては不明な点が多い．この要因としてヒ素化合物による発がんを検討できる適切な実験動物がいないことがあげられる．ヒトと実験動物におけるヒ素の代謝は大きく異なり，たとえばマーモセット，チンパンジーおよびモルモットではヒ素メチル化能が欠損していることから，これらの動物に無機ヒ素を曝露してもメチル化ヒ素化合物は検出されない．今後，ヒ素化合物のキネティクスに関わる酵素群の発現を操作した実験動物を用いた検討によって，ヒ素化合物の発がん機序が明らかになることが期待される．

引用文献

1) Wysocki, R. *et al.* (2001) *Mol. Microbiol.* **40**, 1391–1401.
2) Braman, R. S. and Foreback, C. C. (1973) *Science* **182**, 1247–1249.
3) Hayakawa, T. *et al.* (2005) *Arch. Toxicol.* **79**, 183–191.
4) Sumi, D. and Himeno, S. (2012) *Biol. Pharm. Bull.* **35**, 1870–1875.
5) Sumi, D. *et al.* (2011) *Biochem. Biophys. Res. Commun.* **415**, 48–53.
6) Aono, J. *et al.* (2003) *Biochem. Biophys. Res. Commun.* **305**, 271–277.
7) Abiko, Y. *et al.* (2010) *J. Toxicol. Sci.* **35**, 419–423.
8) Kumagai, Y. and Sumi, D. (2007) *Annu. Rev. Pharmacol. Toxicol.* **47**, 243–262.
9) Mass, M. J. and Wang, L. (1997) *Mutat. Res.* **386**, 263–277.
10) Zhao, C. Q. *et al.* (1997) *Proc. Natl. Acad. Sci. USA* **94**, 10907–10912.
11) Kumagai, Y. and Pi, J. (2004) *Toxicol. Appl. Pharmacol.* **198**, 450–457.

4.3 カドミウム毒性の分子メカニズム

佐藤雅彦

4.3.1 カドミウム毒性

　カドミウムは，環境中に広く存在する有害重金属であり，これまでに産業職場でのカドミウム曝露や環境汚染によるカドミウムの過剰摂取によって多くの健康被害が報告されている．カドミウムによる急性中毒には，誤飲による嘔吐，腹痛，下痢および悪心や，職場での大量吸入曝露による間質性肺炎ならびに肺浮腫などがある[1]．慢性中毒としては，腎臓，骨，呼吸器，生殖器および循環器などに障害が認められている．とくに，腎毒性は，尿細管機能障害が特徴的でもっとも主要な慢性カドミウム中毒症状である[1]．さらに，国際がん研究機関（IARC）は，1993年にカドミウムに長期曝露された労働者における肺がんの相対リスクが高いことから，カドミウムをヒトにおける発がん物質としてグループ1に分類している[1]．

　わが国では，これまでに職業曝露によるカドミウム中毒や，カドミウムの環境汚染が原因でイタイイタイ病が発生したことはよく知られているが，今日では，職場環境の改善や地域・生活環境の整備などにより，高用量のカドミウム曝露による重篤な中毒事例はほとんど認められていない．しかしながらその一方で，カドミウムは現在でも微量ながらコメや煙草などに含まれており，コメなどの食品や喫煙を介して生涯にわたって身体に取り込まれ，しかも体内残留性が非常に高い（ヒトでの生物学的半減期：10–30年）ことから，近年では高齢化にともなうカドミウムの微量長期曝露による健康影響が懸念されている．このように，カドミウムは有毒性が高く，種々の重篤な急性ならびに慢性中毒を引き起こすが，それらの毒性の分子メカニズムはほとんど明らかにされていない．

　近年，分子生物学の技術進歩にともなって，カドミウム毒性の分子メカニズムに関しても研究が進められている．そこで本節では，トキシコゲノミクスや遺伝子改変マウスを利用したカドミウム毒性の分子メカニズムに関する最新の知見について，カドミウムによるアポトーシス誘導機構，カドミウムの細胞膜輸送機構およびカドミウム毒性に対するメタロチオネインの関与に焦点を当てて紹介したい．

4.3.2 カドミウムによるアポトーシス誘導機構

　さまざまな有害化学物質は，その濃度および処理時間あるいは細胞種などに依存して，細胞死の主要なプロセスであるネクローシスやアポトーシスを誘発することが知られている．カドミウムの毒性発現においても，ネクローシスやアポトーシスが関与していることが明らかにされている[2]．とくに，カドミウムの曝露レベルが高い場合にはネクローシスが多く観察され，低い場合にはアポトーシスが発生しやすいことが認められており，カドミウムによって誘発される細胞死のプロセスもその曝露レベルによって異なることが示さ

れている．カドミウムの微量長期曝露による慢性中毒の発現にアポトーシスが深く関与している可能性があり，アポトーシス誘導の有無は毒性評価の有用な指標と考えられる．カドミウムの慢性腎毒性の発症におけるアポトーシス誘導のメカニズムについても，これまでに数多くの報告があり，それらのメカニズムは主に3つの経路に分類することができる[3]．

（1）カドミウムが小胞体ストレスの誘導を介して，その下流のアポトーシス誘発性小胞体ストレス応答（UPR）を活性化する経路．

（2）カドミウムによる小胞体ストレス誘導の結果として起こる細胞質へのカルシウムイオン（Ca^{2+}）の放出を介して，カルパインとその下流のカスパーゼ-3の活性化を引き起こす経路．

（3）カドミウムがミトコンドリアへ直接的あるいは間接的に作用して，ミトコンドリアからのシトクロムC放出によるカスパーゼ-9およびカスパーゼ-3を活性化する，あるいはミトコンドリアからアポトーシス誘導因子（AIF）を放出し，カスパーゼ非依存的にアポトーシスを誘導する経路．

最近，これらのアポトーシス誘発経路に加えて，トキシコゲノミクスの手法を活用することによりカドミウムによる Ube2d ファミリー遺伝子の発現抑制を介した p53 依存的なアポトーシス誘導機構が見出されている[3,4]（図4.3.1）．慢性カドミウム中毒の標的組織である腎臓由来のラット近位尿細管上皮細胞（NRK-52E細胞）を用いたDNAマイクロアレイ解析により，Ube2d4（選択的タンパク質分解系であるユビキチン・プロテアソームシステムで機能するユビキチン転移酵素の1つ）の遺伝子発現がカドミウム処理により半減することが示されている．しかも，カドミウム処理したNRK-52E細胞において，カドミウムによる細胞毒性が出現するよりも早い時期に，Ube2d4 だけでなく他の Ube2d ファミリー遺伝子（Ube2d1，Ube2d2 および Ube2d3）の発現がすべて顕著に抑制されるとともに，アポトーシス誘導因子であるp53タンパク質が顕著に増加することが見出されている．このとき，カドミウムによる p53 mRNA量の増加やプロテアソーム活性に対する直接的な阻害は認められないことが確認されている．p53はターンオーバーの速い短命タンパク質であり，その分解の発端となるユビキチン化にUbe2dファミリーが関与することが知られている．したがって，カドミウムによるp53タンパク質の過剰蓄積は，Ube2d ファミリー遺伝子の発現抑制を介した p53 の分解阻害に起因しているものと考えられる．さらに，カドミウム処理によってp53のリン酸化とともにDNAの断片化が確認され，カドミウムはp53依存的なアポトーシスを誘導することが示されている．マウスへのカドミウム長期（12カ月）曝露により腎毒性がわずかに出現している状態で，腎臓中 Ube2d ファミリー遺伝子の発現抑制とp53タンパク質の過剰蓄積が確認され，in vivo においても in vitro と同様の結果が得られている．しかもこのとき，腎尿細管に特異的にアポトーシスが誘導されることも示されている．このように，培養腎近位尿細管上皮細胞とマウス腎臓において，カドミウムが Ube2d ファミリー遺伝子の発現抑制を介して腎近位尿細管上皮細胞内

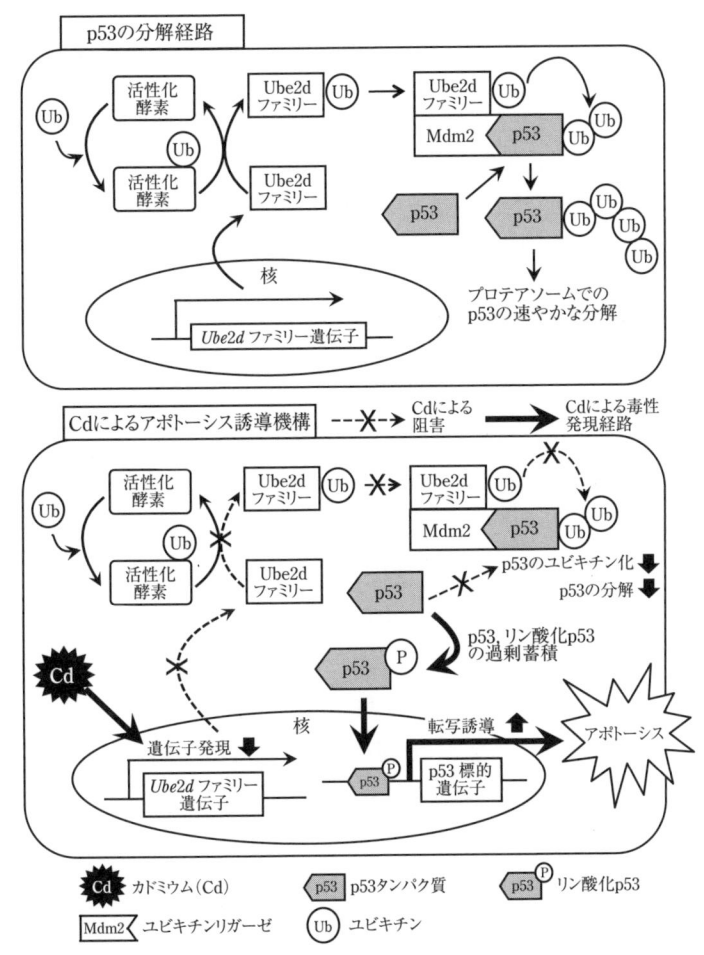

図 4.3.1 カドミウムによる *Ube2d* ファミリー遺伝子の発現抑制を介した p53 依存的なアポトーシス誘導機構

の p53 を過剰蓄積させ，p53 依存的なアポトーシスを誘導することにより細胞毒性を引き起こすことが新たに明らかにされ，カドミウム毒性の標的因子として *Ube2d* ファミリー遺伝子が見出された（図 4.3.1）．

4.3.3 カドミウムの細胞膜輸送機構

カドミウムによる細胞毒性は細胞内に蓄積したカドミウム濃度に依存して引き起こされるため，細胞内へのカドミウム輸送はカドミウムの毒性発現を考えるうえで非常に重要である．カドミウムの輸送には，カルシウムチャネルや二価鉄輸送体として発見された DMT-1（divalent metal transporter 1）が関与していることが知られているが，不明な部分も多い．最近，カドミウムの細胞内への膜輸送における分子機構についても，トキシコゲノミクスや RNA 干渉法を活用することによって明らかとなってきた[5-7]．

メタロチオネイン-I/II ノックアウトマウス由来の不死化細胞から耐性を示す細胞株を選択継代培養して樹立したカドミウム耐性細胞を用いた DNA マイクロアレイ解析により，

亜鉛輸送体ファミリーに属するZIP8（*Slc39a8*）とZIP14（*Slc39a14*）が細胞内へのカドミウムの取り込みとカドミウムの感受性に影響を及ぼすことが新たに見出されている．また，カドミウム耐性細胞においてZIP8のmRNAレベルが著しく低下しており，その機序として，DNAのメチル化によるエピジェネティックな制御が関与することが明らかにされている．さらに，ヒト腎近位尿細管由来の細胞や消化管由来の細胞においても，カドミウムの輸送にZIP8やZIP14が関与することが示されている．

4.3.4 カドミウム毒性とメタロチオネイン

メタロチオネインは，システインに富む低分子量の金属結合タンパク質であり，ヒトやマウスおよびラットなどにおいて4種の亜型の存在が確認されている．主要な亜型であるメタロチオネインのI型とII型は，カドミウムをはじめとする重金属の毒性軽減や蓄積，さらには抗酸化作用，抗がん剤の副作用軽減，抗がん剤耐性および化学発がんの防御などに関与することが知られており，生体防御にかかわる重要な多機能タンパク質であると考えられている．一方，メタロチオネイン-IIIは，神経突起成長抑制作用や抗酸化作用および種々の脳疾患の防御などに関与することが示されている．カドミウム毒性に対するメタロチオネイン-IIIの効果については，これまでほとんど検討されていなかったが，ごく最近メタロチオネイン-I/IIとは異なった作用（カドミウム毒性増強作用）を示すことが報告されている．なお，メタロチオネイン-IVの生理機能については，カドミウム毒性に及ぼす影響も含めてまったく検討されていない．

近年，メタロチオネイン過剰発現マウス（メタロチオネイン-I過剰発現マウス，メタロチオネイン-III過剰発現マウス，メタロチオネイン-IIA心臓過剰発現マウス）やメタロチオネインノックアウトマウス（メタロチオネイン-I/IIノックアウトマウス，メタロチオネイン-IIIノックアウトマウス）などのメタロチオネイントランスジェニックマウスが作製され，カドミウム毒性に対するメタロチオネインの役割について数多くの研究が報告されている[8-10]．

メタロチオネイン-I遺伝子を導入したメタロチオネイン過剰発現マウスにおいて，カドミウムによる急性の致死毒性および肝毒性が野生型マウスに比べて減弱されることが示されている．一方，メタロチオネイン-Iとメタロチオネイン-IIの発現を抑えたメタロチオネイン-I/IIノックアウトマウスでは，カドミウムの主要な毒性である腎毒性をはじめ，肝毒性，骨毒性，血液毒性および免疫毒性に対して高感受性であることが見出されている．

培養細胞を用いた*in vitro*の実験系においても，カドミウムの細胞毒性に対するメタロチオネインの防御効果に関する研究が進められている．メタロチオネイン遺伝子導入細胞ではカドミウム毒性に対して抵抗性を示すこと，メタロチオネイン-I/IIノックアウトマウス由来初代培養細胞（線維芽細胞と肝細胞）や不死化培養細胞（線維芽細胞）ではカドミウム毒性に対して高感受性を示すことが報告されている．以上のように，遺伝子改変動物や培養細胞を利用することによって，これまで必ずしも明らかにされていなかったカドミウム毒性に対するメタロチオネイン-I/IIの関与が明確にされている．

一方，最近になって，カドミウム毒性に対するメタロチオネイン-III の効果についても検討されはじめている[1]．メタロチオネイン-III を過剰発現させたヒト近位尿細管細胞では，カドミウムによる感受性が増大することが示されている．また，メタロチオネイン-III の発現を抑えたメタロチオネイン-III ノックアウトマウスにおいて，カドミウムによる急性の肝毒性や精巣出血が野生型マウスに比べて減弱されることが見出されている．このようにカドミウム毒性に対してメタロチオネイン-III はメタロチオネイン-I/II とは異なる効果を示す可能性が示唆されている．

　一般に，カドミウム毒性の主要な標的組織である腎臓に取り込まれたカドミウムは，メタロチオネインと結合するために毒性を引き起こさない．しかしながら，カドミウムが腎臓で過剰に蓄積するとメタロチオネインが飽和状態となり，メタロチオネインと結合しないカドミウムが増加するために，腎臓，とくに近位尿細管が障害されると考えられている．したがって，腎臓中のメタロチオネイン結合カドミウムとメタロチオネイン非結合カドミウムの比率が，腎毒性発現の決定要因となっている．通常，カドミウム腎毒性を発現するためのマウスの臨界濃度はおよそ $150\,\mu g/g$ 組織であるが，メタロチオネイン-I/II ノックアウトマウスにおけるカドミウムの慢性腎毒性は腎臓中カドミウム濃度が $10\,\mu g/g$ 組織以下でも発現することが見出されている．このように，カドミウムの腎毒性発現には腎臓でのメタロチオネインの発現量に依存している可能性がある．腎臓中メタロチオネイン濃度が低い場合には，日常レベルのカドミウムの摂取でも腎毒性が引き起こされるかもしれない．なお，ヒトの腎臓中メタロチオネインは一般に加齢とともに増加するが，一部のヒトに腎臓中メタロチオネイン濃度がきわめて低いことが確認されている．さらに，ヒトで，メタロチオネイン-IIA の遺伝子多型が存在することも明らかにされている．

引用文献

1) 佐藤雅彦 (2010)『分子予防環境医学　改訂版』分子予防環境医学研究会 (編)，本の泉社；pp. 662-671.
2) 佐藤雅彦他 (2003)『日本衛生学雑誌』57, 615-623.
3) Fujiwara, Y. *et al.* (2012) *Biol. Pharm. Bull.* 35, 1892-1897.
4) 德本真紀・佐藤雅彦 (2012)『日本衛生学雑誌』67, 472-477.
5) Fujishiro, H. *et al.* (2006) *Biomed. Res. Trace Elements.* 17, 349-354.
6) Himeno, S. *et al.* (2009) *Biochimie* 91, 1218-1222.
7) Fujishiro, H. and Himeno, S. (2011) *Biomed. Res. Trace Elements.* 22, 1-6.
8) 佐藤雅彦 (2004)『日本衛生学雑誌』59, 317-325.
9) 佐藤雅彦 (2006)『ファルマシア』42, 695-699.
10) 佐藤雅彦 (2007)『薬学雑誌』127, 709-717.

4.4 有機スズによる毒性とその分子メカニズム

中西 剛

4.4.1 環境汚染物質としての有機スズ

有機スズは，スズ原子にアルキル基やアリル基が共有結合する構造を有し，官能基が1個結合するモノ体から4個結合するテトラ体まで多くの化合物から構成される人工化合物群である．これらの有機スズは，プラスチックの可塑剤や化学反応の触媒として各種化学工業で使用されるとともに，その殺生物能を利用して農薬や木材防腐剤，船底塗料，漁網防汚剤として使用されてきた．とくに防汚剤として使用されてきたトリブチルスズオキシド（TBTO）やトリブチルスズ（TBT），トリフェニルスズ（TPT）（図4.4.1）は，防汚効果に優れ，持続性も高いことから積極的に使用されてきた化学物質である．しかしながら，世界各地でこれらの化合物による水域汚染（主に海洋汚染）が顕在化し，また有機スズが一部の巻貝類の雌に対してimposex（imposed sexual organsの略語で，雌の巻貝類にペニス様の突起が形成する現象）を誘導することで，産卵障害などを引き起こすことが明らかとなってからは，有機スズの水棲生態系への影響が問題視されるようになってきた．これまでにも軟体動物や魚類における有機スズの汚染状況が調査されており，その結果から推測されるTBTやTPTの生物濃縮係数は数千〜数万であると報告されている．わが国では1990–1991年にTBTOが「化学物質の審査及び製造等の規制に関する法律（化審法）」に基づく第1種特定化学物質として，またTBT関連化学物質13種とTPT関連化学物質7種が第2種特定化学物質として指定され，事実上使用禁止となっている．

4.4.2 ヒトに対する有機スズの曝露

有機スズによる海産魚介類の汚染から，これらを食することによるヒトへの影響も懸念

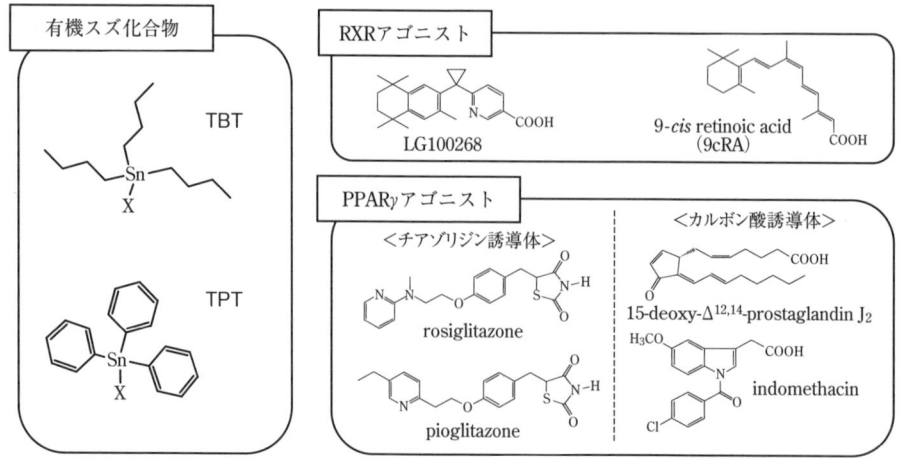

図4.4.1 有機スズおよびRXR，PPARγアゴニストの化学構造

されており，わが国においても食物経由によって摂取される TBT および TPT 量に関する調査が行なわれている[1]．千葉などの5県を対象としたトータルダイエットスタディでは，1991年度の TBT の一日推定摂取量が平均 3.72 μg/人，TPT では 4.15 μg/人であったが，1993年度では平均 1.89 μg/人，TPT では 0.61 μg/人と減少している．これは化審法による有機スズの使用規制により，海水中の有機スズの残留濃度が低下し，海産魚介類における蓄積量も低下したためであると考えられる．またこれらの摂取量は，わが国における有機スズの暫定一日許容摂取量の数パーセント以下であり，現状ではとくに問題のないレベルの曝露量であるとされている．しかし近隣諸国の有機スズに対する使用規制が一部に限られていることや，1998年度の調査では TBT の1日摂取量が平均 1.73 μg/人と横ばいになっていること，さらにアメリカやドイツでは，健常人の血液中からそれぞれ TBT（25 nM 程度）および TPT（0.49–1.97 nM）が検出されていることからも，その健康影響には今後も注意が必要であると考えられる[2]．

4.4.3 有機スズの構造と細胞毒性

　有機スズは殺細胞作用を有するが，その強さはスズ原子に結合している官能基によって異なる．ヒト絨毛細胞株を用いた細胞毒性評価[3,4]によると，完全に細胞が死滅する濃度は TBT が 500 nM 程度なのに対し，TPT では 300 nM 程度であり，TPT の方が少し毒性が強い．またアリルスズの場合は，完全に細胞が死滅する濃度がジ体であるジフェニルスズ（DPT）で数 μM，モノ体であるモノフェニルスズ（MPT）で数十 μM 以上となり，トリ体である TPT からアリル基が少なくなるにつれて細胞毒性が減弱する．一方でブチルスズでは，ジ体であるジブチルスズ（DBT）になると TBT よりもわずかに細胞毒性が強くなるが，モノ体であるモノブチルスズ（MBT）では数十 μM 以上でもほとんど毒性がみられない．このことから有機スズの細胞毒性はトリ体で強く，スズ原子に結合している官能基の数が少なくなるにつれて細胞毒性が減弱する傾向がみられるものの，ジ体やモノ体の毒性はスズ原子に結合している官能基によって異なることがわかる．また TBT や TPT のスズ原子に4つ目の官能基としてハロゲン原子や水素原子，また水酸基などが結合している場合は，化合物の細胞毒性にほとんど影響を与えないが，これらの代わりにブチル基やビニル基などの分子構造的にかさばった官能基が結合した場合には細胞毒性が大きく減弱することから，有機スズの細胞毒性作用にはトリ体を形成することが重要であることがわかる．

　さらにアルキル基の炭素数が1つのトリメチルスズ（TMT）では，数 μM 程度にならないと完全に細胞が死滅しないのに対し，炭素数が2つであるトリエチルスズ（TET）や3つのトリプロピルスズ（TPrT）では TBT と同程度以上の細胞毒性作用を示す．また単結合の六員環を官能基にもつトリシクロヘキシルスズ（TChT）でも TPT と同程度以上の細胞毒性作用を示す．しかし炭素数が8つであるトリオクチルスズ（TOT）では数十 μM 以上でもほとんど毒性がみられない．したがって有機スズの細胞毒性は，スズ原子に結合し

ている官能基が適度な炭素数を有する場合に認められることがわかる．

　*in vitro*における有機スズの特異的な毒性（内分泌かく乱作用など）に関する報告の中には，このような細胞毒性を示す濃度域を考慮していないものが散見される．しかし有機スズの殺細胞効果は，スズ原子に結合している官能基の炭素数や官能基の数によりその濃度域が大きく異なることから，特異的な影響を検討する際には，非特異的な細胞毒性と分けて考えることが必要不可欠である．

4.4.4　有機スズの内分泌かく乱作用

　冒頭でも述べたとおり，TBTやTPTは一部の巻貝類に対してimposexを引き起こすが，その濃度は非特異的な細胞毒性を引き起こす濃度よりもかなり低濃度であることから，これらの有機スズは雄化作用を示す内分泌かく乱化学物質として疑われてきた．しかしこれらの有機スズはエストロゲン受容体（ER）やアンドロゲン受容体（AR）にはまったく親和性を示さないことから，アンドロゲンからエストロゲンへの変換酵素であるアロマターゼの活性を阻害するのではないかと考えられた．すなわち，アロマターゼに対し競合的酵素阻害剤として作用することで，体内のエストロゲン濃度の上昇を抑制し，アンドロゲンの濃度を上昇させる結果，雄化を引き起こすのではないかという「アロマターゼ酵素阻害説」である．しかしアロマターゼタンパク質を用いた*in vitro*の検討では，確かにTBTやTPTはアロマターゼの酵素活性を阻害するものの，その作用濃度域は数μMから数十μMであり，前項で述べた通り通常の動物細胞は完全に死滅する濃度である[3]．したがって，これらの有機スズがアロマターゼ酵素の活性を阻害することで，imposexを誘導するとは考えにくい．

　しかし有機スズのアロマターゼに対する影響については，ヒト絨毛細胞株を用いた検討で興味深い報告がなされており，TBTやTPTをはじめとするいくつかの有機スズが細胞毒性を示さない濃度域（たとえばTBTやTPTの場合はnMレベル）で，濃度依存的にmRNAの発現をともなったアロマターゼ活性の促進作用を示す[3,5]．またこれらの有機スズは，ヒト胎盤においてエストロンをエストラジオールに変換する17β-水酸化ステロイド脱水素酵素I型をもmRNA発現上昇をともなって活性化し，エストラジオール産生を促進することも確認されている[3,4]．さらにこの他にも絨毛性ゴナドトロピンのmRNA発現と産生をも促進する[3,5]．これらの結果は，これまでに巻貝類で予測されていた「アロマターゼ酵素阻害説」とはまったく異なった結果である．また内分泌かく乱化学物質問題において有機スズは，雄化を引き起こす典型的な化学物質であると認識されていたが，これらの結果はすべての生物種に対し雄化作用を示すわけではないことを示している．

4.4.5　核内受容体アゴニストとしての有機スズ

　ERやARをはじめとする核内受容体は，ステロイドホルモンなどの低分子脂溶性リガンドが結合することで，特定の標的遺伝子群の発現を転写レベルで制御するリガンド応答

性の転写制御因子である．またこれらの内因性脂溶性リガンドは，それぞれの産生および代謝をお互いに制御し合うことによって，生殖系や内分泌系などのホメオスタシスを維持していると考えられる．したがって，化学物質がERやAR以外の核内受容体に作用した場合においても，そのホメオスタシスが破綻する可能性は十分に考えられる．このような観点から，金山らは内分泌かく乱作用が疑われている化学物質について，16種類の核内受容体に対するリガンド作用のスクリーニングを行なったところ，TBTおよびTPTがビタミンAの代謝物（9-cis retinoic acid, 9cRA）をアゴニストとするretinoid X receptor（RXR）と，インスリン抵抗性糖尿病治療薬であるチアゾリジン誘導体をアゴニストとするperoxisome proliferator-activated receptor（PPAR）γのアゴニストとしての作用を有することを見出した[6]．これらの有機スズは，既知の内因性アゴニストや合成アゴニストと同様に，各受容体に対してnMレベルでアゴニスト活性を示すことが確認されている[5-7]．TBTやTPTの構造は，既知のアゴニストのものとは大きく異なる（図4.4.1）にもかかわらず，これほどまでに強力なアゴニスト活性を示すのは驚きである．またTPrTやTChTなどではRXRアゴニスト活性が認められるがTMT，TET，TOTでは活性がみられないなど，有機スズのアゴニスト活性は4.4.3項で述べた細胞毒性と同様に，スズ原子に結合している官能基の構造や官能基の数に依存していることがわかる[5,7]．このことから，核内受容体アゴニスト作用を有する一部の有機スズは，非特異的な細胞毒性を示すよりも先に，これらの核内受容体を介して特異的な毒性を発現するものと考えられる．ちなみに前項で述べたヒト胎盤内分泌機能に対するTBTおよびTPTの作用も，RXRおよびPPARγを介した作用であることが報告されている[5,7]．

4.4.6 核内受容体を介した有機スズの毒性

有機スズはさまざまな毒性を誘導することが報告されているが，これらの毒性発現にPPARγやRXRが関わっている可能性がある．PPARγとRXRは互いにヘテロ二量体を形成し，各々のリガンド依存的に転写を活性化することで支配遺伝子の発現や脂肪細胞分化を誘導するが，TBTとTPTは前述の結果を反映して，マウスの脂肪細胞分化をPPARγ/RXRの支配遺伝子の発現上昇をともなって誘導する[6,8]．さらに妊娠マウスにTBTを曝露すると，胎仔の肝臓などで脂肪組織の過形成が認められることも報告されていることから，最近では肥満誘導因子として作用する可能性も指摘されている[8]．

一方で，巻貝類のimposexにもRXRが関わっていることが報告されている．RXRは，核内受容体ファミリーの中でも例外的に種を超えて保存されている受容体であり，昆虫類などの下等無脊椎動物においてもultraspiracle（USP）と呼ばれるオルソログが存在する．しかしながら，これら受容体のリガンド結合領域は動物種によって異なっており，9cRAなどのアゴニストに対してUSPは応答しないとされていたが，imposexが誘導される巻貝類には脊椎動物と同じく9cRAに応答するRXRが見出された[9,10]．また興味深いことに，これらの巻貝類に9cRAを投与すると，有機スズと同様にimposexが誘導されることか

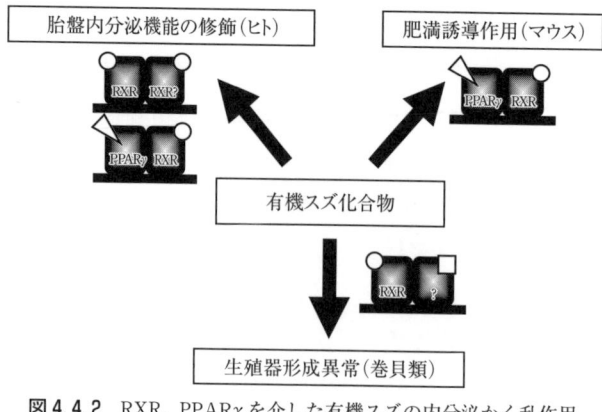

図 4.4.2 RXR, PPARγ を介した有機スズの内分泌かく乱作用

ら，巻貝類の imposex は RXR を介して誘導されている可能性が示唆された[9,10]．有機スズを妊娠マウスなどに投与しても，imposex のような表現型は認められないが，おそらくそれは生殖器官形成などにおける RXR の生理的意義が，生物種によって大きく異なるからであると考えられる（図 4.4.2）．このように有機スズは，生物種によって誘発する表現型は異なるものの，さまざまな生物種に対して RXR または PPARγ を介した毒性を引き起こす可能性が考えられる．今後，さまざまな生物種におけるこれらの核内受容体の生理的意義が解明されることによって，各生物種における有機スズの毒性がより明確になるであろう．

4.4.7 今後の展開

本節では，有機スズの毒性について内分泌かく乱作用とその分子メカニズムを中心に概説した．有機スズの内分泌かく乱作用は，RXR または PPARγ アゴニスト作用に起因することが明らかとなったが，その一方で神経細胞では同じような低濃度域で核内受容体を介さない分子機構により，細胞死などの毒性が起こることも報告されている[11]．このことは，核内受容体を介した作用が有機スズの毒性発現メカニズムの一部に過ぎない可能性を示唆しており，その毒性メカニズムが非常に複雑であることをうかがわせる．今後，分子毒性学のますますの発展により，有機スズの毒性メカニズムがより明確になることを期待したい．

引用文献

1) 豊田正武他（2000）『食品衛生学雑誌』41, 280-286.
2) Nakanishi, T. (2008) *J. Toxicol. Sci.* 33, 269-249.
3) Nakanishi, T. et al. (2002) *J. Clin. Endocrinol. Metab.* 87, 2830-2837.
4) Nakanishi, T. et al. (2006) *Biochem. Pharmacol.* 71, 1349-1357.
5) Nakanishi, T. et al. (2005) *Mol. Endocrinol.* 19, 2502-2516.
6) Kanayama, T. et al. (2005) *Mol. Pharmacol.* 67, 766-774.
7) Hiromori, Y. et al. (2009) *Chem-Bio. Interact.* 180, 238-244.
8) Grun, F. et al. (2006) *Mol. Endocrinol.* 20, 2141-2155.
9) Nishikawa, J. et al. (2004) *Environ. Sci. Technol.* 38, 6271-6276.
10) Castro, L. F. et al. (2007) *Aquat. Toxicol.* 85, 57-66.
11) Kotake, Y. (2012) *Biol. Pharm. Bull.* 35, 1876-1870.

4.5 亜鉛シグナル異常による脳機能障害

武田厚司

4.5.1 亜鉛と脳機能

成人の亜鉛含有量は約2.3gであり，亜鉛結合タンパク質は300種以上知られている．亜鉛はタンパク質の機能を通して遺伝子の複製や発現など細胞機能に関与し，個体の発生ならびに生命活動に重要な役割を担っている．一方，遊離の亜鉛（Zn^{2+}）は細胞内外においてきわめて低濃度であり，細胞内ではCa^{2+}のようにセカンドメッセンジャーとして機能することが認識されつつある．

脳では神経細胞のシナプス小胞内に亜鉛は存在し，神経活動にともないシナプス間隙に放出され，ダイナミックに脳機能を調節する（図4.5.1）．シナプス小胞に亜鉛を含む神経はグルタミン酸作動性神経のサブタイプであり，亜鉛作動性神経（zincergic neurons）とも呼ばれている．大脳皮質では多数の皮質領域を結ぶネットワークが思考や記憶などの高次機能を営む．その内側面にある海馬は記憶と関係し，ストレス応答に重要な役割を担う．亜鉛作動性神経は大脳皮質，海馬に豊富に存在し，学習・記憶ならびに精神活動に重要な役割を担うと考えられるが，その役割は十分には明らかにされていない[2-4]．

グルタミン酸作動性神経は脳病態時には興奮毒性を示し，細胞死に関与する．このグルタミン酸神経毒性には，Ca^{2+}が関与することが知られているが，Zn^{2+}も大きく関与することが最近注目されている．Zn^{2+}として作用するもの（アミノ酸などの低分子と弱く結合している可能性があるがその化学形態は不明であり，ここではZn^{2+}と記載）は脳内亜鉛の20％程度であると推測されており，主にシナプス小胞に存在する．残り（80％）はタンパク質などに結合している．脳内グルタミン酸作動性神経の過剰興奮にともなうZn^{2+}のシナプスでの恒常性変化は神経活動を変え，神経変性を惹起する．すなわち，シナプス間隙にグルタミン酸とZn^{2+}が過剰に放出されると，Zn^{2+}がポストシ

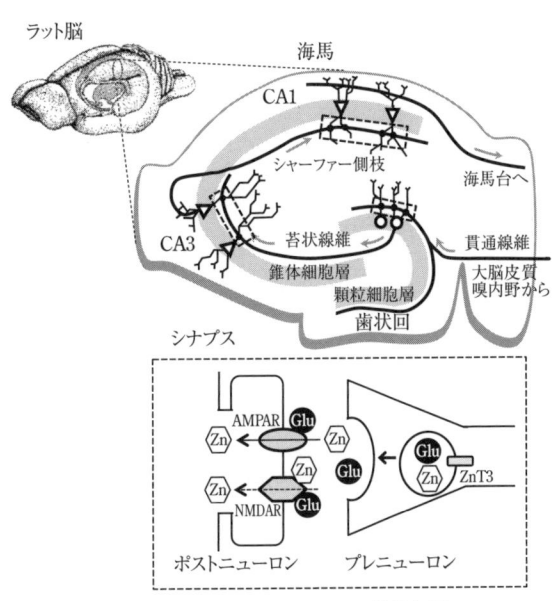

図4.5.1 海馬三シナプスでの神経伝達
亜鉛作動性神経は海馬三シナプス（点線で表示した貫通線維－顆粒細胞シナプス，苔状線維－CA3錐体細胞シナプス，シャーファー側枝－CA1錐体細胞シナプス）に存在する．Zn^{2+}はカルシウム透過型AMPA受容体などを介して取り込まれ（またプレニューロンにも取り込まれ），グルタミン酸を介した神経伝達を細胞内外で調節する（文献1より引用）．

ナプスの神経細胞に過剰に取り込まれ，シナプス神経伝達を障害し，ポストシナプスの神経細胞死に関与する．以下に Zn^{2+} 神経毒性に関する最近の知見を中心に説明する．

4.5.2 グルタミン酸神経毒性を介した毒性発現

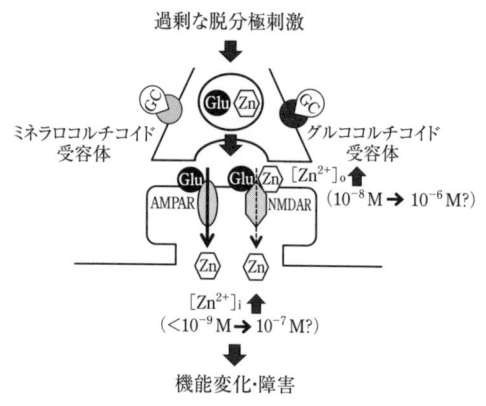

図 4.5.2 海馬における Zn^{2+} 毒性
グルタミン酸受容体の過剰な活性化によりポストニューロンに必要以上に Zn^{2+} が流入するとシナプス機能は変化し，さらに流入すると細胞死が惹起される．GC：グルココルチコイド（文献6より引用）．

グルタミン酸は脳における興奮性神経伝達物質であり，細胞外グルタミン酸濃度はグルタミン酸トランスポーターにより厳密に制御されている．しかし，脳虚血，脳外傷，てんかんなどの急性神経疾患ならびにアルツハイマー病，筋萎縮性側索硬化症，ハンチントン病などの慢性神経疾患では，グルタミン酸神経毒性が神経細胞死の共通機序の1つとして知られている．細胞外グルタミン酸濃度が異常に増加すると，グルタミン酸受容体の過剰興奮およびシスチン/グルタミン酸交換輸送体の抑制を介してポストシナプスの神経細胞を障害する．イオンチャネル型グルタミン酸受容体であるカルシウム透過型 α-amino-3-hydroxy-5-methyl-4-isoxazolepropionate (AMPA)/kainate 受容体，N-メチル-D-アスパラギン酸 (NMDA) 受容体を介して細胞内に Ca^{2+} が過剰に流入し細胞死を惹起する．細胞質 Ca^{2+} 濃度の増加には電位依存性カルシウムチャネルを介する細胞外からの流入，さらに代謝型（Gタンパク質共役型）グルタミン酸受容体を介したイノシトール三リン酸 (IP_3) による細胞内カルシウムストアである小胞体からの放出が加わる．亜鉛作動性神経終末から放出される Zn^{2+} はカルシウムチャネルを通過することができるため，Ca^{2+} とともに細胞内に流入し細胞死を惹起する（図4.5.2；文献5参照）．

4.5.3 亜鉛シグナルの機能と毒性

脳脊髄液の亜鉛濃度は約150 nM であり，脳細胞外液の亜鉛濃度もほぼ同程度と考えられる．脳細胞外液のなかで Zn^{2+} 濃度は約20 nM と報告されている．細胞外亜鉛を選択的に蛍光染色するプローブ，ZnAF-2 は亜鉛作動性神経シナプスを選択的に染色する．この事実は，シナプスが興奮していない通常時シナプス間隙の Zn^{2+} 濃度が細胞外液よりも高いことを示唆する．シナプス間隙はアストロサイトで囲まれ比較的閉鎖空間であるが，これまでシナプス間隙と細胞外液における Zn^{2+} や神経伝達物質の濃度の違いについては，通常時とシナプス興奮時のいずれにおいても明確にされていない．一方，神経細胞の細胞質 Zn^{2+} 濃度は通常時1 nM 以下と報告されている．脱分極刺激にともないグルタミン酸と Zn^{2+} がシナプス間隙に開口放出されると，AMPA/kainate 受容体が活性化され，Zn^{2+}

はカルシウムチャネル（カルシウム透過型AMPA受容体，NMDA受容体，電位依存性カルシウムチャネルなど）を介してCa^{2+}とともに速やかに細胞内に取り込まれる（図4.5.1）. すなわち，Zn^{2+}シグナルはカルシウムチャネルなどを介してCa^{2+}シグナルとクロストークし，神経細胞機能を調節する. 記憶の細胞レベルでのメカニズムの1つと考えられている長期増強（long-term potentiation, LTP）誘導時には，Zn^{2+}は細胞外（シナプス間隙）で数μMに達し，細胞内ではその十分の一以下の濃度に達すると推定される. すなわち，LTP誘導刺激時においてシナプス間隙でのZn^{2+}濃度の増加は10-100倍程度であり，これにともなう細胞質Zn^{2+}濃度は通常時の100-1000倍に達すると考えられる. 細胞質Ca^{2+}濃度は約100 nMのベースレベルから1000倍程度にまで増加し得る. 細胞内Ca^{2+}恒常性のようにシナプスZn^{2+}恒常性はシナプス神経伝達機能に重要である.

一方，グルタミン酸神経毒性発現時にはZn^{2+}や神経伝達物質の濃度はシナプス間隙外でも顕著に増加する. シナプス間隙を含めた細胞外液でZn^{2+}濃度がどの程度増加するかは明確でないが，細胞外Zn^{2+}恒常性変化は細胞質Zn^{2+}濃度を過剰に増加させ，シナプス機能を障害する（図4.5.2）. 脳虚血やてんかん発作ではポストシナプスの神経細胞（たとえば海馬のCA1やCA3錐体細胞）において，神経細胞死と一致してZn^{2+}集積が観察される. また，Zn^{2+}による（おそらく細胞質でのZn^{2+}集積による）細胞死にカルシウム透過型AMPA受容体が大きく関与するとの報告がある. 一方，シナプス小胞にZn^{2+}をもたないZnT-3ノックアウトマウスでもZn^{2+}集積が神経細胞死に関わる. この場合のZn^{2+}集積にはシナプス小胞以外の細胞内オルガネラあるいはメタロチオネインが関係すると考えられる. したがって，野生型マウスにおいてもシナプス小胞以外に亜鉛ストアがあり，Zn^{2+}シグナルあるいはZn^{2+}毒性に関与する可能性がある.

4.5.4 亜鉛摂取不足時の毒性

マウスやラットに亜鉛欠乏食を与えると速やかに血清亜鉛濃度が低下し，食欲が減退する. その結果，血清グルココルチコイド濃度が上昇する. これは，ストレス応答を担う視床下部-下垂体-副腎皮質（HPA）系が活性化され，副腎皮質からのグルココルチコイド分泌が増加することによる. グルココルチコイドは血液脳関門を通過し，脳内の細胞に発現する受容体を介して作用する. グルココルチコイド受容体の発現は海馬神経細胞で高く，グルココルチコイドは歯状回顆粒細胞の生存に不可欠であることが報告されている. また，グルココルチコイドは海馬神経活動と密接に関係し，その分泌増加は海馬神経細胞の興奮性を高める. すなわち，グルココルチコイド（ミネラロコルチコイド）受容体は，神経終末の細胞膜に存在し（図4.5.2），グルタミン酸放出を促進させる. その結果，海馬細胞外グルタミン酸濃度が増加する. また，グルココルチコイドシグナルを介したグルタミン酸取込阻害も海馬細胞外グルタミン酸濃度を増加させる. 亜鉛摂取不足はグルココルチコイドの過剰な作用を介してグルタミン酸神経毒性を増大させると考えられる. すなわち，亜鉛摂取が不足しても脳内亜鉛濃度は減少しないため，亜鉛摂取不足時の脳機能障害にはグル

ココルチコイドの関与が大きいと考えられる．しかし，亜鉛摂取不足が長期に及ぶと，シナプス Zn^{2+} 濃度が減少する．この減少は細胞外グルタミン酸濃度を増加させるため，グルタミン酸神経毒性を促進させる．亜鉛欠乏食を与えた動物では，てんかん発作感受性増加，それにともなう神経細胞死増加など脳の病態は悪化する．これらの病態にはグルタミン酸神経毒性が関わるため，シナプス Zn^{2+} 毒性も関与することになる（図4.5.2）．

4.5.5 ストレス負荷時の毒性

ストレスはグルココルチコイド分泌を増加させるため，亜鉛欠乏食と同様に，グルタミン酸神経毒性を増加させ，脳の病態を悪化させると考えられる．その際に Zn^{2+} 毒性が発揮されると考えられる（図4.5.2）．海馬をはじめ脳内でのグルココルチコイド-Zn^{2+} シグナル系に関する知見はきわめて限られており，神経活動時のグルココルチコイドを介した Zn^{2+} シグナルは機能と毒性の両面から解明される必要がある．

4.5.6 学習・記憶障害ならびに認知症との関係

Zn^{2+} 毒性が神経細胞死に関わる一方で，学習・記憶障害における Zn^{2+} 毒性については今後に残された課題である．動物を用いたモデル実験において，海馬CA1領域を一時的に過剰興奮させて学習・記憶障害を惹起すると，その障害に Zn^{2+} 毒性が関与することが示されている．ストレスにより海馬グルタミン酸作動性神経が過剰興奮すると，シナプスでの Zn^{2+} 恒常性が変化する．イオンチャネル型グルタミン酸受容体活性化を介した細胞外からの Zn^{2+} 流入により惹起される細胞質 Zn^{2+} シグナルは，ストレスにより過多となり，LTPなどのシナプス可塑性や学習・記憶の障害に関与すると考えられる（図4.5.2）．

また，シナプスでの Zn^{2+} シグナルの動態制御の破綻はアルツハイマー病などの認知症の病態と密接に関係することが注目されている．アルツハイマー病患者の脳ではアミロイドβタンパク質が凝集してできた老人斑が検出されるが，老人斑には亜鉛などの重金属も検出される（図4.5.3）．Zn^{2+} はアミロイドβタンパク質の凝集を促進し，その神経毒性に関与する．最近では，アミロイドβタンパク質の可溶性オリゴマーの強力な神経毒性が注目されている．可溶性オリゴマーは Zn^{2+} の存在により素早く形成されるため，その神経毒性に Zn^{2+} が関与する可能性がある．脂溶性亜鉛キレーターでありイオノフォアとしても働くクリオキノールは脳内 Zn^{2+} や Cu^{2+} を選択的に除去する薬剤として利用されている．また，Zn^{2+} や Cu^{2+} などによるアミロイドβタンパク質の凝集を阻害する

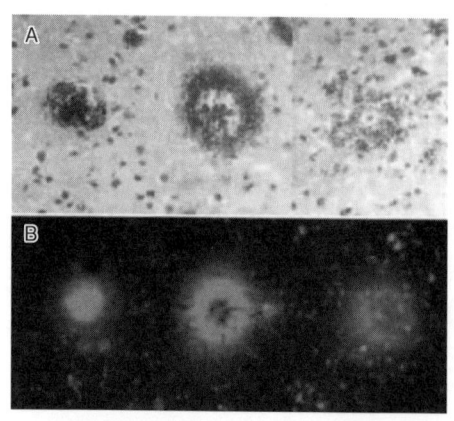

図4.5.3 アルツハイマー病患者脳老人斑（A）における亜鉛沈着（B）（文献7より引用）．

ことからアルツハイマー病治療薬のリード化合物としても注目されている．アミロイドβタンパク質は正常なヒトの脳にも存在しており，そのオリゴマー形成による神経毒性がなぜ現れるか，そのメカニズムに興味がもたれる．認知症の発症・進行におけるアミロイドβタンパク質を介したZn^{2+}毒性に関する研究が今後大きく展開されることを期待する．

4.5.7 亜鉛神経毒性研究の今後

亜鉛作動性神経終末から放出されるZn^{2+}はシナプス間隙でシグナルファクターとして働く．また，プレシナプスとポストシナプスの神経細胞に流入し，シグナルファクターとして働く．通常時の細胞質Zn^{2+}濃度はCa^{2+}濃度と比べると100倍以上低い．Zn^{2+}はCa^{2+}より細胞毒性が高いために，神経細胞は通常レベルをきわめて低く保ち，脱分極刺激にともなう活動時のシナプスZn^{2+}シグナルをうまく利用していると考えられる．しかし，細胞内外でのZn^{2+}シグナルの制御のメカニズムは明らかにされていない．近年，亜鉛輸送タンパク質が数多く同定されているが，その数はZn^{2+}恒常性がいかに重要であるかを物語っている．神経活動時にはZn^{2+}シグナルをミリ秒のオーダーでダイナミックに使うためにカルシウムチャネルが利用される．その一方で，Zn^{2+}恒常性に亜鉛トランスポーターは重要な役割を担う．Zn^{2+}による神経活動の変化・障害はその一端が明らかにされているにすぎない．Zn^{2+}と相互作用する分子は多数あり，標的分子を介した神経活動変化・障害の分子メカニズムは今後の課題である．認知症などの神経変性疾患に加えて，うつ病などの精神症状についてもZn^{2+}シグナル異常の視点から解析する必要がある．Zn^{2+}神経毒性研究が脳の病態解明に向けたブレイクスルーとなることを期待する．

引用文献

1) 武田厚司（2012）『ファルマシア』48, 211-215.
2) Takeda, A. (2000) *Brain Res. Rev.* 34, 137-148.
3) Takeda, A. and Tamano, H. (2009) *Brain Res. Rev.* 62, 33-44.
4) Takeda, A. (2011) *Mol. Neurobiol.* 44, 166-174.
5) Takeda, A. (2011) *Int. J. Alzheimers Dis.* 2011, 491597.
6) Takeda A. and Tamano, H. (2012) *Metallomics* 4, 614-618.
7) Frederickson, C. J. *et al.* (2005) *Nat. Rev. Neurosci.* 6, 449-462.

4.6 鉛の毒性メカニズム

吉永　淳

　鉛は水銀，カドミウムとならび古典的な有害重金属とされている．わが国ではメチル水銀，カドミウムが公害の原因物質となったが，鉛には一般公衆を巻き込むような大規模な事例はないとされている．しかしわが国でも 1930 年代まで小児の脳炎など，一般公衆にも影響を及ぼす中毒事例が広くみとめられたことはあまり知られていない．そして最近になって，ごく低レベルの鉛曝露によって，小児の IQ など認知機能に影響が現れている可能性が明らかとなった[1]．本節では，かつての職業曝露レベルの鉛によって現れる典型的な毒性の発現メカニズムと，環境レベルの低レベル鉛曝露による中枢神経系への作用機序に関する仮説を紹介する．

4.6.1 高レベル曝露によるヒトへの毒性

　鉛の標的臓器・組織は造血系，神経系，腎臓，循環器など多岐にわたり，ヒトにおける各毒性と血中鉛濃度との間の用量－影響関連は比較的よく解明されているが，分子レベルでの毒性メカニズムは，造血系への毒性を除くと現時点では不明なことが多い．

(1) 造血系

　貧血は鉛による健康影響の代表的なものであり，その一因はヘム合成の低下である．鉛曝露によって δ アミノレブリン酸脱水酵素（ALA-D），コプロポルフィリノーゲン酸化酵素（COPRO-O），フェロキラターゼ（FERRO-C，鉄付加酵素）のヘム合成系の主要な 3 つの酵素活性が阻害される（図 4.6.1）[2,3]．そのため，鉛曝露によって ALA，コプロポルフィリン，プロトポルフィリンの血中濃度や尿中排泄が増加し，これらが鉛曝露のバイオマーカーとして利用されている．

　赤血球のピリミジン-5′-ヌクレオチダーゼ（P5N）活性も鉛曝露によって低下する．P5N 活性低下によって赤血球中の RNA 分解過程で生じるピリミジンヌクレオチドの排泄が阻

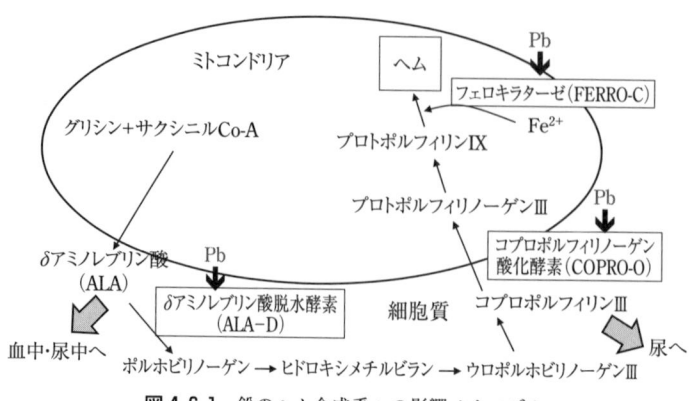

図 4.6.1　鉛のヘム合成系への影響メカニズム

害されて蓄積し，溶血に至る．このような赤血球寿命の短縮が鉛曝露による貧血のもう１つのメカニズムと考えられている．

（2） 神経系

貧血とならぶ鉛の代表的な健康影響が神経系への毒性である．中枢・末梢・自律神経系への影響が知られ，さらにその影響には，臨床的なものから，行動学的影響，神経生理学的影響まで，曝露レベルによって幅広い影響がみとめられる．

このような鉛による神経系への毒性メカニズムについてはいくつかの説がある[2,4]が，現時点で確実にわかっているものはない．脳症症状は脳の毛細血管の透過性異常亢進にともなう脳浮腫が原因と考えられている．鉛によってカルシウムの恒常性が阻害され，それによって引き起こされる細胞内シグナル伝達のかく乱も神経毒性に強く関与しているものと考えられている．発達期の動物において，鉛曝露によるプロテインキナーゼＣ（PKC）の活性化は，グリア線維性酸性タンパク質の発現をかく乱し，脳内微小血管網の形成や，より高レベル曝露においては，脳血液関門（BBB）の形成を妨げて鉛脳症の原因になると考えられている．また，鉛によるミトコンドリアにおけるエネルギー代謝の阻害も神経系影響の原因の１つと考えられている．

（3） 腎機能[4]

比較的高いレベルの曝露のある作業者での知見では，尿中 N-アセチル-β-D-グルコサミニダーゼ（NAG）排泄の増加，血中クレアチニン・BUN の上昇，クレアチニンクリアランスの低下がみとめられている．

高レベルの急性曝露によって，核内封入体，ミトコンドリア変性などをともなう近位尿細管障害が起こる．封入体の形成は，鉛の毒性を軽減する役割があるといわれている．鉛はミトコンドリア膜および膜間スペースに存在し，ミトコンドリアのカルシウム代謝を阻害し，ミトコンドリアにおける酸化反応を阻害しているものと考えられている．

（4） 循環系[4]

鉛曝露による血圧上昇が報告されている．そのメカニズムとして，曝露による交感神経刺激がレニン-アンジオテンシン-アルドステロン系を活性化し，血中レニンおよびアンジオテンシン変換酵素（ACE）活性を増強し，血中アルドステロン濃度を上昇させることで血圧を上昇させているという説がある．あるいは Na-K-ATPase 活性阻害にともなう細胞内カルシウム濃度上昇によって血管平滑筋の収縮に影響している可能性，酸化ストレスやグアニレートシクラーゼの発現低下によって一酸化窒素（NO）の血管拡張効果を低下させている可能性なども指摘されている．

血圧以外の循環器影響として，作業者の循環器疾患死亡率，一般公衆の不整脈や心電図上の異常との関連が調べられているが，報告により相反する結果が得られており，一定の

傾向は見出されていない．

（5） 生殖・発達

精子数の減少，異常な形態をもつ精子の増加，出生児数減少，受胎待ち時間延長など，男性生殖影響は比較的高い鉛曝露レベルでみられる[4]．鉛は精巣に直接作用し，セルトリ細胞やライディッヒ細胞を攻撃することで精子の量や質を低下させているものと考えられている．その結果，テストステロン濃度の低下，LH，FSHの上昇などが2次的に起こっていると考えられる．女性の生殖影響についてはあまりはっきりしていない．妊娠中の職業曝露や汚染地域における鉛曝露で流産や死産が増加するかどうかについては相反する報告がある．

（6） 遺伝毒性，発がん性

変異原性試験はほぼ陰性であるが，染色体異常誘発性（clastogenic）があり，染色体欠損，小核形成，姉妹染色分体交換（SCE）などが *in vitro* および *in vivo* で見出されている．

齧歯類に対する 10 mg/kg 程度の比較的高用量投与で，腎臓がんの頻度が高くなることが報告されている．発がんのメカニズムは現在まだ不明だが，DNA 合成・修復の阻害，酸化ストレスなど，非遺伝毒性にかかわるメカニズムが想定されている．

4.6.2 低レベル曝露による毒性

小児においては低い曝露レベルで認知機能発達への影響がみられ，現在大きな問題となっている．実験動物においても，学習や記憶などに鉛曝露による影響がみとめられている．

記憶や学習低下のメカニズムとして，グルタミン酸（Glu）作動性伝達経路に対する鉛の毒性によって（図 4.6.2）[5]，海馬における長期増強（LTP）が影響される可能性が注目されている．低レベルの鉛によってグルタミン合成酵素活性が大きく低下し，神経伝達物質

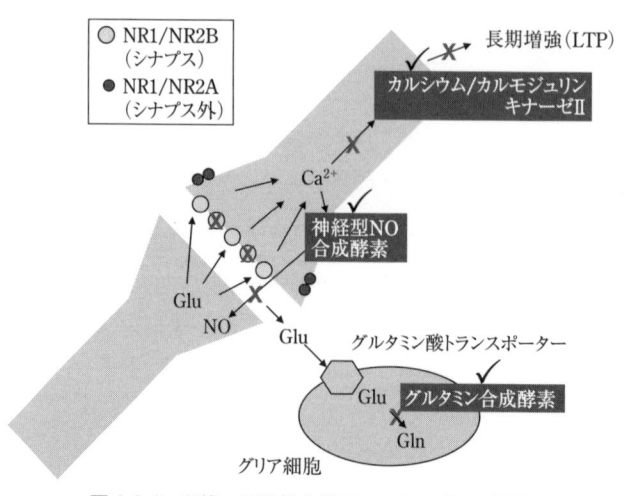

図 4.6.2 記憶・学習能力低下のメカニズムの仮説

であるGluの代謝が変化する．さらにN-メチル-D-アスパラギン酸（NMDA）受容体のサブユニット発現が鉛曝露によってかく乱され，NMDA受容体サブユニット構成が変化し（NR1/NR2Aが増加，NR1/NR2Bが減少），シナプスにおいて伝達物質（Glu）によるシグナル伝達が阻害される．それにともなって神経細胞内カルシウムが減少し，カルシウムによる伝達系（カルシウム/カルモジュリンキナーゼII，図4.6.2）が阻害されてLTP形成が妨げられる．さらにカルシウム依存的な神経型NO合成酵素（nNOS）の活性が低下にともなうNO産生の減少によって，逆行性情報伝達物質であるNOの前シナプスへの供給が低下し，NMDARの働きが低下する，という多岐にわたる鉛の影響メカニズムが仮説として提出されている[5]．

鉛曝露によってドーパミンおよびアセチルコリンの放出が阻害されることも知られており，鉛によるドーパミン作動性およびコリン作動性情報伝達の阻害と学習の障害との関連も調べられている．

4.6.3　遺伝的多型による鉛毒性の修飾

ヒトにおける鉛の体内動態に遺伝的要因がかかわっていることが明らかにされている．これまでに同定されている，鉛毒性に関連する遺伝子多型には，ALA-D，ビタミンD受容体（VDR），ヘモクロマトーシス関連のHFEタンパク質の，計3種類が知られている[6]．ALA-Dはすでに解説したように，ヘム合成系に働く酵素，VDRは腸管でのカルシウム吸収にかかわる活性型ビタミンDの核内受容体である．HFEは鉄代謝異常であるヘモクロマトーシスに関与するタンパク質である．ALA-Dの多型によって血中鉛濃度に差があること，血漿-赤血球分配比が異なること，ALA-D，VDRの多型によって骨への鉛の分布が異なること，またVDR，HFEの多型によって，鉛の吸収率が異なることなど，鉛の体内動態が異なり，それが結果的に鉛の毒性発現に関与するものと考えられている．

遺伝子多型によって実際に鉛の毒性に差がみられた例として，ALA-D多型によって鉛体負荷量と気分の変調（abnormal mood）との関連の強さが異なった例がある．

引用文献

1) Jusko, T. A. et al. (2008) *Environ. Health Perspect.* **116**, 243–248.
2) IPCS (1991) Environmental Health Criteria 165 Inorganic Lead, WHO.
3) 荒記俊一他（2002）『中毒学——基礎，臨床，社会医学』荒記俊一（編）朝倉書店; pp. 82–88.
4) ATSDR (2007) Toxicological Profile for Lead.
5) Toscano, C. D. and Guilarte, T. R. (2005) *Brain Res. Rev.* **49**, 529–554.
6) Onalaja, A. O. and Claudio, L. (2000) *Environ. Health Perspect.* **108**, 23–28.

4.7 ダイオキシン曝露が授乳期の齧歯類に引き起こす水腎症の発症メカニズム

吉岡 亘

4.7.1 ダイオキシン類

本節では，ダイオキシン毒性の発現メカニズムに焦点を当て，どのような研究によって何が明らかになってきたかを解説する．そのために，まず，ダイオキシン類とその毒性について概述する．次に，ダイオキシンによって生じる毒性現象の1つである水腎症について，その発症メカニズムを詳述する．概述した事柄についての詳細は，最近の成書[1]を参照されたい．

難分解性で環境中での残留性の高い有機化合物が存在し，ヒトや野生生物への影響が懸念されている．こうした化合物は残留性有機汚染物質（persistent organic pollutants, POPs）と命名され，2001年には削減や廃絶にむけた「残留性有機汚染物質に関するストックホルム条約」が採択されている．

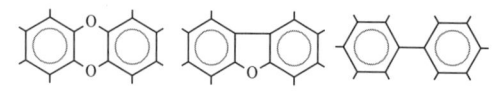

図4.7.1 ダイオキシン類の基本骨格
左からPCDD，PCDF，PCB．

POPsの1つであるダイオキシン類は，共通の骨格をもち（図4.7.1），塩素置換された位置と数の違いにより区別される200種あまりの化合物の総称である．その内訳は，ポリ塩素化ジベンゾパラダイオキシン（polychlorinated dibenzo-p-dioxins, PCDDs）同族体・異性体の計75種と，ポリ塩素化ジベンゾフラン（polychlorinated dibenzofurans, PCDFs）同族体・異性体の計135種，ポリ塩素化ビフェニル（polychlorinated biphenyls, PCBs）の同族体・異性体の計209種のうち平面構造を有する（コプラナーPCBs）12種である．ダイオキシン類は毒性の強さがそれぞれ異なり，もっとも毒性の強い化合物は2,3,7,8-四塩素化ジベンゾパラダイオキシン（2,3,7,8-tetrachlorodibenzo-p-dioxin, TCDD）である．TCDDは常温では無色の固体であり，水には難溶である．800℃以上で完全に分解されるが，通常の環境下では難分解性で環境残留性が高い．ダイオキシン類の中で29種類の化合物は，程度に違いはあるがTCDDと同様の毒性をもつことから，リスク管理の対象物質として分類されている．さまざまな毒性強度をもつダイオキシン類の中で個別の強度を評価する手段として，毒性等量（toxic equivalents, TEQ），毒性等価係数（toxic equivalency factor, TEF）が用いられる．毒性等量は，もっとも毒性の強いTCDDを1として相対的な毒性を示す毒性等価係数に実測濃度を掛けた数値で，この数値を用いてリスク管理がなされる．

4.7.2 ダイオキシン毒性

ダイオキシン類は，脂溶性であるため体内から排出されにくく，生体内に濃縮されやす

い．ヒトや野生生物は主に食物からダイオキシン類を生体内に取り込み，その大部分は脂肪組織や肝臓に蓄積する．ヒトではとくに脂肪組織への分布が高い．TCDD の体内からの消失半減期は生物種によって大きく異なり，マウスでは 2 週間弱と比較的短いが，ヒトでは 7.5 年と推定されており非常に長い．

　ダイオキシン類によるヒトへの健康被害が報告されている．1968 年に，西日本を中心に発生したカネミ油症では，原因となった米ぬか油および患者の血液や脂肪組織から PCB や PCDF が検出された．この食中毒事件では，塩素痤瘡などの皮膚症状，視力低下，痺れなどの神経症状が観察された．同様の曝露事故は台湾でも発生した．1976 年イタリアのセベソで起きた化学工場の爆発事故では，ダイオキシン類に曝露された工場周辺の地域住民が，曝露濃度に比例して塩素痤瘡を発症した．またこの地域での出産調査では，出産児の性比が女子側に偏っていた．さらに他の例として，ベトナム戦争で副産物として TCDD を含んでいた枯葉剤であるオレンジ剤の撒布に従事することでダイオキシン類に曝露された米国退役軍人を対象とした調査では，糖尿病などの糖代謝障害と TCDD 曝露との関連性が示唆された．国際がん研究機関（IARC）では，ダイオキシン類のうち TCDD をグループ 1（ヒトに対して発がん性がある）として分類している．

　実験動物を用いた研究では，TCDD の成熟個体への高用量・単回投与により，消耗性症候群と称される急激な体重減少，肝臓肥大，胸腺萎縮が引き起こされることが明らかになっている．また発がんプロモーション作用を有することが報告されている．幼若動物においては，成熟個体で毒性のない用量でも胎仔や新生仔に悪影響が及ぶことが報告されている．たとえば，TCDD の長期曝露による流産，妊娠率の低下が示されている．また，3 世代目の出生仔において低体重および性周期の異常が明らかになった．さらに，胎仔や新生仔への母体経由の曝露では，奇形の発生，生殖機能の異常，甲状腺機能異常などが報告されている．このように，曝露が引き起こす毒性影響について感受性の高い時期が存在するということがダイオキシン毒性の特徴の 1 つであり，毒性影響の全貌を解明することを難しいものにしている．

4.7.3　ダイオキシン曝露による授乳期マウスの水腎症の病態と発症の原因

　1973 年にムーアらは，周産期の母マウスに 1–10 μg/kg の TCDD を経口投与することで，胎仔や産仔に腎乳頭の退縮あるいは消失と腎盂の拡張が非可逆的に起こることを報告した[2]．さらに，里親実験によって，この腎異常が授乳期においてより強く現れることを明らかにした．同様のことはラットを用いた研究でも示された．これらの研究から，周産期の TCDD 曝露は，齧歯類に，腎奇形である水腎症を引き起こすことが明らかとなった．クーチャー＝ホーズらは，出産後 1 日あるいは 4 日での母マウスへの経口投与が産仔に水腎症を引き起こすが，生後 8 日あるいは 14 日での投与による発症率は自然発症レベルであることを見出した[3]．出産後 4 日目からの曝露による産仔の水腎症発症率と重症度が出産後 1 日目からの曝露に比して顕著に低いことから，授乳期 TCDD 曝露による水腎症の

臨界時期は出生後数日であると考えられた．

　水腎症はヒトでも自然発症する疾患である．発症の原因は，尿排出障害によって腎盂・腎杯の内圧が高くなることであり，多くの場合は尿管の物理的閉塞によるとされている[4]．授乳期マウスの TCDD 曝露による水腎症では，尿管横断面の連続切片の組織学解析によって，尿管の物理的閉塞は生じないことが明らかになった[5]．さらに，腎杯へのインク注入実験により，インクが腎から尿管を経由して膀胱に到達するために必要な静水圧が TCDD 曝露によって変化しないことが確かめられた[5]．これらの結果から，尿管の物理的閉塞でなく，泌尿器系の何らかの機能のかく乱によって発症するものと考えられた．そのような機能のかく乱として，筆者らは，尿量の増加を発見した[6]．TCDD 曝露はマウス産仔の膀胱中の尿量を用量依存的に増加させた．尿量増加が水腎症の原因であるかどうかを検証するために，TCDD 曝露された新生仔の尿量を抗利尿剤 dDAVP によって抑制したところ，水腎症の発症率と重症度が顕著に抑制された．これらの結果から，曝露による尿量の増加が水腎症の原因であることが明らかになった．尿量増加には尿浸透圧低下がともなっていたことから，尿濃縮に関与する電解質トランスポーターおよび水チャネルの発現量を解析したところ，曝露新生仔腎における ROMK，NKCC2，AQP2 の発現低下を認めた[5-7]．興味深いことに，これらはそれぞれ，欠損することによりマウスに多尿をともなう水腎症が発症する遺伝子である[4]．以上の研究から，TCDD 曝露は電解質トランスポーターや水チャネルの関わる尿濃縮メカニズムをかく乱し，結果として起こる尿量増加が尿管の排出能を超えることで腎盂・腎杯の拡張と腎実質の消失が生じるものと考えられる．

4.7.4　ダイオキシン曝露による授乳期マウスの水腎症発症の分子メカニズム

　TCDD 曝露による授乳期マウスの水腎症が泌尿器系の機能のかく乱によって発症するものと考えられたことから，原因となる内在性分子の探索が行なわれた．TCDD は芳香族炭化水素受容体（AhR）のアゴニストであり，TCDD 毒性のほとんどすべてが AhR を介して発現する[1]．TCDD 曝露による水腎症についても，AhR ノックアウトマウスでは発症しないことから，AhR を介して発症することがわかっている[5]．AhR は転写因子であり，標的配列である生体異物応答配列（xenobiotic responsive element, XRE，あるいは DRE または AhRE とも呼称）をもつ遺伝子の転写をリガンド依存的に引き起こす．このことを背景として，AhR の転写活性化作用によって発現誘導を受ける遺伝子の中に毒性発現の原因となるものが存在すると推定されてきた[7]．

　ドラギンらは，TCDD によって AhR 依存的に誘導される薬物代謝酵素 CYP1 ファミリーが TCDD の催奇形性に及ぼす影響を，CYP1A1，CYP1A2，CYP1B1 の各遺伝子欠損マウスを用いて調べた[9]．TCDD 曝露が薬物代謝酵素群を誘導することはよく知られており[1]，中でも CYP1A1 の誘導率は 1,000 倍にも上ることから TCDD 曝露の指標として利用されている．ドラギンらの研究の結果，TCDD 曝露によって胎仔期のマウスに生じる奇形である水腎症ならびに口蓋裂は，いずれの CYP1 遺伝子の有無にもかかわらずに発

症したことから，これらの遺伝子はTCDDの催奇形性に関与しないことが明らかになった．

　西村らは，授乳期TCDD曝露により新生仔腎でcyclooxygenase-2（COX-2）の誘導がAhR依存的に起こることを発見した[5]．COX-2はプロスタノイド合成の律速酵素であるシクロオキシゲナーゼの誘導型のものである．プロスタノイドの1種であるPGE$_2$量が増加することも合わせて確認された．これらの結果から，生理活性物質であるPGE$_2$の異常な増加が何らかの腎機能をかく乱することが水腎症の発症に関係する可能性が考えられた．そこでTCDD曝露によるPGE$_2$合成系と水腎症の関係を検証するために，TCDD曝露された新生仔にCOX-2選択的阻害剤を投与してCOX-2活性を抑制したところ，水腎症が完全に抑制された．この発見に続いて，COX-2の下流でPGE$_2$合成を行なう酵素microsomal prostaglandin E synthase-1（mPGES-1）の遺伝子欠損がTCDD曝露によるPGE$_2$量増加と水腎症を完全に抑制すること[7]，COX-2の基質であるアラキドン酸を供給するフォスフォリパーゼの1種であるcytosolic phospholipase A$_2$ alpha（cPLA2a）の遺伝子欠損がTCDD曝露によるPGE$_2$量増加と水腎症を顕著に抑制すること[6]がわかった．また，cPLA2aが，TCDDによるCOX-2やmPGES-1誘導の原因遺伝子であることも示された．これらの研究結果から，cPLA2a/COX-2/mPGES-1というリン脂質からPGE$_2$を合成する経路が，TCDD曝露による授乳期水腎症の原因であることが明らかになった．この経路が，ROMK，NKCC2，AQP2の発現低下の原因であることも確かめられている[5-7]．

　(1) PGE$_2$合成経路cPLA2a/COX-2/mPGES-1がTCDD曝露によるROMK，NKCC2，AQP2発現低下と水腎症の原因であること，(2) PGE$_2$はAQP2の関与する水再吸収メカニズムを負に調節すること[4]，(3) TCDD曝露はROMK，NKCC2，AQP2の発現低下をともなう尿浸透圧低下と尿量増加を引き起こし尿量増加が水腎症の原因であること，これらを合わせるとTCDD曝露から水腎症発症までの1つの経路となる．こうした毒性発現経路が明らかになると，毒性発現の条件が推定可能だと期待される．実際にそのような推定を契機として，TCDD曝露によるmPGES-1の誘導性が水腎症発症の感受性に影響すること[7]，COX-2を誘導する別の化合物である塩化リチウムも水腎症を引き起こすこと[10]が明らかになっている．

引用文献

1) Schecter, A. et al. (2012) *Dioxins and Health* 3rd ed., John Wiley & Sons, Inc., Hoboken.
2) Moore, J. A. et al. (1973) *Environ. Health Perspect.* **5**, 81–85.
3) Couture-Haws, L. et al. (1991) *Toxicol. Appl. Pharmacol.* **107**, 413–428.
4) Taal, M. W. et al. (2011) *Brenner & Rector's The Kidney*, 9th ed., Elsevier, Philadelphia.
5) Nishimura, N. et al. (2008) *Toxicol. Appl. Pharmacol.* **231**, 374–383.
6) Yoshioka, W. et al. (2012) *The Toxicologist, Suppl. Toxicol. Sci.* **126**, 408.
7) Yoshioka, W. et al. (2012) *Toxicol. Sci.* **127**, 547–554.
8) Yoshioka, W. et al. (2011) *J. Steroid Biochem. Mol. Biol.* **127**, 96–101.
9) Dragin, N. et al. (2006) *J. Biol. Chem.* **281**, 18591–18600.
10) Yoshioka, W. et al. (2009) *J. Toxicol. Sci.* **34**, 519–525.

4.8 大気中の粒子状物質

鳥羽 陽

4.8.1 微小粒子状物質（PM$_{2.5}$）

人間の経済的，あるいは社会的な活動にともなう化石燃料の燃焼や火山の噴火などの自然現象にともなって排出される大気汚染物質として，硫黄酸化物，窒素酸化物，粒子状物質等が代表としてあげられるが，この節では，自動車排ガスなどに由来する粒子状物質とそこに含まれる有害な有機汚染物質について概説する．粒子状物質に関して，これまでは粒径 10 μm 以下の浮遊粒子状物質（SPM）について環境基準が設定されていたが，より小さな粒子である微小粒子状物質（PM$_{2.5}$）について 2009 年に新たに環境基準が設けられた．PM$_{2.5}$ は，肺の奥まで入りやすく，呼吸器系や循環器系の疾患との関連が指摘されているが，監視体制の整備の遅れや中国からの越境輸送，環境基準の超過が問題となっている．

微小粒子状物質（PM$_{2.5}$）とは，大気中に浮遊する粒子状物質のうち，粒径が 2.5 μm 以下の粒子をさし，厳密には 2.5 μm 以下の粒子を 50% の割合で分離できる分粒装置を用いて，より粒径の大きい粒子を除去した後に採取される粒子をいう．ディーゼル排気微粒子のような化石燃料の燃焼にともない生じる人為起源の粒子のほとんどが PM$_{2.5}$ に分布し，砂塵のような自然由来の粗大粒子よりも多くの有害化学物質を含むことが知られている．また，PM$_{2.5}$ の粒径は毛髪の太さの約 1/30 程度と小さく，肺の奥まで入り込んで肺胞に沈着しやすいことから，ヒトの健康に多大な影響を及ぼすことが懸念される．米国におけるPM$_{2.5}$ に関する環境基準が設けられる契機となった 6 都市における疫学調査によりPM$_{2.5}$ 濃度と死亡率との関係が報告[1]され，高濃度の PM$_{2.5}$ への短期および長期曝露が肺がんや呼吸器疾患，循環器疾患のリスクを増大させることが相次いで指摘されている．米国環境保護庁（US EPA）では，PM$_{2.5}$ の環境基準の設定により少なくとも年間 15,000 人の早期死亡を防止できると推定している．2009 年に設定されたわが国における PM$_{2.5}$ の環境基準は，米国と同様に 1 年平均値が 15 μg/m^3 以下で，かつ，1 日平均値が 35 μg/m^3 以下となっている．2010 年度の環境基準達成率は，一般環境大気測定局（一般局）で 32.4%（11 局），自動車排出ガス測定局（自排局）で 8.3%（1 局）であったが，有効測定局数が不十分で，全国的に多くの地点で環境基準が達成されていないと推測される．また，黄砂時に PM$_{2.5}$ 濃度が上昇することから，黄砂を含む微小粒子の越境輸送の寄与も指摘されている．

4.8.2 粒子状物質に含まれる変異原物質

粒子状物質には多種類の有機汚染物質が含まれており，中でも大気汚染防止法において優先取組物質の1つとしてあげられているベンゾ[a]ピレンは，多環芳香族炭化水素（PAH）の一種で発がん性や変異原性を有する．PAH は，芳香環を 2 つ以上有する芳香族

化合物の総称で，コールタール中に存在するほか，ディーゼル排気やタバコ煙などに含まれており，有機物の不完全燃焼によって生成する非意図的生成化学物質である．また，人為起源由来の$PM_{2.5}$に大部分のPAHが分布していることから，とくに健康影響が懸念されている．燃焼過程においてPAHの一部は空気中あるいは有機物中の窒素と反応してニトロ化し，ニトロ多環芳香族炭化水素（NPAH）を生成する．またPAHは，大気中でOHラジカルあるいはNO_3ラジカルとの反応で，新たなNPAHを2次生成することも知られている．NPAHの中にはPAHよりも強い毒性が疑われる物質が存在する．

PAHの発がん性に関する研究は古く，1775年にイギリスの外科医のパーシヴァル・ポットが煙突掃除夫に陰嚢がんが多いことを報告し，煙突にたまっている「すす」に含まれる何らかの発がん物質が陰嚢の皮膚を長期間に渡り刺激し続けることが原因であると推定した．この報告から100年あまりの間に化学工業に関連する工場や鉱山などで働く労働者にさまざまな種類の職業がんが発生していることが相次いで報告された．山極勝三郎らは1915年にウサギの耳へのコールタールの長期塗布により，人工的に皮膚がんを発生させることに成功し，コールタール中に発がん物質が存在することを実験的に証明した．その後1930年にコールタール中の主要な発がん物質としてベンゾ[a]ピレンやジベンズ[a,h]アントラセンといったPAHが単離された．

国際がん研究機関（IARC）では，ベンゾ[a]ピレンをグループ1（ヒトに対して発がん性がある）に，ジベンズ[a,h]アントラセンを含む3種類のPAHおよび2種のNPAH，6-ニトロクリセンと1-ニトロピレン（1-NP）をグループ2A（ヒトに対しておそらく発がん性がある）に分類している[2]．さらに11種のPAHと8種のNPAHがグループ2B（ヒトに対して発がん性の可能性がある）に分類されている．これらの発がん性に関与する変異原性のスクリーニングには，ネズミチフス菌 Salmonella typhimurium の復帰突然変異を観察するAmes試験がもっとも汎用されている．ベンゾ[a]ピレンなどのPAHは，薬物代謝酵素（薬物代謝酵素系を誘導したラット肝ホモジネート$9000×g$上清，S9 mix）存在下において間接変異原性を示し，ジニトロピレン（DNP）などのNPAHは代謝酵素を添加しないS9 mix非存在下で直接変異原性を示す．ジニトロピレン類および3-ニトロベンズアントロン（3-NBA）は非常に強い直接変異原性を示し，これらの大気環境中での変異原性への寄与は無視できない[3]．また，近年では，さらに強い直接変異原性を有する3,6-ジニトロベンゾ[e]ピレン（3,6-DNBeP）が大気粉じんやディーゼル排ガス中に見出されている[4]．表4.8.1に主要なNPAHの変異原活性を示した．

ベンゾ[a]ピレンの発がんメカニズムとしてDNA損傷があげられ，DNAとの付加体形成がよく知られる．ベンゾ[a]ピレンの生体内での代謝過程において生成する7,8-ジヒドロジオール-9,10-エポキシドはきわめて反応性に富み，グアニンのアミノ基との共有結合付加体を形成する．

表4.8.1 S. typhimurium TA98およびTA100株（-S9 mix）を用いたAmes試験におけるNPAHの変異原活性（文献3, 4より）

化合物	変異原性（revertants/nmol）	
	TA98	TA100
3,6-DNBep	285,000	14,000
3-NBA	208,000	29,700
1,8-DNP	257,000	55,400
1,6-DNP	175,000	21,600

一方 NPAH は，ニトロ基が還元されてヒドロキシアミノ基となり，さらにアセチル抱合体や硫酸抱合体となった後に非酵素的にニトレニウムイオンが生成し，DNA との付加体を形成する．

4.8.3 粒子状物質に含まれる酸化ストレス誘導物質

粒子状物質がアレルギーや循環器疾患といった酸化ストレスと関連する疾患を増悪する可能性が示唆されている．生体内での酸化ストレスはスーパーオキシド（O_2^-），ヒドロキシルラジカル（・OH），過酸化水素のような活性酸素種（ROS）の過剰生成，あるいは ROS を消去する抗酸化能力の低下により引き起こされる．ROS は，内因性あるいは外因性の要因により生成され，内因性の要因としては，酸化的リン酸化やシトクロム P450 による代謝，ペルオキシソームや免疫細胞の活性化といった生理学的プロセスが関与する．一方，外因性の要因として，ある種の抗がん剤のような医薬品，紫外線や放射線，喫煙，大気汚染といった環境因子があげられる．通常，スーパーオキシドジスムターゼ（SOD）のような抗酸化酵素やグルタチオンのような抗酸化物質が ROS を消去するが，ROS の過剰生成は核酸やタンパク質，脂質に酸化損傷を引き起こし，老化や循環器疾患，がんなどの要因の1つとなる．粒子状物質の酸化ストレスへの寄与については，マウスにディーゼル排気粒子（DEP）を投与した際の ROS 産生が肺水腫発生に関与することや，肺細胞に大気中の粒子状物質や DEP を曝露させると，ROS が濃度依存的に増加することが報告されている．また，粒子状物質によって，呼吸器や血管組織に生じた ROS が，呼吸器疾患や心臓血管障害などの循環器疾患を引き起こすことも報告されている．

大気中の粒子状物質やディーゼル排ガス中に存在する多環芳香族炭化水素キノン誘導体（PAHQ）は，ROS を生成する物質として同定されている[5]．ROS を生成する代表的な PAHQ の構造式を図 4.8.1 に示す．PAHQ の中には，レドックスサイクルを形成することにより活性酸素を過剰に生成し，DNA やタンパク質などの生体高分子に変性の修飾や傷害を与えるといった作用により，細胞機能障害や細胞死を引き起こすものが存在する．レドックスサイクルには2種類の還元反応があり，一電子還元反応では NADPH−シトクロム P450 還元酵素などにより PAHQ から不安定なセミキノンラジカルが生成し，キノンに再酸化される際に分子状酸素存在下で O_2^- を生成する．一方の二電子還元反応では NAD(P)H：キノン酸化還元酵素（NQO1）などにより PAHQ からカテコール体が生成し，O_2^- と反応することでセミキノンラジカルと過酸化水素が生成する．また，カテコール体と PAHQ との不均化反応によってもセミキノンラジカルが生成する．セミキノンラジカルはキノンに

1,2-ナフトキノン　　9,10-フェナントラキノン

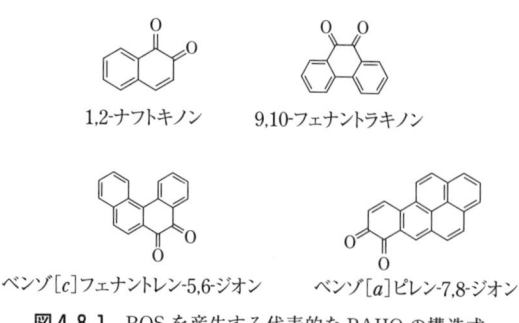

ベンゾ[c]フェナントレン-5,6-ジオン　　ベンゾ[a]ピレン-7,8-ジオン

図 4.8.1 ROS を産生する代表的な PAHQ の構造式

再酸化されて O_2^- を生成する．この反応過程においてPAHQは触媒的に作用し，ROSの過剰産生を引き起こす（図4.8.2）[6,7]．

DEPやPM$_{2.5}$に含まれる主要なPAHQとして9,10-フェナントラキノン（PQ），9,10-アントラキノン，1,2-ナフトキノン，1,4-ナフトキノンなどが同定されている．DEP中に含まれる上記4種のPAHQの濃度範囲は8-40 μg/gで，ROS産生能の高いPQで24 μg/g程度含まれていた．また，カリフォルニアで行なわれた調査ではPM$_{2.5}$中に，5-730 pg/m^{3}程度の濃度のPAHQが観察されている[8]．PAHQは化石燃料の燃焼により大気中に放出されるほか，大気中でPAHから光およびオゾン酸化反応，あるいはラジカルとの反応により2次生成することが示唆されており，実際に大気中を移送される過程でPAHのフェナントレンからPQに2次生成される可能性が示されている．また，PAHQは生体内でのPAHの代謝によっても生成する．生体内に取り込まれたPAHの一部は，シトクロムP450やエポキシド加水分解酵素により *trans*-ジヒドロジオール体となり，続いてジヒドロジオール脱水素酵素によりカテコール体を生成してレドックスサイクルに入る（図4.8.2）．したがって，PAHへの高濃度曝露によっても生体内でのROS過剰産生を引き起こす可能性がある．

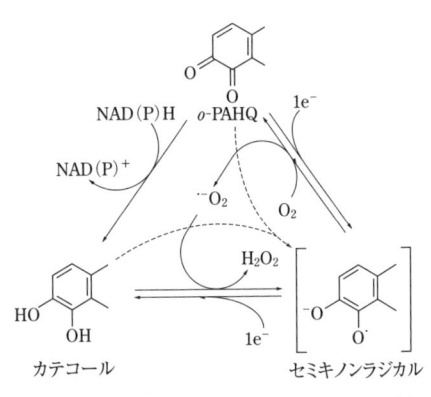

図4.8.2 *o*-PAHQのレドックスサイクル（文献6, 7より作成）

PM$_{2.5}$のようなより微細な粒子は肺の奥まで入り込みやすく，化石燃料の燃焼のような人為起源によるものがほとんどで有害成分を多く含むことから，現行の環境基準では重量濃度しか規定がないものの，PM$_{2.5}$に含まれる有害成分，とくに有機汚染物質の健康影響への寄与の評価は重要である．

引用文献
1) Dockery, D. W. *et al.* (1993) *N. Engl. J. Med.* **329**, 1753-1759.
2) IARC Monographs on the Evaluation of Carcinogenic Risks to Humans: http://monographs.iarc.fr/ENG/Classification/index.php
3) Enya, T. *et al.* (1997) *Environ. Sci. Technol.* **31**, 2772-2776.
4) Hasei, T. *et al.* (2009) *J. Health Sci.* **55**, 567-577.
5) Kumagai, Y. *et al.* (1997) *Free Radic. Biol. Med.* **22**, 479-487.
6) Taguchi, K. *et al.* (2007) *Free Radic. Biol. Med.* **43**, 789-799.
7) Taguchi, K. *et al.* (2008) *Free Radic. Biol. Med.* **44**, 1645-1655.
8) Cho, A. K. *et al.* (2004) *Aerosol Sci. Techonol.* **38**, 68-81.

4.9 ナノ物質と粒子の毒性

平野靖史郎

4.9.1 ナノ物質とは

　1980年代に"ハイテク"という言葉がもてはやされ，その一方で半導体材料なども含めてこれまで毒性学分野で取り扱われなかった化学物質の安全性が問題となった．これらの化学物質の中には，ガリウムヒ素や希土類元素などが含まれる．2000年に入り，米国でNational Nanotechnology Initiative（NNI）が立ち上げられ，また世界各国でいわゆる"ナノテク"が革新的技術として推進されてきた．それにともない，ナノ物質と呼ばれる新規材料が数多く生産されるようになってきた．フラーレン（fullerene）やカーボンナノチューブ（carbon nanotubes, CNT）をはじめとして，日用品として用いられている日焼け止めやデオドラントスプレーに含まれるナノ酸化チタンやナノ銀などが代表的なナノ物質としてあげられる．ハイテク材料を使用するうえでの問題点は，生体影響がはっきりしない化学物質が使用されはじめたことだったのに対し，ナノテク材料（ナノ物質）が毒性学分野で注目されているのは，ナノ物質を構成する化学物質ではなく，超微小あるいはナノ構造がもつ「物性」の毒性がよくわからないからである．生体影響が不明のままナノ物質が大量に使用されているのも事実であるが，現在「物性」を法的に規制することはできない．ここでは，ナノ物質の生体影響がなぜ注目されているのかに加え，*in vitro*, *in vivo*でどのようなことがわかっているのか，またナノ物質の毒性を評価するうえで注意すべき点は何かについて概説する．

　ナノ物質は，少なくとも1次元が1–100 nmのサイズの球状，繊維状，シート状の物質のことを指す．フラーレンやカーボンナノチューブなどの炭素系，ナノ銀，ナノ金，ナノ酸化亜鉛やナノ酸化チタンなどの金属化合物系，デンドリマーのような有機材料や量子ドットなどの複合材料などがナノ物質と呼ばれている．1 nmより小さい粒子は，粒子状物質というよりは分子や原子として取り扱う方が適切であるが，便宜上フラーレンは，分子でもあるがナノ物質の範疇に入れられている．ナノ物質が毒性学において注目されるようになったのは以下の理由による．

(1) ナノサイズの粒子は，細胞膜あるいは組織における透過性が高いため，粒子というよりは分子に近い生体内挙動を示す可能性がある．

(2) ナノサイズの粒子は比表面積（単位重量あたりの表面積）が大きく，粒子表面上に生体物質あるいは細胞が反応する場がきわめて多く存在する．

(3) 吸入したナノ粒子の肺胞域への沈着率は，他の粒径の粒子状物質に比べてきわめて高い．

(4) ナノ物質の中には，アスベストのように繊維状でかつ生物学的に難分解性（biopersistent）である物質が含まれる．そのため，長期的影響にも十分留意する必要がある．

(5) 同素体（allotrope）のように，同じ化学物質であっても異なる物理化学的性質を示す物質がある．しかし，異なる物性が生体に及ぼす影響に関する研究的知見は少なく，また物性面から安全性を試験する方法や法規が整備されていないため，社会的にも不安要素が多い．

4.9.2 粒子状物質の毒性の考え方

ナノ物質の多くは，不溶性あるいは難溶性の粒子状物質である．粒子状物質も溶解してしまえば通常の化学物質として取り扱うことが可能であるが，溶解せずに固体粒子として生体内に長く存在する場合は，粒子表面と細胞，あるいは生体物質との初期反応機構から毒性を考える必要がある．すなわち，粒子の毒性を細胞を用いて評価する場合，ある物理化学的性質をもった固体界面を，細胞膜がどのように認識することにより影響が現れるかという点に，まず注目すべきである．粒子が本当に細胞や標的分子に到達しているのか，粒子の凝集などにより見かけの粒子表面が失われていないかなどの点が実際の毒性評価結果に大きく関係してくることになるが，このことが粒子状物質の毒性研究自体を難しくしている．

粒子状物質を吸入した場合は，粒径により呼吸器の沈着部位や沈着した粒子の呼吸器からの除去機構が異なることに注意すべきである．図4.9.1にヒトの下部気道の模式図を示

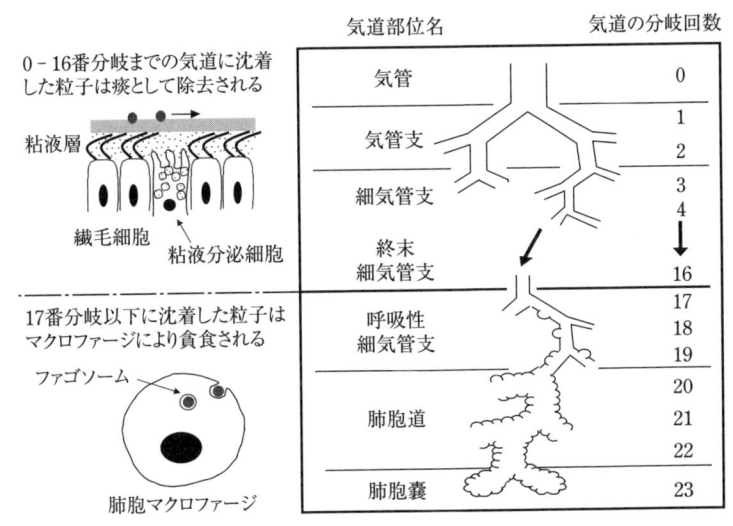

図4.9.1　ヒト気道の模式図

ヒトの下部気道は気管より23回の分岐を経て肺胞となるが，気管以下には10 μm以下の粒子が沈着しやすく，呼吸性細気管支からは2.5 μm以下の粒子が沈着しやすい．気管・気管支領域に沈着した粒子は繊毛と粘液の作用により痰として気道より除去されるが，肺胞領域に沈着した微小粒子は肺胞マクロファージの貪食作用により肺胞表面より除去される．粒径が数十nm以下のナノ粒子は非常に拡散しやすいので，通常の粒子の沈着やクリアランス機構によらず，肺組織をガス状物質のように容易に透過してしまう可能性がある（ファゴソーム：マクロファージが粒子を貪食したときに細胞膜が内部に取り込まれて形成される膜構造体）．

した．吸入された10μm以下の粒子は，喉頭より下部，すなわち気管以下呼吸気道内に侵入する．また，2.5μm以下の微小粒子は，肺胞領域にまで到達しそこで沈着しやすい．呼吸器内に沈着した粒子は，粘液と繊毛の作用，あるいは肺胞マクロファージによる貪食作用により除去されるが，この沈着部位により異なる粒子の除去作用はともに粒子の呼吸器内クリアランスと呼ばれている．しかし，呼吸器内に吸入されたナノ粒子は，このような古典的な呼吸器内沈着・クリアランス機構を介することなく，拡散作用により容易に肺組織を透過し，血流を介して他の臓器に移行するのではないかと考えられている．

4.9.3　ナノ物質の生体影響

　ナノ物質には，炭素系，金属，金属酸化物，セラミックス，有機ポリマーなど多岐にわたる物質が含まれるうえに，炭素を例にとると，グラファイト（黒鉛），ダイヤモンド，フラーレン，カーボンナノチューブ，アモルファスカーボンなどの同素体が存在するため，全体としてはさまざまなものが多く混在していることになる．紙面に限りがあるので，ここでは個々のナノ物質の毒性を列記することはせず，粒子状物質の各物性面からみた毒性作用として記述する．

（1）　粒子径に関して

　ナノ粒子は比表面積が大きいため，表面荷電が高く電気的に粒子が反発し合う条件でなければ，多くの粒子は凝集体（agglomeration）として存在する．そのため，ナノサイズの粒子単体としての毒性を評価することはきわめて難しい．粒子が電荷を帯びている場合は，静電気による粒子同士の反発があるので，ある程度水溶液中にも分散させることは可能であるが，炭素粒子のように極性をもたない粒子は，極性のある水溶液中で容易に凝集してしまう．このため，界面活性剤などを用いて過度の凝集を回避する場合もある．さまざまな粒径をもつ量子ドット（蛍光観察が可能なナノ粒子）をラットの気管内に直接投与した研究結果から，34 nm以下の粒子は速やかに（1時間以内）肺組織を透過して血流やリンパ節に移行すること，さらに6 nm以下まで小さくなった粒子は，肺から血流に移行した後速やかに尿中に排泄されることがわかっている[1]．

（2）　粒子の形状に関して

　ナノ物質にはシート状の物質も含まれるが，こよりにすれば繊維状になる．繊維状の粒子は，球状の粒子に比べてきわめて異なる生体影響を示すことに注目すべきである．
　「どれくらい細長いか？」はアスペクト比で表される．アスペクト比は，断面が円であれば（繊維長/繊維径）で表されるが，一般には直方体（3辺を長い方から，a, b, cとする）を仮定して次式で求められる．

$$アスペクト比 = \frac{a}{\sqrt{bc}}$$

大きなアスペクト比をもつ粒子状物質が高い毒性を示すことは，アスベスト（石綿）の研究からも明らかである．国内における大気汚染防止法では，アスベストの形状の定義として，繊維長が5μm以上で，アスペクト比が3以上と決められている．また，スタントン仮説[2]では，繊維長が8μm以上で，繊維径が0.25μm以下の繊維状粒子の発がん性がきわめて高くなることが示唆されている．アスベストは，体内に入っても容易に分解したり溶解したりすることはなく，長く体内にとどまり刺激を与えることにより発がん性を示すと考えられる．代表的なナノ物質であるカーボンナノチューブには，単層カーボンナノチューブ（single-walled carbon nanotubes, SWCNT）と多層カーボンナノチューブ（multi-walled carbon nanotubes, MWCNT）が知られている．前者は繊維幅が1 nm程度，後者は数十nm程度である．SWCNTは比較的生体内分解を受けやすいが，MWCNTは分解を受けにくく形状もきわめてアスベストに近いので，中皮腫を含めた発がん性が疑われている．なぜ，高いアスペクト比をもつ繊維状粒子の毒性が高いのであろうか．肺胞領域に沈着した粒子状物質は，肺胞マクロファージにより，貪食され肺胞表面から除去される．マクロファージは10μm程度の白血球の一種であるが，細胞表面にMARCO（macrophage receptor with collagenous structures）と呼ばれる分子を発現しており，粒子状物質をすばやく捕捉することができる[3]．その後，粒子を細胞内に取り込むが，取り込まれた粒子は細胞膜成分に取り囲まれているので毒性が現れにくい．しかし，細胞サイズ程度に長い繊維状粒子は，細胞に取り込まれた後細胞膜内で安定に存在することができず，そのために細胞障害性が高くなり，結果として肺内に長く貯留するのではないかと考えられている（図4.9.2）．アスペクト比の大きい粒子に曝露したマクロファージが，細胞内に繊維状粒子全体を取り込むことができない状態は不完全貪食（frustrated phagocytosis）[4]と呼ばれ，繊維状粒子の毒性発現機構の1つとして注目されている．

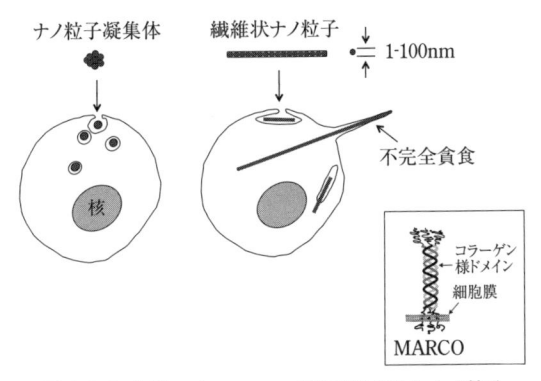

図4.9.2 肺胞マクロファージに捕捉されたナノ粒子の凝集体と繊維状粒子の模式図
1-100 nmの粒子を1列につなげるとカーボンナノチューブのような繊維状ナノ粒子の形状となるが（右），その繊維状ナノ粒子と同じ重量のナノ粒子凝集体（左）がともにマクロファージに貪食された場合を想定すると，繊維状ナノ粒子を貪食して形成されるファゴソーム膜が傷害されやすいことが理解され得る．また，そのため繊維状粒子の方が毒性が高いのではないかと考えられている．マクロファージは，コラーゲン様ドメインをもつ細胞膜レセプター分子であるMARCOを介して粒子状物質を認識することができる．

（3）粒子の表面電荷に関して

　通常，細胞膜は負電荷を帯びている．これは細胞膜状の糖鎖にシアル酸などが含まれるためであるが，このため陽電荷を帯びた粒子は細胞膜につきやすく，また高い毒性を示す

ものが多い.量子ドットを気管内に投与した実験では,陽電荷を帯びた粒子は粒径に関係なく肺組織に長く留まることが報告されている.水溶液中における粒子の有効表面電荷の指標ともなるゼータ電位は,粒径分布とともに動的光散乱(dynamic light scattering, DLS)法により,測定することが可能である.

(4) 粒子の溶解性に関して

ナノ物質の多くは炭素やセラミックスなどの成分からなる不溶性の粒子状物質であるが,金属ナノ粒子の場合は生体内で溶解して何らかの影響を及ぼす可能性がある.ナノ粒子は比表面積が大きく,生体内分子と強く反応して溶解速度も速いことが予想される.また,SWCNTは溶解しにくい炭素素材ではあるが,生体内で酸化作用を受けて分解し,ほとんど毒性を示さない物質に変化していくことが知られている.

4.9.4 今後の展望[5]

ナノ物質の毒性を研究する研究分野を「ナノトキシコロジー」と呼んでいる.10年くらい前に生まれた新しい用語ではあるが,国内外の毒性学会では急速にナノトキシコロジーに関する研究発表数が増えてきている.毒性学は「物質の化学的性質による生物学的影響」を調べる学問であると考えがちであるが,ナノトキシコロジーは,「物質表面の物理的な生物影響」が基礎となっている.現在,OECD,ISO,FAOなどの国際機関により,ナノ物質の安全性評価法の策定作業が急ピッチで進められている.また,ナノテクノロジー推進派と反対派が対峙している社会的構造も報告されている[6].新規素材の使用に対する社会的不安の解消にこたえるためにも,ナノトキシコロジーの推進が望まれている.

引用文献

1) Choi, H. S. *et al.* (2010) *Nature Biotechnol.* **28**, 1300-1303.
2) Stanton, M. F. (1981) *JNCI.* **67**, 965-975.
3) 平野靖史郎 (2009)『現代化学』**459**, 22-26.
4) Donaldson, K. *et al.* (2010) *Particle and Fiber Toxicol.* **7**, 1-17.
5) 平野靖史郎 (2010)『分子予防環境医学 改訂版』分子予防環境医学研究会(編), 本の泉社; pp. 703-710.
6) Gwinn, M. R. and Vallyathan, V. (2006) *Environ. Health Perspect.* **114**, 1818-1825.

第5章
人間集団における毒性学

本章の概要

　近年，毒性学（トキシコロジー）の対象は，魚類や両生類・鳥類なども含め生態系全般へと広がりつつあるが，主要なターゲットがヒト（人間）であることには変わりがない．さまざまな地域に居住し活動する人間集団を相手に調べはじめると，実験室で検証し予測されることとはまた異なるさまざまな観察が得られる．現実の人間集団は，相互に遺伝的に異なるのみならず，集団内の個々人の間にも遺伝的なバリエーションが存在する．また，それぞれの集団の環境条件・社会制度にも違いがあるし，食生活と栄養状態・ライフスタイルなどは個人レベルで異なっている．こうした遺伝的・環境的条件が異なる集団や個人が同じ化学物質に曝露された場合，観察される事象がまったく同じである方がむしろ不思議であるといえよう．にもかかわらず，一方でヒトはヒトであって，同じ化学物質に対して生物として似たような反応を示すのは当然とも考えられる．現実の集団で観察される毒性とは，こうした2つの側面の総和であると考えられよう．

　人間集団におけるトキシコロジーについても，もちろん多くの研究が行われてきており，これまでの章（とくに第4章）にも，その成果が散見される．人間集団でのトキシコロジーは大きく分けると，さまざまな産業・職業の現場で使用される化学物質に作業者が曝露される場合（職業性曝露）と，広く環境中に存在する化学物質に，老若男女を問わず住民が曝露される場合とに整理される（後者は，しばしば"一般集団"とか general population における曝露，あるいは，非職業性曝露と表現される）．産業衛生学の研究が進み，多くの職業性曝露については化学物質への対処法が整備されて，作業者が不用意に大量の有害物質に曝露されるという事例は減ってきている．しかし毎日のように新規の化学物質が産み出され，ナノ粒子のように，これまで技術的限界のために検討対象となっていなかった物質群が視野にはいってくることもあり，取り組むべき課題は依然多い．一方で，一般環境中への化学物質の放出についても，国際的な取り決めを含めてさまざまな対策や法律が整備されつつあり，将来にわたって無制限に有害物質の放出が増え続けるような事態は回避されるだろう．しかし，環境中にはすでにおびただしい種類の化学物質が存在し，その一部はさまざまな経路で人間に取り込まれ，健康や生活に影響を与えている．

　本章では，実際に"一般集団"で観察された毒性について調査した研究者が，フィールドにおけるトキシコロジーについて解説する．いずれも金属・類金属についての調査で，前半3節は，いずれもヒ素による地下水汚染地域の調査を紹介している．ヒ素は地殻において比較的"ありふれた"元素であって，かつては，金属の精錬工場で副産物として発生するヒ素（酸化物）を吸入して起こるがんがよく知られていた．これに対し，現代の大きな問題は，ヒ素による地下水汚染であり，有害レベルのヒ素に曝露されるリスク人口は世界で数千から1億とも試算され，規模の点からは有数の毒性学的課題である．バングラデシュと内モンゴルというアジアの2大汚染地域では，住民が飲用し，調理や灌漑にも用い

る地下水が汚染されている．そのような状況で，人々の健康にはどのような問題が起こり，それに対してどのような対策が考えられるのかが，3つの異なる立場から述べられている．

　後半の2つの節はいずれも水銀を扱っているが，その対象は多様である．主として途上国を中心に零細な規模で行なわれている金採掘では，単体の水銀（金属水銀）と金とでアマルガムが形成されることを利用して，金の回収が行なわれる．多くの場合，水銀の扱いは雑であり，そのために中毒が起こると同時に，環境中に流れ出る水銀が問題を起こす．つまり，金採掘にあたる人が水銀に直接曝露される職業曝露の要素と，流出水銀による環境汚染による一般住民の非職業曝露の要素の両方が問題になる．中国における水銀汚染地帯ではコメの汚染が深刻な地域がある．

　水の中の生態系では食物連鎖のステップが多く，高い栄養段階にいる魚類で，ある種の化学物質が高度に濃縮されることがある．メチル水銀は，このような化学物質の1つで，魚を食べすぎるとメチル水銀の毒性が問題になるのでは，ということが長い間議論されてきた．最終節では，魚を介してのメチル水銀の毒性を調べた2つの大きな出生コホート研究の事例が紹介される．現実の集団で，毒性学的にすっきりとした結論を得にくい理由がここにはいくつも提示されている．その中には，栄養と毒性という，重要だが十分に追究されていない課題についても言及されている．本章の範囲を超えているが，魚とコメのメチル水銀汚染では，これらの食物に含まれる栄養素が異なるので毒性の現れ方（程度）も異なるのではないか，ということも最近議論になっている．

　これらのフィールド調査と，実験的な毒性学との距離は時に近く，時に遠いことが，本章の各節およびヒ素・水銀について述べた第4章の節などをあわせ読んでみると感じられるはずである．また，フィールドで得られるデータが，なぜラボのデータのようにすっきりといかないのかについても，本章からヒントをつかむことができるだろう．人間集団での調査に基づいたトキシコロジー研究を進めていくにあたって，ラボで得られるどんな知識がすぐに応用可能であるのか，どんな情報が不足しているのか，人間集団の観察とは遠く離れてみえるような知見は，どこで接点をもち得るのだろうか，ということも考えながら読んでいただきたい．結局のところ，人間集団での観察はトキシコロジーにとって出発点でもあり，ゴールの1つでもある．

| 5.1 | 公衆衛生学者によるヒ素汚染地域の調査
——内モンゴル | 吉田貴彦 |

5.1.1 社会医学の研究ツールとしての疫学調査

　筆者の専門領域は，衛生学・公衆衛生学である．両者は地域社会で生活する一般人間集団を対象としてアプローチし，ヒトの健康や健康障害を研究することから社会医学に分類される．衛生学は広義の毒性学を研究手法とし，個人レベルでの健康障害の発生予防を目的とする．一方，公衆衛生学では，集団における健康障害などの流行（集団においてある疾患の発生率が増加した状態）状況を把握し，その原因（病原微生物や化学物質を特定するのでなく，流行した原因を探求する）を解明し，新たな健康障害の発生の予防につなげる．こうした一連の研究手法を疫学（epidemiology）という．

　疫学研究は，流行している健康障害の時間的・地位的な分布，患者の特性，原因と思われる要因との関連の推測を行なう記述疫学と，記述疫学で立てられた原因と健康障害の因果関係の仮説を検証する分析疫学とに大別される．疫学研究は，集団化された既存データを用いるものと，研究者が独自に設定・収集したデータを用いるものがある．後者は，臨床疫学など医療機関での患者などを対象とする例を除きヒトが生活する地域社会で行なわれる．こうした研究者自らがその現場に赴いて行なう研究をフィールド調査という．

　本節では，筆者らが1996年から国際共同研究として取り組んできた，中国内モンゴルでのヒ素慢性中毒に関するフィールド疫学調査についてまとめる．

5.1.2 中国における風土病としてのヒ素中毒の背景

　風土病とはある地域に特有の流行病を指す．中国の内モンゴル自治区の呼和浩特市（フフホト）近郊の盆地では古くから皮膚がんを含む皮膚症状を呈する者がみられ，原因不明の風土病として知られていたが皮膚症状はQOLを損なうものの生命予後は悪くなく，皮膚がんも進展が緩徐なため注目されなかった．1970年代後半に始まった中国の経済改革は都市部から遠く離れた農業地域にも波及し，現金収入が可能となった住民たちが個人宅ごとに深さ20から30mほどのポンプ式掘り抜き井戸（tube well）を掘削し，従来の集落に共用として数カ所あった深さ2–3mほどの開口の広口井戸（open well）に替えて飲料水として用いるケースが増えた．便利さを求めただけでなく，浅層の地下水は地表に近いため濾過が不十分なうえにフッ素濃度が高く，さらに井戸の開口部から地表の異物が混入するなど衛生上の問題があったことも理由となっている．後に判明することであるが，中国内モンゴル自治区や山西省の黄河流域では，こうした深層の地下水の多くにヒ素が高濃度に含まれている場合が多かったことから，数年を経て慢性ヒ素中毒患者が大量に生ずることとなった[1]．一部の盆地などではヒ素汚染された地下水脈が地表に近かったために，古くからヒ

素曝露があったと推定される．

5.1.3 記述疫学的な調査

筆者らは，2006年から中国医科大学（遼寧省瀋陽市）のグループと国際共同研究として内モンゴル自治区を中心とした中国各地において，井戸水中ヒ素濃度測定と皮膚症状（手掌・足底の角化症および軀幹部の色素異常など，図5.1.1-5.1.3）などの慢性ヒ素中毒に関するフィールド調査を開始した[2]．その結果，調査時点での居住地域の地下水中ヒ素濃度が高いほど皮膚症状の程度が強い傾向がみられるものの，地域ごとの皮膚症状のパターンの違いや症状程度の相違，さらに同一地域でも井戸ごとのヒ素濃度に差が大きいことなどが明らかとなった．そのため，個人ごとのヒ素曝露（期間と濃度）と症状の発現，その他の症状発現に影響する要因についてのフィールド疫学調査の必要性が高まった．ヒ素曝露を把握する際に採用すべき曝露指標について表5.1.1にまとめる．ヒ素の主な摂取経路である飲料水中のヒ素濃度から設定するものと，生物学的モニタリング曝露指標として設定するものがある[3]．前者を用いて過去の曝露を評価する場合には詳細な飲用歴の聴取と，井戸水ヒ素濃度が現在まで変わっていないことを仮定したうえでのヒ素濃度測定が必要となる．後者は個体ごとの現時点でのヒ素曝露を正確に評価できる反面，過去の曝露評価には過去に採取した生体試料が必要であり現実的でない．

5.1.4 分析疫学的な調査

前項で述べた記述疫学調査から得られた仮説「個人のヒ素曝露と皮膚症状の程度の

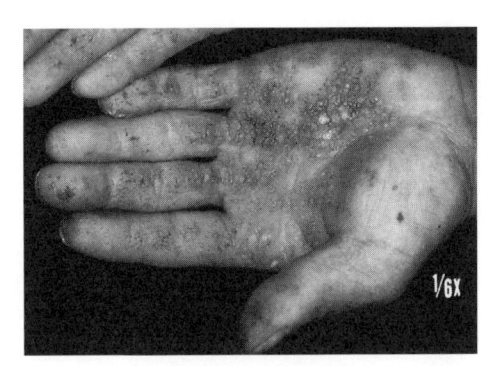

図5.1.1　手掌角化症
初期に中央がやや陥凹する角化性丘疹として出現し周囲は胼胝様．徐々に融合傾向を示し表面に黄色透明感のある結節や高度に肥厚し，表面が疣贅状を呈する局面を形成．

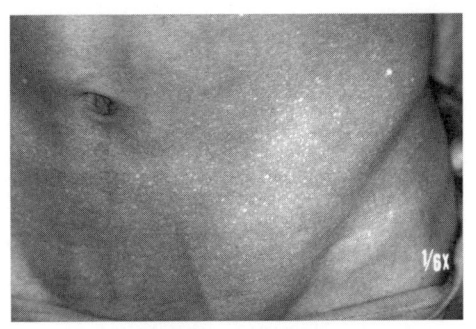

図5.1.2　皮膚色素異常
日光に晒されない軀幹部中心に暗色のびまん性色素沈着が生じ，色素沈着が高度になると数mm–10mm程度の脱色素斑が明瞭になる．"raindrops on a dusty road"と称される典型的な慢性ヒ素中毒皮膚病変．

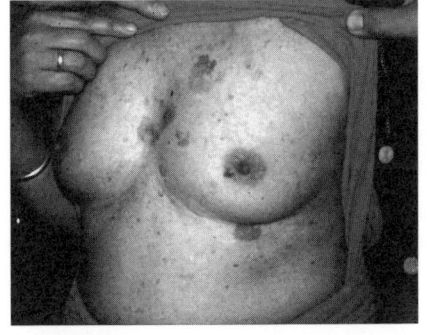

図5.1.3　一部，皮膚がん化した多発性Bowen病
ヒ素曝露から長期（40年ほど）を経て発症する．缸房菅村では曝露からの年数がまだ浅いためみられていない．この症例は，呼和浩特市近郊の盆地で長い曝露歴がある．

表5.1.1 飲料水を介して起こる慢性ヒ素中毒においてヒ素曝露を把握する指標

ヒ素曝露源である飲料水中のヒ素濃度から設定する指標	
現在の飲料水中ヒ素濃度	現時点の個人の飲用する飲料水中のヒ素濃度
飲料水からの1日のヒ素曝露量	上項に1日当たりの飲用量を考慮したもの
平均ヒ素曝露量	過去に飲用した水ごとのヒ素濃度に期間を乗じ総期間で除したもの
期間集積ヒ素曝露量	過去に飲用した水ごとのヒ素濃度に期間を乗じたものの総和
ヒ素の生物学的モニタリングにおける曝露指標	
尿中ヒ素排泄量	検体採取時点数日の曝露を反映する
血中ヒ素量	検体採取時点数日の曝露を反映する
毛髪中ヒ素量	検体採取時点数カ月から年単位の曝露を反映する
爪中ヒ素量	検体採取時点数カ月の曝露を反映する

関連とその影響因子」，さらに「症状の改善と新たな中毒の発症の予防対策」につなげるデータを得るために分析疫学横断的研究のフィールド調査を設定した．調査場所を内モンゴル自治区包頭市（ボートウ）の缸房菅村（ガンファンエン）とし，1999年8月に実施した．缸房菅郷は人口2,080人，480世帯の農村であり，いくつかの広口井戸（現存するのは北井戸のみで，ヒ素濃度0.00068 mg/L）と，個人が所有する約330の掘り抜き深井戸があり，そのヒ素濃度は局所的な高濃度域を除き地理的な一定傾向がなく大きなバラつきがあった（平均濃度0.133 mg/L，範囲0.0001–1.79 mg/L）．また，1979年から徐々に個人の掘り抜き井戸が普及したことに並行して，年ごとの住民が飲用した井戸水中ヒ素濃度の平均が上昇して推移し，調査前3年目より一転低下した（図5.1.4）．これは，1996年に同村の女性が医療機関を受診した際に偶然に慢性ヒ素中毒症状が見出され，包頭市衛生局の調査により井戸水のヒ素汚染が明らかとなったことを機に，症状が強くなった者が自らの井戸水を避けて症状の軽い近隣の井戸水に頼ったためであったことが聞き取り調査からわかった．そのため，同村でのヒ素曝露指標としては過去に飲用した水ごとのヒ素濃度に期間を乗じ総期間で除す指標が適していると考えられた．

そこで過去に飲用した平均ヒ素濃度を説明変数，手掌・足底の角化症と皮膚色素沈着のいずれかの有無を従属変数として，性別および年齢で調整した多重ロジスティック回帰分析を行なった．その結果，調査時点から遡る過去5年間の平均ヒ素濃度がもっとも皮膚症

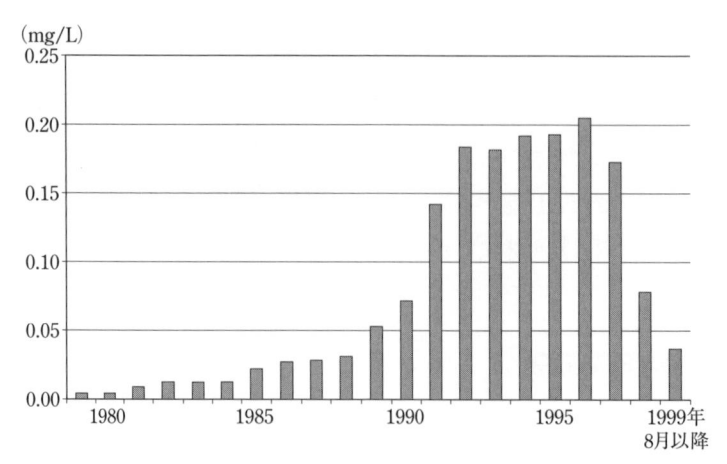

図5.1.4 個々の住民が飲用した井戸水中のヒ素濃度の平均

状の有無を説明でき，かつオッズ比に有意な相関が認められた（図5.1.5）．このことは，皮膚症状など形成に時間を要し徐々に進行する健康影響には過去の曝露を反映する指標が望ましいことを裏付ける．一方，内モンゴル自治区五原県（ウーアン）で調査した際に観察した末梢血管拡張作用の指標となる血管内皮における一酸化窒素（NO）産生能など早期に変動する健康影響とその指標としての血清 NO_2^-/NO_3^- が，現時点での曝露を反映する血清ヒ素濃度といった生物学的モニタリング指標とよく相関したことと好対照である[4]．その他，本フィールド調査により，皮膚症状の発現・程度に影響する因子として，性別（男性に優位），ヒ素メチル化能などが特定された．その他に栄養状況や地域の何らかの要因などが推定されるがまだ明らかでない．

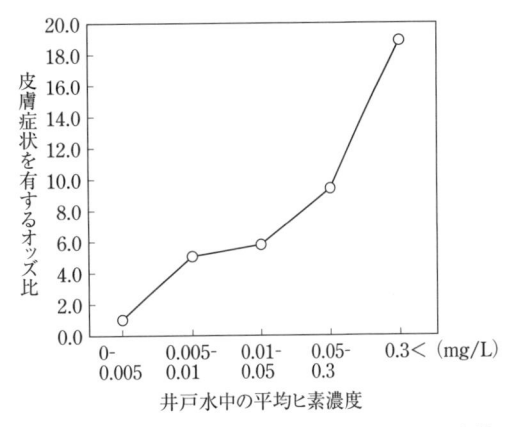

図5.1.5 過去5年間に飲用した飲料水の平均ヒ素濃度と皮膚症状（手掌・足底の角化症および色素異常）のオッズ比との関連

ある程度低濃度のヒ素曝露では皮膚症状が出現しないことから，ヒ素濃度の低い水源を飲料水とするならば，今後に新たな中毒患者は発生しないはずである．一方，ヒ素濃度の低い飲料水への切り替えが症状の改善に資するかどうかの検証が必要となった．

5.1.5 介入疫学研究へ

缸房菅村では，1999年8月下旬より近くで農業用水として掘削し電動揚水する深度の深い井戸水のヒ素濃度（0.038 mg/L）が当時の中国の飲料水基準 0.05 mg/L（参考：WHOの基準．日本の基準は 0.01 mg/L）を満たしたことから，これを水源として村内家屋に配管給水する簡易水道事業が開始された．

筆者らは，先に実施した横断研究をベースラインとし皮膚症状改善をフォローアップする介入疫学研究を開始した．飲料水の改善（ヒ素曝露の低減）から半年後，1年後に，生物学的モニタリングにて個々のヒ素曝露量が確実に低下したことを確認した．調査対象者全体での皮膚症状は，1年後までに改善がみられたものの，5年後には改善はほとんど進まなかったが，10年後には軽症例を中心に改善した者もあった．すなわち，ヒ素曝露軽減による皮膚症状改善は1年目までに認められやすいがその後の改善は緩徐であった．症状の改善を評価するうえで留意すべきは，介入時点ですでに自らの意思でヒ素濃度の低い井戸水に切り替えていた者の存在である．1年以上前よりヒ素曝露が軽減された群と介入時点までヒ素曝露が継続した群とを分けて，介入1年目に皮膚症状を評価すると後者において改善傾向を示す者の割合が多かった（前者：10/19人，後者：11/13人）．この事実も，ヒ素曝露軽減による症状軽減が早期に認められ，その後は緩徐であることを支持する．介入時点でヒ素曝露が軽減されていた者では，比較的長い時間をかけて変化する皮膚病変の症

状増悪と改善の両方のベクトルが重なり合う可能性が考えられ，対象者ごとにていねいな調査が必要なことが確認された．

5.1.6 フィールド疫学調査を成功させる鍵

今回紹介した缸房菅村でのフィールド疫学調査は，介入研究のベースともなった横断研究時点での対象登録者数132名をもって開始した疫学研究である．疫学研究としては規模が小さいが，海外僻地のフィールドでの時間が制約される中，状況に応じた詳細な調査を行なううえでの人数としては最大限のものと思っている．調査対象が動物実験と異なり，意思をもって社会生活を過ごす一般市民であることから社会心理的な要因が働き曝露状況が変化するなど，曝露と症状の因果関係にフィードバックがかかる難しさもあった．また，ヒ素曝露による症状改善が緩徐であり，さらに発がんも観察するためには，なお数十年の年月を要するが，現代中国での農村部から都市への人口移動が加速する社会現象にともなう対象者の流出が続くことから，将来にわたって症状の変遷などを継続的にフォローするコホート研究の継続は厳しい状況に置かれている．

医学における疫学研究は，単に学問的な興味に終わらせることなくその成果を人々の健康の保持増進に役立ててこそ意義あるものとなるが，筆者らの研究成果は，慢性ヒ素中毒発生地域のヒ素曝露軽減のための水道事業の展開促進などにつながった．一方で，ヒ素曝露地域が解消されることから研究成果の検証追試や新たな研究ができないというジレンマにも遭遇し，生体内からのヒ素排出促進を図る新たな介入研究を実施する適切なフィールドが得られにくくなっている．

フィールド疫学調査を実施するには，フィールドで起こっている事象を的確に判断し仮説検証のための調査企画ができる疫学者としての眼，見出した事象を的確かつ柔軟に解釈できる科学者としての頭，共同研究者や現地関係者を通して対象者にアプローチして調査を行ないかつ成果を社会への還元につなげる交渉人としての腕，慣れない地域・文化・環境の中でしたたかに活動する体力，などが求められる．

引用文献
1) Sun, G. (2004) *Toxicol. Appl. Pharmacol.* 198, 268–271.
2) 藤本亘・吉田貴彦 (2007)『環境・職業からみた皮膚疾患』(皮膚科診療プラクティス20) 戸倉新樹他 (編), 文光堂; pp. 184–190.
3) Yoshida, T. *et al.* (2004) *Toxicol. Appl. Pharmacol.* 198, 243–252.
4) Pi, J. *et al.* (2000) *Free Radical Biol. Med.* 28, 1137–1142.

5.2 人類生態学者からみたヒ素汚染の問題——バングラデシュ・ネパール

渡辺知保

5.2.1 南アジアにおけるヒ素汚染の問題

ヒ素は，地殻には比較的豊富に含まれる元素であって，アジアや中南米など世界の各地で地下水汚染の問題が起こっている．バングラデシュはその中でももっともリスク人口が多く，数千万人という推定もある．同国は，ガンジス河口の肥沃な低地を国土とし表層水に富むが，人口増加とそれにともなう家畜の増加によって表層水が汚染され，消化器系感染症が蔓延したため，1960年代後半から国際機関の主導で多くの掘り抜き井戸（tube well）が敷設され，地下水を生活用水として利用するようになった．この水源の転換によって感染症リスクは軽減されたが，1980年代後半から地下水のヒ素汚染問題が指摘されはじめた．これが「表面化」して政府が公式にその存在を認めたのは1994年のことである．ガンジス河上流にあたるネパールの低地テライ地方，あるいはバングラデシュと国境を接する西ベンガル（インド）などでも同様のヒ素汚染が起こっている．土壌に含まれているヒ素が地下水中に溶出したので汚染源は天然であるが，汚染には人間活動も関わっている．

5.2.2 ヒ素汚染に対する人々の意識

筆者は，大塚柳太郎（当時東京大学教授）を代表とする調査チームの一員として1998年末に初めてバングラデシュを訪れた．問題が表面化してから5年経過した頃であったが，空港から始まってどこに行っても「ヒ素について調査しにきた」というだけで何も説明せずとも先方がわかってくれるというくらい，ヒ素の問題は一般の人にもよく知られていたのが，印象的であった（図5.2.1）．地方農村でも，我々の姿をみれば，「ジャパニ？」「アーセニック？」と住民が声をかけてきた．

調査地は西北部ラッシャヒ県のナワブガンジという市の周辺に散在するいくつかの村落で，首都ダッカから距離にして300 kmたらずだが，当時陸路では11時間あまりを要した．行けども行けども田園が続き，沿道にはつねに人の姿があって，バングラデシュのきわめて高い人口密度（1 km^{2}当たり約900人は，バチカンなどの小国を除くと世界最高で日本の3倍）を実感することになった．

人々は日常の生活用水を掘り抜き井戸に頼っており，多くの世帯が井戸を所有しているほか，政府機関などによって敷設された"公共の井戸"が点在する．公共の井戸とい

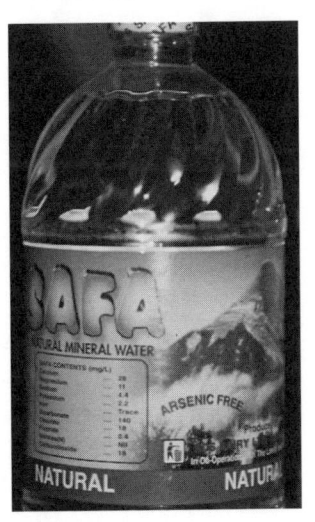

図5.2.1 "Arsenic free"の表示があるミネラルウォーターのボトル

っても，井戸をもたない近隣の数世帯が優先的に共同利用している場合が多い．河川が集落のすぐ近くを流れていても生活用水として利用されることはほとんどない．ただし，地域によっては，飲用には地下水，調理には表層水といった使い分けが行なわれている．

多くの人がヒ素の汚染とその影響について何らかの知識をもっていたが，それが定量的な現象であることを理解している人は少ない．多くの集落で，NGOや政府機関が，一度きりのヒ素測定で井戸を赤（基準値を超過）と緑（安全）で塗り分けているのをみかけたが，同じ井戸を繰り返し測定すると経時的な変化が観察されることや，安全な水の確保が容易でない地域もあることを考えると，リスクの伝え方としては不十分である．調査対象地域では，ヒ素濃度からみて"安全な"井戸と"危険な"井戸が混在していたが，安全な井戸の所有者の中には他人に井戸の利用を許さないという世帯もあった．この地域では，乾期になると水量の点でも水の確保は容易ではなく，ヒ素の濃度を知らせるという単純な行為においても，そのような背景を考慮しなければならない．

5.2.3 ヒ素の用量 – 反応関係とその"修飾要因"

1990年代の終盤，ヒ素による地下水汚染の報告の多くは，中毒症状を呈する外来患者のデータに基づいており，地域集団での被害実態を把握できるようなデータが少なかったので，まずは用量 – 反応関係の把握を目的に調査を行なった．反応としては，もっとも敏感に現れる皮膚の角質化と色素代謝異常とを選び，これを半定量的に診断し，量の指標として尿中の総ヒ素濃度との関連を調べた[1,2]．バングラデシュとネパールのデータを解析した結果，ヒ素への曝露量が同等である場合，（1）男性の方が女性より強い皮膚症状を呈する（図5.2.2）[1,3]，（2）ある種の遺伝子多型は無機ヒ素のメチル化代謝に影響をおよぼす，（3）栄養状態が悪い集団では，そうでない集団と比較して皮膚症状を呈する割合が高い[4]，ということがわかった．

性差については，多くの報告が出て，少なくとも皮膚症状についてはほぼ確立されたといえ

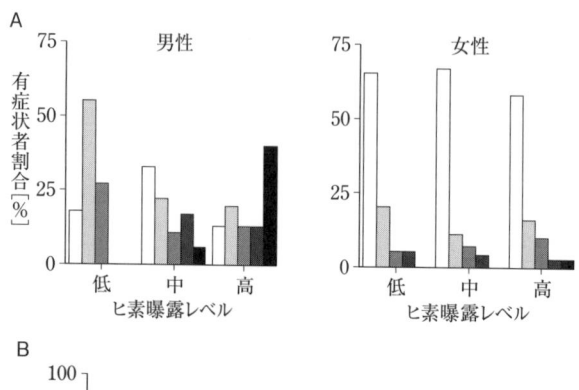

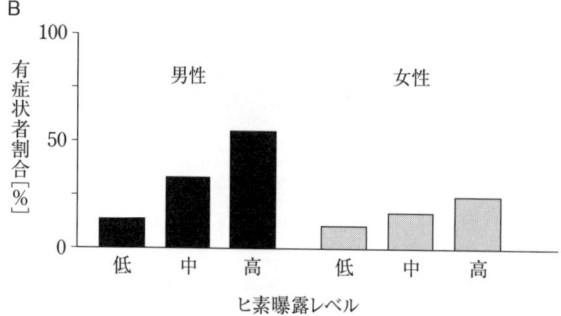

図5.2.2 バングラデシュ（A）とネパール（B）のヒ素汚染地域における皮膚症状の性差
横軸は，尿中ヒ素濃度によって対象者を3群（左から順に，低・中・高曝露群）にわけており，男女で区分は対応する．縦軸は，重篤度別（濃い色ほど症状が重い）の割合（A）あるいは有症状者割合（B）．両地域ともに男性の方が感受性が高い．

る．その機序については，無機ヒ素の代謝パターンの性差が，感受性の性差と関連していると推測されている[5]．無機ヒ素に曝露されている集団で尿中のヒ素を調べると，井戸水の中に存在するヒ酸・亜ヒ酸以外に，ヒ素にメチル基が1-2個結合した代謝物が検出される．男性は女性に比べ，メチル基が1つついたモノメチルアルソン酸（MMA）が尿中の総ヒ素に占める割合が高かった．ただし，感受性の性差はすべての症状について必ずしも当てはまるわけではなく，皮膚毒性に特異的な可能性がある．

遺伝的多型とヒ素毒性への感受性の関係については，ヒ素の毒性と代謝との関連に着目し，ヒ素メチル基転移酵素（AS3MT）など代謝に関与するタンパク質の遺伝的多型を中心に研究が行なわれている[6]．南米のヒ素汚染地域の住民は，他の地域とは明らかに異なる代謝パターンを示すが，AS3MT多型の分布がバングラデシュとは異なり，毒性が軽減されるタイプが多い[7]．バングラデシュで頻度の高いグルタチオン S-転移酵素 M1（GST-M1）の欠失型では，MMAの割合が有意に高く，毒性への感受性も高いと考えられた．

低栄養状態における毒性の増強は当然の観察と思われるかもしれないが，実証データは意外に少なく，機序も自明ではない．ヒ素汚染問題は，低栄養状態が頻繁に観察される開発途上国に集中するので，こうした観察も重要である．バングラデシュ・ネパールとも対象集団のBMI（体重(kg) $\div$ [身長(m)]^2）の平均値は19前後で，WHOの定める"低体重"の境界18.5に近く，ヒ素への曝露量もWHOの定めていた週間耐容量（2.1 μg/kg/日；2011年に過大評価のおそれがあるとして撤回されている）の数倍以上であった．つまりこれらの観察は，毒性・栄養状態について，比較的"強い"条件で得られたことになる．

一般に，性・遺伝的多型，あるいは栄養状態などは，ヒ素の"標準的な"用量－反応関係を修飾する諸要因としてあげられる．しかし，性差がある場合，男と女のどちらが"標準"かと考えても意味がない．遺伝的多型についても，一般論としてはもっとも頻度が高いタイプを基準にとればいいのかもしれないが，南米とバングラデシュの例のように，多型の分布が集団によって異なることも多い．多くの化学物質については複数の一塩基多型が毒性に関連し，"標準"の遺伝子型を想定すること自体，容易ではない．

BMIについては，18-25の集団（で得られた用量－反応関係）を標準と考えることはできるが，その根拠は曖昧である．BMIは主としてエネルギー収支に依存するが，ビタミン・ミネラルなどの栄養素の摂取もエネルギー摂取と高い相関を示す場合が多く，BMIと症状との関係は実は表面的なもので，特定の栄養素（たとえば，セレンや葉酸）の欠乏が問題なのかもしれない．

栄養状態と類似の問題は，他の化学物質への複合曝露についてもいえる．たとえば，烏脚病（black foot disease）は四肢の末梢血管の障害であるが，台湾以外の汚染地域ではまれにしか観察されず，ヒ素以外の物質（フミン質など）の関与が示唆されている．皮膚症状でさえも，ヒ素単独の曝露では起こらないという可能性を欧州食品安全機関（EFSA）[8]が指摘している．これらが実際に何らかの複合曝露に基づくものかどうか執筆時点では不明だが，ヒ素の毒性表現と考えられている症状の一部が，ヒ素以外の因子の共在に依存する

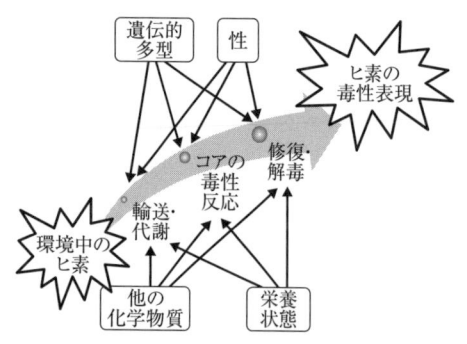

図 5.2.3 ヒ素の毒性表現の模式図
ヒ素によるコアの毒性反応以外に，さまざまな要因が関与する多くの反応が加わった総和と考えられる．

可能性がある．

ヒトがヒ素を摂取すれば必ず起こる毒性学的に重要な反応が複数存在し，これらの反応を巡って毒性学の研究の多くが展開される．しかし，観察されるヒ素の毒性症状は，そのようなコアの反応と多くの生物学的・社会的要因が関連する反応の総和であり，曝露される個人・集団において結局は，この"総和"が問題となる（図5.2.3）．標準的な用量-反応関係は，総和のかなりの部分について暗黙の前提をおいているともいえよう．

5.2.4 水の確保と食糧の確保

バングラデシュのきわめて高い人口密度を支えているのがコメである．筆者らの調査対象とした農村部では全エネルギー摂取の7割近くがコメから供給されていた[8]．米食文化である日本でもこの値は3割にすぎない．年間平均雨量は2,300ミリで表層水は豊富だが，ダムや水路の開発が十分でないため，コメの生産に必要な灌漑の大部分は地下水に頼っている[9]．

バングラデシュにおいて土壌に含まれるヒ素が地下水に溶出するプロセスには，この水田への灌漑が関係する．手動ポンプで汲み上げる飲料水・生活用水用の井戸に対し，灌漑用の井戸はモーターで駆動され，揚水量も桁違いに多い．灌漑用井戸で地下水が汲み上げられると，吸水地点付近に向かって水の移動が起こる．地表から地下へ向かう水の流れには地表付近にいる微生物も含まれており，それが地下の帯水層に到達して呼吸を行なうことが，ヒ素が地下水中に溶出しやすい条件をつくり出す[10]．つまり，灌漑という人為活動は食糧の確保に貢献する一方で，安全な水の確保を難しくしている．さらに，微生物が呼吸する際の基

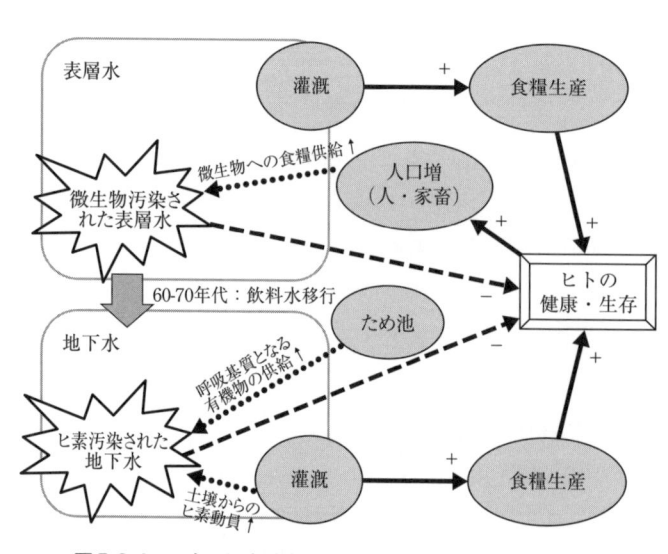

図 5.2.4 ヒ素の汚染発生にかかわる要因（バングラデシュ）
1970年頃を境に，水源は表層水から地下水に転換した．灌漑はつねに食糧増産を通じてヒトの生存を助ける一方で，微生物（表層水）やヒ素（地下水）汚染の遠因となったと考えられる．

質となる有機物が，バングラデシュの農村部でよくみかけるため池の底質から供給されるという説もある（図5.2.4）．ただし，これには地域による違いが指摘されている．

5.2.5　ヒ素の摂取源の問題

　ヒ素の地下水汚染がある地域で，ヒ素の摂取源としてもっとも重要なのは汚染水の飲用であることは間違いなく，リスクも水の摂取に基づいて計算される．しかし，ヒ素の摂取は飲用する水にとどまらない．バングラデシュにおいては，コメを大量に消費するため，コメに含まれる水とコメ自体が含むヒ素によって摂取量が高くなる．地下水のヒ素濃度やコメの消費量によって寄与が異なるが，筆者らの調査地についての試算では，コメ（炊飯で吸収された水の寄与は含まない）からのヒ素摂取量は，飲水＋調理に使う水からの摂取量の3-4割に相当し得ることがわかった[2]．バングラデシュで，表層水と地下水を用途別に使い分けている地域を対象に調査したところ，ほとんどの世帯が，洗濯や沐浴などには表層水を，飲用には集落に設置されたヒ素濃度がほとんど含まれない深掘り井戸（deep tube well）を利用していたが，調理用については選択が分かれていた．

　汚染地域においては，コメ以外にも近隣の汚染地域で生産された農作物を消費する機会が多いが，こうした食物に含まれるヒ素については，その化学形態をはじめ十分なデータが揃っておらず，今後，情報の蓄積が望まれる領域といえよう．たとえば，日本人は海産物からヒ素を摂取し，その量はバングラデシュの汚染地域に匹敵する場合さえあるが，ヒジキなどの例外的な場合を除いて，ヒ素はアルセノベタインなどきわめて低毒性の形態として含まれている．

5.2.6　ヒ素毒性にみる地域性

　地下水のヒ素汚染は世界各地で観察されているが，その症状の発現も，汚染発生のメカニズムも，地域によって異なる可能性がある．そうしたバリエーションに関する情報を集め，俯瞰することによってはじめて，人間集団におけるヒ素の毒性のプロフィールが書けるのだろう．しかし，毒性学の責務として，すべての情報が集まるのを待っているわけにはいかない．入手できる情報をもとにヒ素毒性の機序・特徴を推定していくとともに，地域性を考慮したテーラーメードの環境保健対策も検討されなければならない．

引用文献

1) Watanabe, C. et al. (2001) *Environ. Health Perspect.* **109**, 1265-1270.
2) 渡辺知保他 (2010)『人間の生態学』朝倉書店；pp. 266-291.
3) Maharjan, M. et al. (2005) *Am. J. Trop. Med. and Hyg.* **73**, 477-479.
4) Maharjan, M. et al. (2007) *J. Epidemiol. Commun. Health* **61**, 389-394.
5) Lindberg, A.-L. et al. (2008) *Toxicol. Appl. Pharmacol.* **230**, 9-16.
6) Watanabe, C. (2013) in *Handbook of Sustainable Engineering*, J. Kauffmann and K.-M. Lee (eds.)；pp. 181-194.
7) Engström, K. et al. (2011) *Environ. Health Perspect.* **119**, 182-188.
8) EFSA (2009) *EFSA Journal* **7**, 1351.
9) Streatfield, P. K. and Z. A. Karar (2008) *J. Health Popul. Nutr.* **26**, 261-272.
10) Harvey, C. et al. (2002) *Science* **298**, 1603-1606.

5.3 分子毒性学者によるヒ素汚染地域の調査 ——内モンゴル

熊谷嘉人

1990年代後半に中国医科大学から皮静波君が研究室に国費留学生として参入したことを契機として,慢性ヒ素中毒の研究を開始することになった.その主な理由は,中国をはじめとする東アジア地域で井戸水の飲水を介した慢性ヒ素中毒が社会的問題に取り上げられていたことによる.筆者の専門は分子毒性学なので,細胞あるいは酵素などの非細胞系での実験を得意としている.それまでの刊行論文を調べて,既知の事実と未解決なメカニズムを整理した.ヒトが慢性的にヒ素に曝露されると,色素沈着,色素脱失,手のひらや足底部の角化症が観察される.一方,生体内で産生される一酸化窒素(NO)は神経伝達,血管圧調節および免疫応答に重要な役割を演じているガス状分子であり,NO合成酵素から産生されることが知られていた.本ガス状物質は1998年のノーベル医学生理学賞の受賞対象となったことから,興味の分子としては十分であった.

筆者らの研究室では環境化学物質の有害作用の1つがNO合成酵素の機能障害と考えて研究を進めていたこともあり,ヒ素とNOとの関連性に気がついた.上述した以外に,ヒトや実験動物がヒ素に慢性的に曝露されると,末梢血管障害,高血圧症および動脈硬化などの循環器疾患が生じる.興味深いことに,血管内皮型NO合成酵素の遺伝子欠損や本酵素の機能障害で生じる生体内NO産生低下時でも同様な現象が認められる.このことは,慢性的ヒ素曝露で観察される一連の臨床症状には生体内でのNO産生の減少が関係していることを示唆している.本仮説を皮君に紹介したところ彼から賛同が得られた.通常であれば,血管内皮細胞にヒ素を曝露してNO合成酵素の機能破綻の分子メカニズムを調べるのが常であるが,皮君から疫学調査を実施しないかという打診があった.彼の上司である中国医科大学公衆衛生院の孫貴範教授らの研究グループは,慢性ヒ素汚染地域として知られている内モンゴル自治区の衛生局および東海大学,聖マリアンナ医科大学,岡山大学からなる日本連合チームの協力で断面調査を開始していた.現場をみてみたいという強い好奇心も手伝い,ヒ素研究における疫学調査に挑戦することにした.

5.3.1 フィールドサイエンスと実験科学

国際保健機関(WHO)が制定したヒ素の環境基準値は0.01 ppmであるのに対して,ヒ素の地下水汚染が多発している中国のそれは0.05 ppmである.筆者らは北京を経由して内モンゴル自治区の包頭市に到着し,モンゴル高原などでみられる移動式住居パオにおいて,現地衛生局の強烈な歓迎(いわゆるカンペイの嵐!)を受けた.数日後に目的地までジープで数時間,荒野を疾走し(図5.3.1),調査対象の村の手前数kmから車の横転を危惧しながら低速運転でどうにかたどり着いた.本断面調査の詳細については,5.1節に記載されているので割愛させていただくが,得られた知見は内モンゴル自治区の慢性ヒ素汚染

地域において，ヒトが高濃度のヒ素（平均値で0.41 ppm）を含んだ井戸水を長期間飲水すると，生体内のNO産生量は対照群の約半分まで低下することが明らかとなった[1]．実験室実験しか経験のない分子毒性学研究者にとって，痛快な体験であったことは今も鮮明な記憶として残っている．また，実験動物や培養細胞

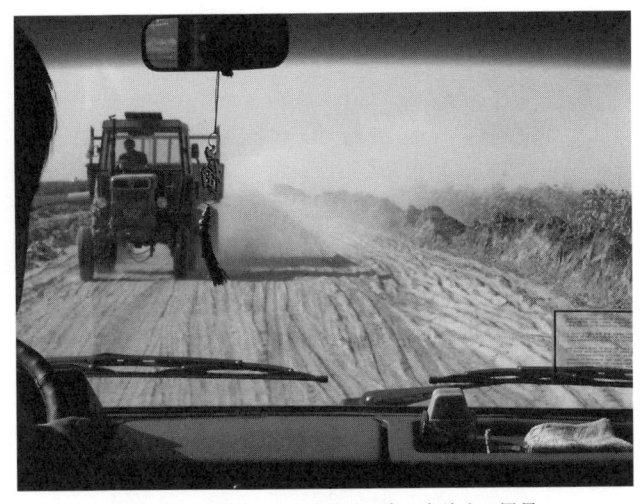

図5.3.1 慢性ヒ素汚染地域へ向かう途中の風景

で知られていたヒ素による酸化ストレス（血漿中脂質の過酸化量増加および血液中グルタチオン量の低下）がヒトでもみられる事実を示すことができた[2]．しかし，歓喜の一方で，単純な疑問も生じてきた．それは，確かに調査した井戸水には高濃度のヒ素が含まれていたが，未知の化学物質が存在して，それが生体内NO産生を低下させたのではないか，ということである．

本仮説を検証するために，ヒトとヒ素代謝が酷似しているウサギを用いて，井戸水中の大半を占めていた無機五価ヒ素（5 ppm）を慢性的に飲水させた．週に1回のペースでウサギの耳から採血および採尿を行なった．この内モンゴル型ヒ素曝露を18週間続けた結果，ウサギでもヒトで観察された生体内NO産生の減少がみられ，同時に酸化ストレス（尿中過酸化水素量の増加）も生じていた[3]．同条件下でウサギ大動脈の血管弛緩反応の異常も確認された[3,4]．種々の検討を行ない，慢性ヒ素曝露によって生じる生体内NO産生低下には，NO合成酵素の補酵素であるテトラヒドロビオプテリン量の減少[3]やヒ素の親電子代謝物が必要であること[5]が示唆された．一方，ウサギでの慢性ヒ素曝露による酸化ストレスには，チオレドキシン還元酵素やグルタチオン還元酵素などの抗酸化酵素の活性阻害が一因であることもわかった[6]．

フィールドサイエンスの次の課題は，生体内ヒ素濃度の低下で慢性ヒ素中毒症状が回復するか否かであった．内モンゴル自治区の衛生局の協力もあり，中国の環境基準値以下の井戸水を1年間，

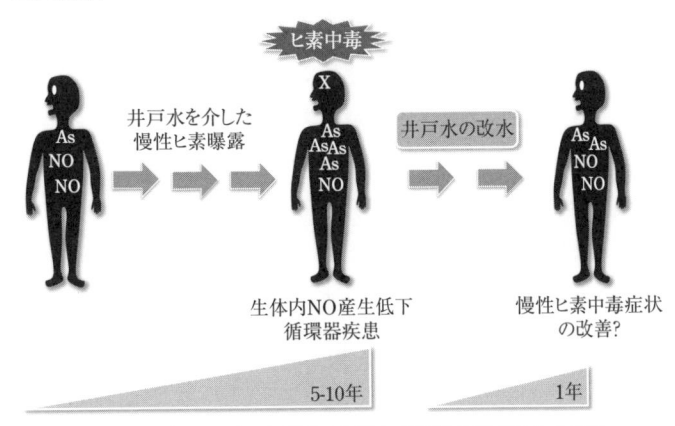

図5.3.2 内モンゴル自治区の慢性ヒ素汚染地域での介入研究

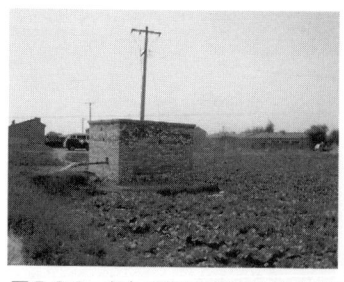

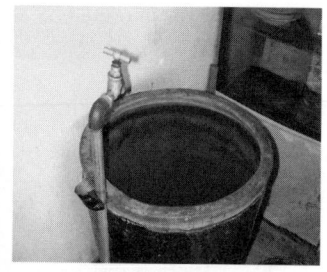

図 5.3.3 本介入研究で使用された井戸（左図）および対象住民に供給された井戸水（右図）

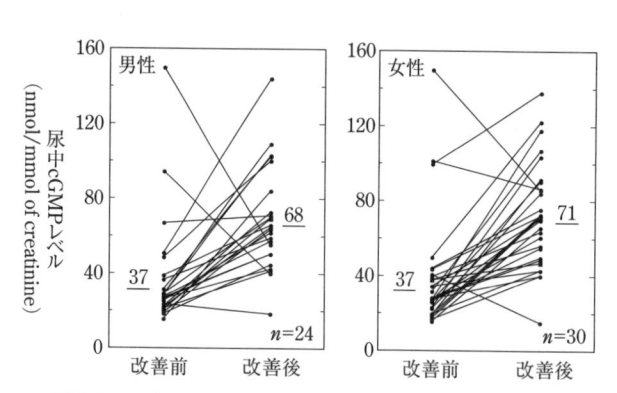

図 5.3.4 井戸水改善による慢性ヒ素中毒患者の生体内 NO 産生低下の改善
生体内 NO 産生量は尿中 cGMP 量を指標として測定した（文献 7 を改変）．

当該地域住民に供給する介入研究を実施することになった（図 5.3.2 および図 5.3.3）．本詳細についても，5.1 節を参照されたい．その結果，慢性ヒ素曝露で観察される生体内 NO 産生低下および末梢血管障害は井戸水の改水で改善されることが証明された（図 5.3.4）[7]．まさに，にわかフィールド科学者が喜びを得た瞬間であったが，社会貢献として広範囲で蔓延する慢性ヒ素汚染を解決するには莫大な費用がかかる事実も頭をよぎった．介入前と介入後のヒトのサンプルから明らかなように，ヒ素曝露量が減少すると，生体内のヒ素レベルが低下して中毒症状は緩和する．言い換えれば，摂取したヒ素の細胞外排泄を亢進することは本中毒症状の改善に繋がる．そこで，分子毒性学者が得意とする細胞レベルの実験科学に回帰した．

5.3.2 細胞での検討による予防医学への貢献

従前の研究成果より，細胞内に取り込まれたヒ素はグルタチオン抱合され，この極性代謝物はトランスポーターを介して細胞外に排泄されることが知られていた．筆者らは，一連の反応に関与するグルタチオン合成およびグルタチオン転移反応を触媒する酵素とグルタチオン抱合体の排泄を司るトランスポーターの発現制御を担当している転写因子に注目した[8]．これに関しては明らかにされていなかったが，当時，筑波大学に在籍していた山本雅之教授らが発見した転写因子 Nrf2 が目的の分子ではないかと考えた（Nrf2 の詳細は 2.2 節を参照されたい）．

マウス初代肝細胞をブロッコリースプラウトに含まれている Nrf2 活性化剤であるスルフォラファンに曝露すると，ヒ素の解毒排泄に関与するグルタチオン合成の律速酵素である GCL，グルタチオン転移酵素である GST およびヒ素のグルタチオン抱合体の排泄トランスポーターである MRP の発現量がいずれも亢進した[9]．このような条件下でヒ素に曝露すると，スルフォラファン無処置群と比べて，ヒ素の細胞内蓄積量および細胞毒性は減

少した[9]. 別の検討より，さまざまな細胞をヒ素に曝露するとNrf2が活性化されて，その下流遺伝子群の発現上昇がみられることが示唆された[10]. 一連の研究成果は，Nrf2がヒ素の細胞内侵入に応答し，その解毒排泄に関わる酵素およびトランスポーターの発現誘導を介して本半金属の毒性軽減に働く転写因子であることを示唆している. なお，この研究成果を基にして，旭川医科大学の吉田貴彦先生および北里大学の山内博先生らにより個体レベルでのスルフォラファンによるヒ素の中毒症状軽減が検討されている.

5.3.3 今後の期待

皮君との出会い，中国側の支援と吉田先生をはじめとする日本人共同研究者の協力により，ヒ素研究におけるフィールドサイエンスと実験科学の融合を実現できる幸運に恵まれた. 図5.3.5に疫学調査，動物実験および培養細胞での研究成果をまとめて示す. とりわけ，現場でみた慢性ヒ素汚染の実態とそこから導き出された「ヒ素の細胞外追い出し作戦」というユニークな発想に繋がったと自負している. Nrf2をキーワードとした研究は，それ以降にマグロなどの大型食用魚類に生物濃縮を介して蓄積されるメチル水銀や大気中親電子物質である多環芳香族炭化水素キノン体の研究にも発展した. 環境化学物質の解毒排泄の促進に植物成分や食材に含まれているNrf2活性化剤を用いた介入研究への応用が期待される.

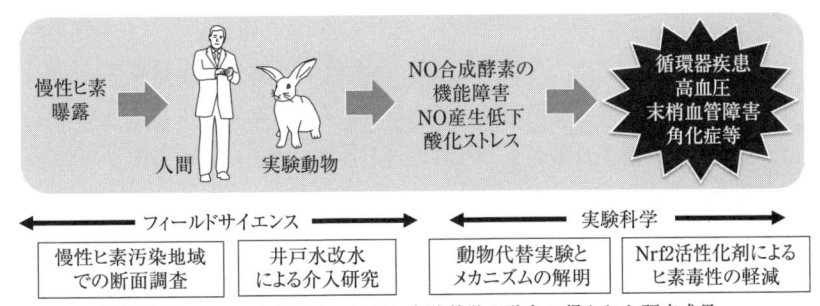

図5.3.5 フィールドサイエンスと実験科学の融合で得られた研究成果

引用文献

1) Pi, J. B. *et al.* (2000) *Free Radic. Biol. Med.* **28**, 1137-1142.
2) Pi, J. B. *et al.* (2002) *Environ. Health Perspect.* **110**, 331-336.
3) Pi, J. B. *et al.* (2003) *Free Radic. Biol. Med.* **35**, 102-113.
4) Kumagai, Y. and Pi, J. B. (2004) *Toxicol. Appl. Pharmacol.* **198**, 450-457.
5) Sumi, D. *et al.* (2005) *J. Health Sci.* **52**, 728-730.
6) Nikaido, M. *et al.* (2003) *Environ. Toxicol.* **18**, 306-311.
7) Pi, J. B. *et al.* (2005) *Environ. Health Perspect.* **113**, 339-341.
8) Motohashi, H. and Yamamoto, M. (2004) *Trends Mol. Med.* **10**, 549-557.
9) Shinkai, Y. *et al.* (2006) *FEBS Lett.* **580**, 1771-1774.
10) Kumagai, Y. and Sumi, D. (2007) *Annu. Rev. Pharmacol. Toxicol.* **47**, 243-262.

5.4 世界の水銀汚染地帯——タンザニア・中国

吉田 稔

5.4.1 世界の水銀汚染

　水俣病が発生して以来,水銀による環境汚染にともなう健康被害は世界各国の大きな関心事になった.とくにアマゾン川流域における金採掘にともなう水銀汚染はブラジルのみならず世界的に大きな社会問題となりつつある.この原因は金を抽出する際に水銀を使用し,金と水銀とを反応させる水銀アマルガム法を用いることにある.さらに抽出に使用された水銀の多くは回収されることなく直接環境中に放出され,金鉱山周辺では環境汚染を引き起こす.とくに河川に放出された水銀は生態系の微生物による無機水銀からメチル水銀への有機化が起こり,食物連鎖を通じて魚介類への蓄積が生じる.このメチル水銀による汚染が食糧源を魚介類に依存する河川周辺の住民に対し健康被害をもたらしている[1].

　東南アジア,アフリカ,中南米地域の50カ国以上の発展途上国で金の抽出に水銀アマルガム法が使用されている.水銀を使用する背景には金の価格に対する水銀の価格の安さがあり,発展途上国の長く続く貧困が小規模金鉱山における水銀アマルガム法による金採掘を激増させる要因となっている.国際労働機関（ILO）は小規模金鉱山で働く作業者は1,100–1,300万人で,うち女性が250万人,子供が25万人含まれていると推定している.金鉱山周辺では飲料水,土壌,堆積物,尾鉱（選鉱屑）,魚介類の水銀濃度は国際的な基準を上回っており,鉱山作業者や周辺住民に水銀による健康影響が生じている.発展途上国の多くは,環境汚染の防止対策の1つとして金の抽出に水銀使用を禁止する法律を制定しているが,多くの小規模金鉱山では水銀を使用し金採掘を行なっており,水銀による環境汚染は拡大している[2].

　発展途上国における水銀の需要増加は中国の水銀鉱山採掘の活性化につながり,貴州省では水銀鉱山周辺の環境汚染に加えて,鉱山労働者やその周辺住民の健康影響が問題視されている.ここではアフリカ・タンザニアの小規模金鉱山における金採掘にともなう水銀汚染の実態と中国・貴州省の水銀鉱山周辺の水銀問題について述べる.

5.4.2 発展途上国の金採掘方法[3]

　金採掘事業は手掘で,その多くは小規模金採掘である.ブラジルのアマゾン川支流のタパジョス川流域やタンザニアのビクトリア湖周辺の小規模金採掘地における手掘による金の抽出は,次のような手順で行なわれる.採掘した金鉱石をハンマーなどで粉砕し,その後,粉末状の鉱石を水とともに絨毯を敷いてある木製の流し樋の斜面に沿って落下させる.この間に比重の大きい金粒子は絨毯の繊維の目の中に溜まり,軽い鉱物は流水によって流される.絨毯に溜まった金粒子をドラム缶内で洗い落とし,金の粒子を得る.鍋の中に金の粒子を入れ,さらに水銀を入れてアマルガムを形成させる（図5.4.1）.このアマルガム

を綿布の上に置いたのち搾り，余分な水銀を取り除く．このような処理作業は一般に川を堰き止めてつくった溜池や河川で行なわれる．この操作は河川の汚濁や水銀を含む尾鉱（選鉱屑）による河川の水銀汚染を引き起こす．最後にアマルガムをバーナーで直接焼き，水銀を大気中に揮散させ，海綿金と呼ばれる粗金を得る．

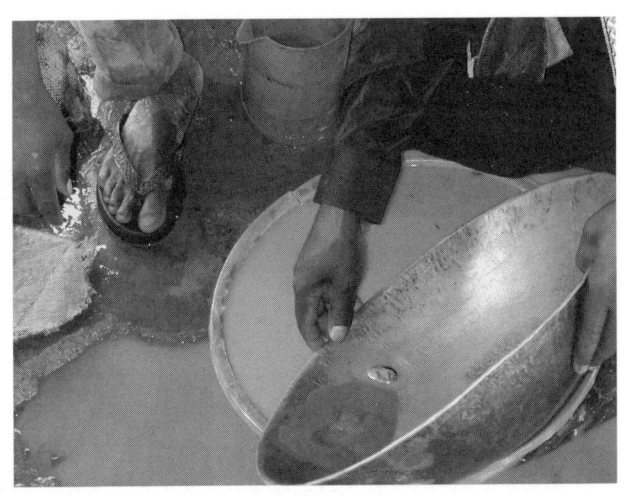

図5.4.1 水銀による金の抽出（金・水銀アマルガムの形成）

アマルガムの燃焼は屋内外で行なわれるため，大気中に蒸散した水銀蒸気は，生態系を汚染するのみならず，作業者自身も作業中に高濃度の水銀蒸気に曝露される．

5.4.3 アフリカ・タンザニアの小規模金鉱山における水銀汚染と健康影響

タンザニアの金鉱地帯は世界第2位の淡水湖であるビクトリア湖周辺の南地区と西地区に点在している．1980年代後半に始まったゴールドラッシュ以来，タンザニアの金生産の主な採掘方法は手掘で，年間の産出量は金販売量から4トン以上と推定され，金の産出量から水銀の使用量は，年間約8トンと推定されている．手掘による金採掘は国家の外貨獲得に大きな役割を果たしているが，その一方，水銀汚染のみならず河川の汚濁，土壌の浸食，過度な採掘と伐採による土地の荒廃など環境への影響が大きな問題となっている[3]．

金鉱山周辺の環境の水銀汚染調査が土壌，河川，堆積物で行なわれている．金採掘後の選鉱かすが流れ込む河川底質の水銀濃度は世界の非汚染地域の堆積中水銀濃度に比べ高い．しかしブラジルのガリンポ金採掘で汚染されたアマゾン川の堆積中の水銀濃度と比較すると低値である．河川水の水銀濃度はわが国の環境基準（0.5 ppb以下）よりわずかに高い程度である．しかしながら，河川水の水銀濃度は採掘活動による水銀の排出を止めない限り，将来は上昇するといわれている．ビクトリア湖周辺の金採掘地を流れる河川はビクトリア湖に流入している．ビクトリア湖ヌングュエ湾で採取された魚肉中の水銀濃度はわが国の魚介類中の総水銀の暫定的基準値（0.4 ppm）より低い 0.05 ppm 以下であり，現時点では湖の水銀汚染はまだ進んでいないことを示している．ヌングュエ湾の魚介類を食べている漁村住民の毛髪中水銀濃度は日本人の平均水銀濃度よりも低く，漁村住民の魚介類からのメチル水銀摂取量は低い[3]．

一方，金採掘地周辺の土壌汚染は著しく，非汚染地区の土壌中水銀濃度の値を1とし水銀汚染の程度を比較すると1–140倍であるが，水銀アマルガム燃焼時には周辺の大気中水銀濃度は $250,000\ \mu g\ Hg/m^3$ に達する（わが国の大気環境の指針値は $0.04\ \mu g\ Hg/m^3$；6.1節参照）

ため，その周辺の土壌は90-3,600倍に達する[4]．金採掘作業者の水銀曝露量を尿中水銀濃度で評価すると，水銀曝露を受けない鉱山作業者や採掘地域外の住民に比べ約100倍高く，作業者がアマルガム燃焼中に高濃度の水銀蒸気曝露をうけていることがわかる．国際連合工業開発機関（UNIDO）が金採掘作業者を対象に，水銀を取り扱わない作業者，水銀を取り扱うが水銀アマルガム燃焼作業を行なわない作業者，アマルガム燃焼作業者，そして対照として周辺の住民に対し，医学的，神経学的，神経心理学的試験を実施している．アマルガム燃焼作業者の約1/4に慢性水銀中毒症状である振戦，流唾過多，運動失調，歯肉の色素沈着，感覚障害が認められている．自覚症状では食欲不振，記憶力減退，倦怠感などの愁訴率が対照者に比べ高率であり，鉛筆タッピングやマッチボックス検査の成績も対照群に比べ悪い[5]．タンザニアの小規模金鉱山におけるアマルガム燃焼作業者の水銀蒸気による健康影響は深刻であり，さらなる悪化を防止するために水銀曝露軽減の必要性がある．

5.4.4 中国の小規模水銀鉱山における水銀汚染と健康影響

中国における水銀汚染は主に水銀鉱山（図5.4.2），金鉱山そして化学工業に起因している．その中でも貴州省には万山，呉川，濫木廠，銅仁，丹寨などの地域に水銀鉱山があり，3,000年間の長期にわたる採掘により，深刻な環境汚染問題が生じている．貴州省の各水銀鉱山周辺の大気中水銀濃度は，ヨーロッパや北アメリカの一般大気中水銀濃度の10-1,000倍高い値であり，水銀採掘が重大な大気汚染を引き起こしている．土壌についても万山水銀鉱山地区の表層土の水銀濃度は790 ppmであり，わが国の土壌の環境基準（15 ppm）より約50倍高い値である．しかもこの鉱山の下流24 km地点の河岸近くの土壌中でもわが国の環境基準より高値であり，土壌汚染が広範囲に広がっている[6]．また万山水銀鉱山地区や呉川水銀鉱山地区の土壌からはメチル水銀が検出されている．万山，呉川，濫木廠，銅仁地区から採取した表層水からはわが国の水質の環境基準（0.5 ppb）を超える水銀が検出されている．辰砂（硫化水銀）の煆焼後の鉱滓は水と反応するとpHがアルカリ性となり水銀が溶解しやすくなり，排液中の水銀濃度が0.3-1.9 ppbまでに上昇する．万山水銀鉱山では鉱滓に4,400 ppmの水銀が検出され，これらの鉱滓から溶出した水銀が河川へ流出している．鉱滓からの排液の河川への流出を制御することが重要となる．

水銀採掘にともない食

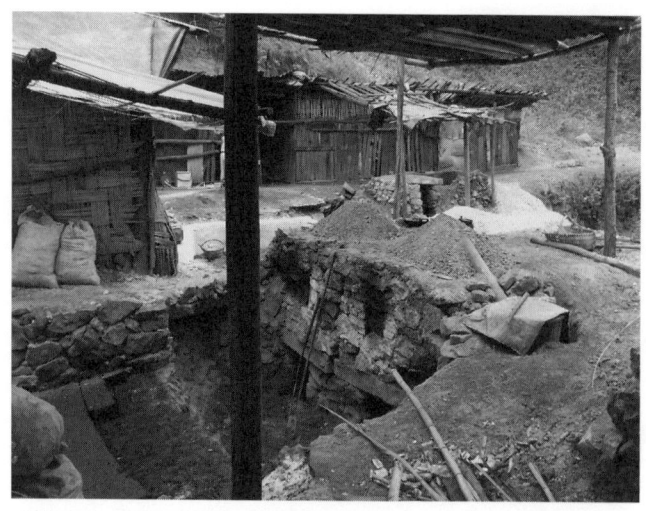

図5.4.2 中国・貴州省の水銀鉱山（水銀鉱石（辰砂）の煆焼作業場）

物の水銀汚染も懸念されている．濫木廠水銀鉱山地区では土壌中の水銀汚染によりグリーンキャベツの水銀汚染が生じている．万山水銀鉱山地区でも採取された野菜からは5-1,890 ppb（湿重量），コメからは4.9-215 ppb（乾燥重量）が検出されている．コメの中にはメチル水銀が174 ppb検出されており，水田のメチル水銀濃度はトウモロコシ畑より高い．水銀鉱山周辺の水田は水銀に汚染されており，水銀鉱山周辺の住民は魚介類摂取によらない米食によるメチル水銀の曝露が生じている[7]．

万山水銀鉱山周辺に居住する住民の水銀曝露に関する調査が行なわれている．住民の毛髪中水銀を測定したところ，総水銀やメチル水銀濃度は高値を示し，住民の水銀曝露の実態が明らかになっている．呉川水銀鉱山周辺の住民についても水銀曝露の調査が行なわれている．大気中の水銀蒸気濃度は水銀鉱石溶融作業場周辺でもっとも高く，しかも収穫されたコメの総水銀およびメチル水銀も高濃度であり，水銀鉱山周辺住民は水銀蒸気曝露以外にもコメの摂取によるメチル水銀曝露の潜在的な危険性がある．毛髪中総水銀濃度も溶融作業場地区の住民は溶融作業場近接地区の住民の1.6倍と他地区の住民より高い水銀曝露を受けている．鉱山作業者の水銀曝露調査では溶融作業者の尿中水銀濃度は1,000 μg/gクレアチニン以上であり，毛髪中総水銀濃度は平均69 ppm，メチル水銀濃度は平均2.3 ppmと尿，毛髪ともに水銀の値がきわめて高い．健康影響評価では近位尿細管障害の指標である尿中β_2-マイクログロブリン濃度が対照群に比べ作業者は3.4倍高値であり，腎機能への影響がみられている．また呉川水銀鉱山作業者では一部の作業者に手指や眼瞼の振戦，歯肉炎などの慢性水銀中毒症状が観察され，水銀蒸気曝露による影響が深刻である．濫木廠水銀鉱山地区でも住民と鉱山作業者の水銀曝露調査が実施されている．周辺住民の尿中水銀濃度は国際保健機関（WHO）の生物学的許容濃度35 μg/Lを超えており，作業者にいたっては住民の約15倍の高値に達し，手指の振戦が認められる者もいる[8]．濫木廠水銀鉱山地区でも土壌中の水銀汚染により穀物や野菜の水銀汚染が生じている．しかもこの地区で収穫されたコメにもメチル水銀が含まれており，住民ならびに作業者は環境からの水銀蒸気曝露と食物からのメチル水銀曝露という複合曝露をうけることになる．万山や濫木廠地区以外でも水銀鉱山周辺では食物の水銀汚染が問題となっている．

5.4.5 今後に向けて

小規模金鉱山における採掘作業者や周辺住民の健康被害はアマゾン流域に限らずアフリカ，東南アジアでも深刻な社会問題となっている．とくに水銀アマルガム燃焼作業者の多くが典型的な慢性水銀中毒症状を呈しており，水銀曝露の影響の大きさがうかがえる．小規模金鉱山における水銀による環境汚染や健康被害の予防対策がUNIDOの主導のもとで行なわれ，大気中への水銀放出の削減については一定の成果を上げている．しかしながら，多くの発展途上国における小規模金鉱山の作業者は水銀による環境汚染や健康被害に対する意識が低い．今後，環境や健康に対する作業者意識の改善のための教育，水銀によらない金採掘方法の導入，レトルト（水銀回収蒸留装置）炉による水銀の回収などをどのように

解決するかが課題となる．中国では小規模水銀鉱山作業者に慢性水銀中毒症状がみられている．加えて水銀採掘活動にともない周辺の水銀による土壌汚染が穀物中のメチル水銀含量の増加の要因となっている[7,9]．この地区の住民は環境からの水銀蒸気曝露に加え，食物からのメチル水銀による複合曝露のリスクがある．旧水銀鉱山を抱える地域では水銀による環境への影響をモニタリングする必要性がある．

最近，発展途上国における小規模金鉱山での金採掘や石炭などの化石燃料の燃焼により排出される地球規模での水銀による環境汚染や健康被害を規制するため，国連環境計画（UNEP）の主導のもとで国際的な水銀条約が誕生した．この条約の名称は水俣病の教訓や経験を世界に伝えるために日本国政府が提案した「水銀に関する水俣条約」に決定し，2013年10月に熊本県・水俣市で開催された約40カ国の代表が参加した国際会議で採択された．採択された条約は，締結した国が50カ国に達してから90日後に発効する．UNEPは3年程度後の発効を目指している．本条約は水銀および水銀化合物の人為的な排出からヒトの健康および環境を保護すること目的としている．条文の主な内容は，1）鉱山からの水銀産出については，条約発効後の新規鉱山開発の禁止と既存の鉱山からの産出についても条約発効から15年以内の禁止．2）水銀の貿易については，条約上認められた用途や廃棄処分などを目的とするもの以外の禁止．3）水銀含有製品については，電池，一定含有量以上の照明器具，体温計，血圧計などの猶予期間後の製造・輸出入を禁止．また，水銀使用製造プロセスについては，塩素アルカリ工業，アセトアルデヒド製造施設などを対象に，猶予期間後に製造プロセスにおける水銀の使用を禁止．さらに歯科用アマルガムについては，使用などを削減．4）人力小規模金採掘については，国家計画に基づいて縮減．5）大気への排出については，石炭火力発電所，非鉄金属精錬施設などを対象とし，最適技術や排出基準値の適用などにより排出削減対策を実施．6）水・土壌への放出については規制対象となる放出源を各国が特定し，最適技術や放出基準値により放出削減を実施．7）水銀の一時保管，廃棄物管理，汚染地対策については，ガイドラインなどに基づいて環境上適正に実施．8）途上国への資金援助，途上国の能力強化・技術支援・技術移転を実施，などである[10]．今後，「水銀に関する水俣条約」の発効により，発展途上国を中心とした多くの国々において水銀による環境汚染および健康被害の防止が期待できる．

引用文献

1) 村田勝敬他（2011）『日本衛生学雑誌』66, 682-695.
2) 吉田稔・赤木洋勝（2004）『環境科学会誌』17, 181-189.
3) 吉田稔・赤木洋勝（2003）『公衆衛生』67, 795-798.
4) Ikingura, J. R. (1988) In *Small-scale Mining in African Countries—Prospects, Policy and Environmental Impacts*, Landner, L. (ed.), CM Gruppen AB, Bromma Sweden；pp. 143-158.
5) Bose-O'Reilly, S. et al. (2010) *Sci. Total Environ.* 408, 796-805.
6) Li, P. et al. (2009) *J. Hazard Mater.* 168, 591-601.
7) Qiu, G. et al. (2008) *J. Agr. Food Chem.* 7, 2465-2468.
8) Li, P. et al. (2008) *Environmental Research* 107, 108-114.
9) Qiu G. et al. (2006) *Environ. Pollut.* 42, 549-558.
10) http://www.env.go.jp/chemi/tmms/convention.html

5.5 低濃度メチル水銀の神経発達影響に関する調査 ——フェロー諸島とセイシェル

村田勝敬

5.5.1 出生コホート研究とは

　出生コホート研究は，誕生から成長過程の通過点ごとに調査し，妊娠中や授乳中に曝露する可能性のある有害物質が子どもに及ぼす健康影響を検証する方法である．子ども集団（コホート）を対象とする理由は有害物質に対する感受性がもっとも高いと考えられているからである．実際の研究では，周産期の曝露を抑制することで，生まれてくる子どもが機能障害，能力障害，社会的の不利を将来蒙ることのないようにできる疾患や健康問題が扱われる．すなわち，健康障害が将来にわたって持続する，ないし後遺症として残る病気が研究の標的疾患となる．たとえば，子宮内で高濃度メチル水銀に曝露して発症する胎児性水俣病の知的障害や精神神経発達障害は，加齢にともない社会的不参加に直結しやすく，保健医療費の増大や経済的損失などを招き得る．したがって，このような健康影響がどの曝露レベルより現れるのか調べることは社会にとって重要な意味をもつ．本節は，子どもの神経発達に及ぼすメチル水銀影響を明らかにするためにデンマーク自治領フェロー諸島とセイシェル共和国で行なわれた出生コホート研究の概要とその意義を述べる．

5.5.2 米国科学アカデミーのメチル水銀評価

　1998年11月18日から3日間，米国ノースカロライナ州にあるホテルで「メチル水銀曝露による健康影響の評価に関する科学的検討」と題するワークショップがホワイトハウス主催で開かれた．これは，1998年までに発表されたメチル水銀の健康影響を扱った主要な疫学研究を検討し，メチル水銀のリスク評価に一定の科学的合意を得ることが目的であった．会議ではイラクやアマゾン川流域の比較的大規模集団における研究結果も発表されたが，実質的にはフェロー諸島とセイシェルの出生コホート研究が議論された．

　高濃度メチル水銀曝露による健康被害は水俣病やイラクのメチル水銀中毒禍の研究で明らかにされている．今日的課題は有害物質による無症候性の健康影響がどのレベルで現れるのかに焦点が向けられている．この値を知ることで，当該物質を我々の生活環境から隔離，除去あるいは摂食制限し，健康影響を予防することが可能となる．このワークショップは，低濃度のメチル水銀曝露による健康影響が現れはじめる濃度（臨界濃度）を米国政府が決めるに当たり，採用する研究が現代科学に照らして妥当性を有するか否か批判的に吟味する場であった．このため，米国科学アカデミーの研究評価委員会はワークショップ開始前に以下の質問を準備し，各研究グループはこれに応える形で発表した．

1) 曝露は有機水銀あるいは無機水銀のいずれであるか．
2) その曝露源は何か，魚介類および海洋哺乳類摂食が主要な曝露源といえるか，あるいはアマル

ガムや職業性曝露が絡んでいないか．
3) 健康影響指標として何を使用したのか，それらの指標の中でもっとも特異的かつ鋭敏であったのはどれか，またそれらの検査は文化や行動習慣に影響されないのか．
4) 用いられた発達検査は他の研究と比較可能であるか．
5) 健康影響指標に正または負に影響する交絡因子は何か，またセレン，多価不飽和脂肪酸（n-3 PUFA），ポリ塩化ビフェニール（PCB），アルコールなどの交絡因子は研究の解釈に影響したか．
6) 集団内あるいは集団間の水銀曝露および対象者属性（性，年齢など）にどのような多様性があるか．
7) 統計学的手法，研究計画，研究遂行の中でどのような点がとくに強力または脆弱であったか．
8) これらの疫学研究の解釈に動物実験はどのように貢献するのか．

5.5.3 フェロー諸島とセイシェルの研究

　フェロー諸島出生コホート研究（＝フェロー研究）とセイシェル小児発達研究（＝セイシェル研究）は1980年代後半に開始された．前者は島の総出産数の75.1%をカバーする母子1,023組が，後者はマヘ島を中心に779組の母子が登録された．曝露指標に供された生体試料は，フェロー研究では臍帯血と出産後の母親頭髪であり，セイシェル研究は出産後の母親頭髪のみであった．魚を多食する習慣があるかどうかで集団のメチル水銀の曝露上限値は変わる．魚多食集団においては，魚をまったく食べない人もいるが，好んで多食する人もいるので曝露範囲は広くなる．北大西洋上にあるフェロー諸島住民は島の入り江で捕獲するゴンドウクジラをタンパク源として食べ，月当たりの鯨肉摂食回数の多い人ほど水銀濃度は高かった．一方，南インド洋上に位置するセイシェル国民は世界でも有数の魚多食民族である．1998年11月までに公表されたメチル水銀の曝露レベルは両者とも似通っていたが，曝露量と神経発達検査成績の関連性における結果は両者で異なっていた．

　セイシェル研究では，子どもが5.5歳になった時点で認知能力，言語の表現・理解力・読書力，計算能力，視空間能力を調べる6つの神経心理学検査が用いられた．子どもの出生時体重，出生順位，性，授乳歴，保護者の知能，社会経済状況指標など重要な交絡因子を考慮して解析すると，メチル水銀の神経発達に悪影響を及ぼすような結果は認められなかった．一方のフェロー研究では，神経内科学的検査，神経行動学的検査，神経心理学的検査，神経生理学的検査が7歳児1人に4時間かけて行なわれ，また交絡因子も調べられた．この解析により，臍帯血ないし毛髪水銀濃度の増加にともない，記憶，注意，言語などの能力が低下するという関係が観察された．同様に，聴神経から脳幹に至る伝導時間（聴性脳幹誘発電位潜時）は遅延し，収縮期血圧は高くなることが示された（表5.5.1）．

　最終的に，米国科学アカデミー研究評価委員会はフェロー研究を採択し，これを受けて2001年に米国環境保護庁（EPA）は，神経心理・行動学的検査で得られた母親毛髪水銀の臨界濃度11 μg/gを用い，メチル水銀を摂取しても健康影響が現れない1日当たりの最大摂取量（RfD，0.1 μg/kg体重/日）を改訂した．しかし，2つの研究成績に対して，同委員会は次のようなコメントを付した．(1) 曝露指標として，母親の出産時毛髪水銀濃度と臍

表 5.5.1 2つの出生コホート研究の概要

	フェロー諸島出生コホート研究	セイシェル小児発達研究
主たる研究者の機関	南デンマーク大学	米国ロチェスター大学
コホートの出生登録年	1986–1987 年	1989–1990 年
母親出産時毛髪水銀	平均 4.3（範囲 0.2–39.1）$\mu g/g$	平均 6.8（範囲 0.5–26.7）$\mu g/g$
健康影響の調査時期	7 歳，14 歳	66 カ月，9 歳，17 歳
初回の調査に用いられた影響指標	神経行動学的検査（認知能力，言語表現と理解能力，読書力と計算能力，視空間能力，神経行動評価システムに含まれるフィンガータッピング検査など），視覚誘発電位，聴性脳幹誘発電位，心拍変動，身体重心動揺検査，血圧測定，視野検査，聴力検査	McCarthy General Cognitive Index, Preschool Language Scale, Woodcock-Johnson Tests Letter-Word Recognition, Bender Gestalt 検査，子どもの行動チェックリスト
研究の最終結論	出生時のメチル水銀濃度が高くなるにつれ，神経心理・行動学的検査および神経生理学的検査の成績は悪化する	胎児期メチル水銀曝露は，神経心理・行動学的検査成績に対し，あるときは正の，あるときは負の関連を示し，一貫性がない

帯血水銀濃度のどちらが適切か．(2) セイシェル研究は主に臨床評価に基づく神経学的所見の重症度を調べる検査を用い，他方のフェロー研究はメチル水銀で特異的に障害されやすい脳機能を調べる検査を行なった．このため，両者の比較は根本的に不可能であり，共通する検査が今後の研究で用いられるべきである．(3) 両研究は過剰と思われる交絡因子の調整を行なっており，そのため結果が過小評価されている可能性がある，などである．

5.5.4 異なる結論の帰結

　研究評価委員会の疑義に応えるべくフェロー研究グループは続報を発表した．フェロー諸島の住民が食べているクジラの脂身には高濃度の PCB が含まれる．そこで臍帯組織 PCB 濃度を測定してその影響を検討すると，神経系に及ぼす PCB 影響はメチル水銀影響の調整後消失した．また，フェロー研究の臍帯血中鉛濃度平均（1.6 $\mu g/dL$，最大値 11 $\mu g/dL$）はきわめて低かったので，鉛影響を当初考慮しなかった．しかし，近年子どもの鉛研究において 10 $\mu g/dL$ 以下の血中鉛が知能指数の低下と関連すると報じられるようになり，フェロー研究でも無視できなくなった．その結果，メチル水銀影響を考慮しても，臍帯血中鉛の上昇は認知機能の低下と関連することが示唆された．究極の問題は，メチル水銀の神経影響が永続的か否かという点である．これを明らかにするために 14 歳児でも同じ検査が行なわれた．メチル水銀の出生後の曝露を考慮しても，臍帯血や母親出産時毛髪のメチル水銀は 7 歳時に実施した検査成績と同様の関連性を示し，一部の神経機能においてメチル水銀は非可逆的変化を惹起すると考えられた．

　セイシェル研究でもコホートが 9 歳になるときに再調査が実施された．フェロー研究で用いられた検査もいくつか加えられ，神経心理・行動学的検査 21 指標が解析された．このうち，視覚運動協調機能を評価するペグボード検査と注意欠陥多動性障害のスクリーニング検査法であるコナーズ教師用評価尺度の得点が，母親の出産時毛髪水銀濃度と有意な

関連を示した．セイシェル研究グループは，メチル水銀が子どもの神経発達に対して，あるときは正の，あるときは負の関連を示すことから，メチル水銀は一貫性のある発達影響を及ぼさないと主張した．ところが，新たにコホートを募って開始したセイシェル小児発達栄養研究の結果を 2008 年に専門誌に発表し，それまでの主張を翻した．すなわち，母子ペア 229 組からなる新規コホートにおいて魚由来の母体血漿 n-3 PUFA が小児神経発達に良好な影響を及ぼすことを確認したが，n-3 PUFA の影響を調整したところ，毛髪水銀濃度と神経発達の間に有意な負の関連を認めたのである．

　セイシェル研究とフェロー研究の相違点は，前者はメチル水銀の曝露指標と神経発達に影響し得る第 3 の因子（交絡因子，たとえば養育者の知能，測定時の年齢，性別など）を用いて影響指標（神経発達検査の成績）との関連性を検討したのに対し，後者はメチル水銀指標と交絡因子の他に魚摂取量を解析の中に加えていた．ところが，セイシェル小児発達栄養研究で明らかにされた事実は，前述の関係以外に，魚摂取量の増加はメチル水銀の高値をもたらすとともに n-3 PUFA も高くなる．換言すると，毛髪水銀濃度と血漿 n-3 PUFA の間には有意な正の相関が存在するということであった．筆者らは，毛髪水銀濃度を測定すれば，その値は曝露指標としてのメチル水銀量を表すと信じる．しかし，その値は n-3 PUFA 値を並行して表し得るので，この誤謬を回避するための方策が研究デザインの段階で導入されるべきであった．すなわち，血漿 n-3 PUFA を直接測定するか，代用となり得る指標（たとえば，母親の妊娠中の魚摂取量）の追加が必要不可欠であった．かくして論争の幕が引かれ，低濃度のメチル水銀が小児の神経発達に有害影響を及ぼすことは間違いのない事実であると 2009 年頃から認められるようになった．

5.5.5　2 つの出生コホート研究からの教訓

　低濃度のメチル水銀曝露に関する 2 つの出生コホート研究を概観する中で以下の 3 つの教訓が提示されよう．(1) 曝露指標と影響指標の関係をかく乱する交絡因子を見逃さない．セイシェル研究では神経心理学検査成績に関連する多くの因子を調べて多変量解析の中で調整したが，魚由来の曝露をメチル水銀のみと考えた．(2) 出生コホート研究の目的が有害物質による疾患の発症を明らかにすることであるならば，発症率の低い疾患を扱うためには出生コホートの標本数を大きくする必要がある．一方，標本数が大きくなると，有害物質の測定やコホートの追跡に巨額の費用を要するとともに，個々の対象者における健康影響を測定する精度が問題となる．とくに，神経心理学的検査は検査者の話術を含む技量に大きく依存し，かつ検査に長時間を要することから検査者も多数必要となり，検査者間バイアス（＝測定バイアス）が生じやすい．セイシェル研究では複数の検査者が雇用され，このため検査手順の標準化に細心の注意が払われた．一方のフェロー研究では熟練した臨床神経心理士がひとりで行なったので測定バイアスの混入は最小限に抑えられた．(3) 胎児の曝露指標として母親の出産時毛髪水銀値が両研究で使用されたが，フェロー研究ではさらに臍帯血水銀濃度も使用した．メチル水銀は，胎盤を経由して母体血から臍帯血に選択的

に移行するが，この移行比率は異なる母子ペアの間で大きく異なる．毛髪を用いる利点は，試料採取が容易であり，かつ毛髪を毛根から1cm長ごとに切断して分析すると対応する妊娠期間中の曝露量を推定できることである．しかし，生まれてくる子どもの神経影響を評価する際には臍帯血の方がより直接的な生体試料と考えられる．たとえば，フェロー研究の心臓性自律神経機能に及ぼすメチル水銀の有意な関連は，曝露指標として母親毛髪水銀濃度を用いるとみられなかったが，臍帯血水銀濃度との間では観察された．

5.5.6　毒性学における疫学と動物実験の補完関係

　疫学は人間集団を用いて因果関係を検証する研究方法であるが，毒性学の観点からは限界もある．動物実験では遺伝子影響や生育環境を共通にすることができ，しかも高濃度の有害物質を純粋な形で投与することが可能となるが，ヒトでこれらを一定に保つことは不可能に近い．対象集団を選択する際，発展途上国では環境有害物質の曝露濃度が高くかつ広い曝露範囲を確保することが可能となるが，そこで得られた曝露データと神経心理・行動学的検査成績などの影響指標との解析結果を先進国にそのまま適用してよいかどうか疑わしい．一方，環境規制の進んだ先進諸国では曝露濃度がかなり低く，既存の規制値以下の曝露データから臨界濃度を算出することの妥当性が問われる．また低濃度曝露の場合，起こり得る健康影響も検出限界ギリギリの軽微な変化である可能性が高く，その他の有害物質の影響も無視できなくなる．つまり，低濃度曝露下の疫学研究ではメチル水銀だけでなく，鉛，ヒ素，残留性有機汚染物質，セレンなども測定し，同時曝露モデルとして解析しなければならない．最後に，低濃度のメチル水銀曝露で神経影響が生じることをヒトで立証しても，脳のどの部位で，どのような機序で障害が起こったのか説明することは至難の業である．このことが，一方で，メチル水銀毒性のリスクコミュニケーションを難しくする．たとえば，フェロー研究でメチル水銀濃度が高くなるにつれて聴性脳幹誘発電位の潜時が延長することを報告したが，ヒトへの無症候性影響がどのような障害を具体的に指すのか十分に説明できないでいる（おそらく神経接合部の機能が傷害されているのだが……）．このように，疫学も動物実験も万能ではなく，両者は補完関係にあるということを常に記憶にとどめておかねばならないのである．なぜなら，毒性評価は"ヒト"への健康影響が念頭に置かれているからである．

参考文献

1) Choi, A. L. et al. (2008) Crit. Rev. Toxicol. 38, 877-893.
2) Davidson, P. W. et al. (1998) JAMA 280, 701-707.
3) Grandjean, P. et al. (1997) Neurotoxicol. Teratol. 19, 417-428.
4) 村田勝敬他 (2005)『日本衛生学雑誌』60, 4-14.
5) Murata, K. et al. (2007) Tohoku J. Exp. Med. 213, 187-202.
6) 村田勝敬他. (2011)『産業衛生学雑誌』53, 67-77.
7) 村田勝敬他. (2011)『日本衛生学雑誌』66, 682-695.
8) National Research Council (2000) Toxicological Effects of Methylmercury, National Academy Press, Washington, D. C.
9) Strain, J. J. et al. (2008) Neurotoxicology 29, 776-782.

第6章

毒性学と社会との関わり

本章の概要

　ここまでの各章では，毒性学者（トキシコロジスト）がどのような場所でどんな方法を用いて毒性を理解しようとしているかが述べられてきた．第6章は，そのように苦労して調べた成果がどのように社会に使われるのかという，毒性学の1つの目的地について解説している．具体的には，科学的なトキシコロジー研究と，その知見を活用する社会との橋渡しとなる2つのしくみ，すなわち，法律と行政，およびリスク・コミュニケーション，を取り上げて解説する．

　化学物質とつきあうにあたり，第1章で述べられたリスク分析を用いて対応するアプローチが現代では主流である．リスク分析の3要素（1.3節）のうち，本章の2つの節では，リスク管理とリスクコミュニケーションとの2つに重点をおいている．6.1節では大気汚染物質を例にとって，さまざまな法律上の基準値がどのような根拠や考え方によって決められているのかが解説される．決め方のベースには個々の物質の毒性発現の機序が考慮される場合もある．現実社会におけるいわゆるレギュラリー・トキシコロジーと毒性学のもっとも基礎科学的な部分とのつながりの一端をうかがうことができるといえよう．6.2節では，魚に含まれるメチル水銀が健康に及ぼすリスクを，いかに専門外の人に伝えるかという問題が取り上げられる．5.5節で紹介された水銀影響に関する海外の出生コホート調査の結果が，日本の一般国民に向けたメッセージに変換されたプロセス，および，リスクの中身を誤解なく適確に伝えるために腐心された経過がリスクコミュニケーションにかかわった立場から克明に述べられている．

　リスク評価までが科学的プロセスであり，管理・コミュニケーションは科学の外であるという言い方がなされることが多い．しかし本章からは，管理・コミュニケーションの場面においても，科学的な態度・判断が基礎になっていることがわかるのではなかろうか．

　トキシコロジーの最終的な目標が何か，という質問への答えは専門家でも多様であろう．<u>人間社会と化学物質の「つきあい方」の適切な指針を科学の立場から示すこと</u>は，その目標の1つといってよく，第6章はこちらの目的地について解説している．もう1つの目的地は，より基礎生命科学に近いもので，生物が外界から取り込む物質をどのように処理しているかという大きな課題に答える，いわば，毒をみて生物を理解するといったもので，本書の中にもそんな雰囲気をにおわせた部分があることに気づかれた読者もいると思う．毒性学にとってはどちらの道筋も大切だし，両方の道筋がところどころで交差して次第に伸びていくのが毒性学の進展のしかたであるともいえる．事実，第5章と並んで第6章の記述の中にも，基礎科学的な知見が活用されている部分が散見されるし，いうまでもなく，毒性学のラボ・ワークの大部分は現実の出来事に端を発している．

　毒性学を習うと（そして本書でも）LD_{50}やNOAELの値は確かに，ある物質の毒性につ

いて，私たちに一定のイメージをもたせてくれる．よく知らない物質に遭遇したときに，こうした情報があることは確かに重要である．しかし，その物質の毒性ははるかにダイナミックな性質であり，そこに焦点をあてるところに生物学と化学の接点としての毒性学の面白さがある．さらに，毒性学の知識を社会へ応用する際には自然科学の考え方が活用される点，毒性学は本質的に学際的でもあって，柔軟な思考をもった研究者が活躍すべき場所もいくらでもある．

　私たちは日常的にきわめて多種類の化学物質に同時に曝露されているが，それらの総和として私たちがどんな影響を受けるかについて，毒性学はまだ十分に答えることができない．2011年に *Nature* 誌に寄せられた論文では，地球というシステムの安定を考えるうえで，今環境中にある何万種という化学物質総体のリスクは地球温暖化クラスの問題かもしれないが，どの程度逼迫した問題なのかについては何ともいえない，と指摘している．1.1節に述べられた低用量問題は，シンプルな問題であるが，これをすっきり説明した研究はない．一方では，コンピュータを使って毒物の影響に関する多くの情報から有益な情報を取り出すバイオ・インフォマティクスやcomputer toxicologyが急速に展開しており，こうした問題にも遠からず一定の答えが出せるのかもしれない．

6.1 有害化学物質のリスク評価と管理 ——有害大気汚染物質の事例

青木康展・松本 理

6.1.1 リスク評価とは

「リスク」とは，好ましくない事象が起こること，あるいはその確率，程度の総称である．したがって，自然現象や社会で起こるさまざまな事象はすべてリスクを評価する対象となるが，本節の対象である環境リスク評価とは，有害化学物質など環境因子の曝露によりヒトあるいは野生生物や生態系にとって，起こってほしくないことや好ましくないこと（事象）が起こる確率，および程度（重大さ）を評価することである．

リスクはしばしば，「リスク」＝「有害性」×「曝露量」として概念的に示される．化学物質曝露による発がんについては，この考え方を直接適用し，リスクが評価されている．その場合，「有害性」の値として「単位曝露量当たりの発生確率」（スロープファクターという，多くの場合の単位は /(mg/kg/day)），あるいは「単位曝露濃度当たりの発生確率」（ユニットリスクという：後述）を数理モデルを用いて導出し，「曝露量」あるいは「曝露濃度」の値との積から，がんの発症確率が予測されている．一方，発がん以外の化学物質曝露による環境リスク評価，中でも本節で述べるようなリスク管理のための基準値の設定など，現実への対応が求められるリスク評価の場面では，化学物質曝露からヒトの健康や野生生物の生存が影響を受けないようにするため，「曝露量」と「有害性」の関係を明らかにしたうえで，その化学物質の曝露による有害性が現れない「曝露量」を推定することが行なわれている[1]．

6.1.2 環境中への化学物質の排出量把握

ヒトの生産活動において使用・生産・生成された多種多様な化学物質は，大気，河川や海洋などの水域や土壌中に排出されている．水域や土壌中に存在する化学物質は主に食物・飲料水を介して経口摂取される可能性がある．一方，大気中に存在する化学物質にヒトが曝露される主要な経路は吸入曝露である．では水域や土壌あるいは大気中に，直接的・間接的にヒトの健康に有害作用を及ぼす化学物質が，どの程度の量，排出され，実際に存在するのであろうか．

排出量を把握するための主要な制度が，2001年から開始された化学物質排出移動量届出（pollutant release and transfer registration, PRTR）制度である．環境への化学物質の排出量を把握する制度は，1974年にオランダで開始された個別物質排出目録や米国の有害物質排出目録（1987年）などにはじまるが，わが国のPRTR制度では，トルエンやベンゼンなどヒトへの有害性，生態系への影響などを有する462種類の化学物質について，一定量以上の使用や製造を行なっている事業所は，大気や公共水域など環境への放出量や廃棄物

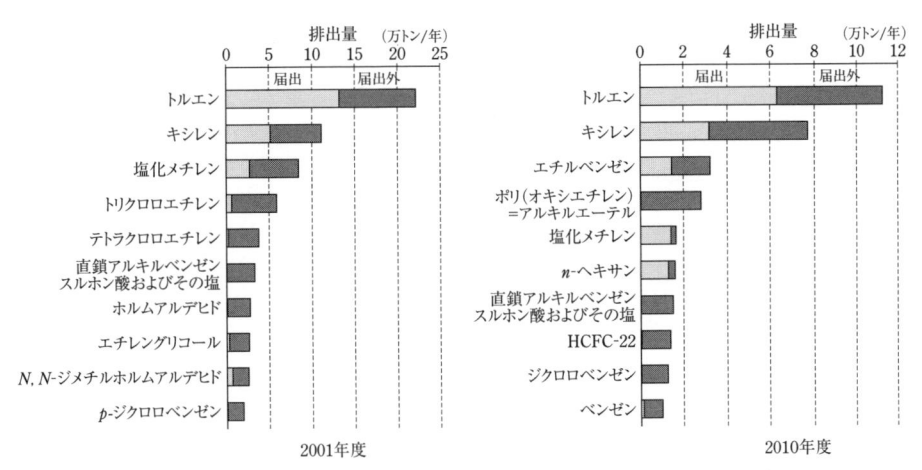

図6.1.1 全国における排出量上位10物質とその排出量（文献2より）

としての移動量を国に届け出ることが求められている．国はこの届出量（届出排出量）を集計し，また，届出対象でない小規模な事業所や家庭，農地，自動車などからの排出量（届出外排出量）を推計・集計して，届出排出量と届出外排出量を総合的に把握できるようにしている[2]．同様の制度は諸外国で実施されているが，どのような化学物質の排出削減が必要かを明らかにすることがその大きな目的である．

PRTR制度で把握された排出量上位10物質を図6.1.1に示す．2001年度と2010年度を比較すると，全体として排出量が大幅に減り，また，使用と排出の抑制などの対策がとられている．トリクロロエチレン，テトラクロロエチレンなどの溶剤やホルムアルデヒドの排出量が大幅に減少したことがわかる．また，トルエンやキシレンなどの揮発性物質の排出量が多いことから推測される通り，2010年度の時点で，届出排出量のうち91%が大気に排出されている[2]．したがって，環境からの化学物質曝露による健康影響を考えるとき，大気はとくに配慮が必要な環境媒体である．

6.1.3 大気中の化学物質の環境基準

ヒトの健康に有害な影響を及ぼす可能性のある多種多様な化学物質が大気中に排出されていることは，古くから認識されている．たとえば，1960年代から1970年代後半にかけては工場の排煙による大気汚染は激しく，喘息などの健康被害が発生していた．そこで，1973年以降には二酸化硫黄や二酸化窒素などの5物質の大気汚染物質の環境基準が設けられた[3]．環境基準が設けられた汚染物質については，大気中の濃度を環境基準以下に下げるために排出の規制などさまざまな施策がとられている．さらに，2009年には，微小粒子状物質（$PM_{2.5}$）の環境基準が設けられた．

また長期的に曝露されると，がんなどの健康影響を起こすことが懸念される有害大気汚染物質の対策として，優先取組物質を指定し，1997年からベンゼンなど5物質については大気の環境基準（表6.1.1A）が設けられている[3]．さらに8物質の優先取組物質について排出抑制努力の指標などの機能を期待する値として，指針値（表6.1.1B）が設定されて

表 6.1.1 有害大気汚染物質のリスク評価結果—A 大気の環境基準・

A

物質名	環境基準	評価値算出のエンドポイント	種	モデル*(UR[/(μg/m^3)], RL) NOAEL または LOAEL(UF**)
ベンゼン	3 μg/m^3	がん(白血病)	ヒト	平均相対リスクモデル (UR 3–7×10^{-6}, RL 10^{-5})
トリクロロエチレン	200 μg/m^3	神経影響	ヒト	LOAEL 200 mg/m^3(UF 1000)
テトラクロロエチレン	200 μg/m^3	神経影響	ヒト	LOAEL 200 mg/m^3(UF 1000)
ダイオキシン類	0.6 pg-TEQ***/m^3	生殖発生毒性 免疫毒性等	ラット	体内負荷量より算出した LOAEL に基づく耐容一日摂取量(TDI)より試算(UF 10)
ジクロロメタン	150 μg/m^3	神経影響	ヒト	NOAEL 300 mg/m^3 (UF 2000)

*UR: unit risk(ユニットリスク),RL: risk level(リスクレベル)
**UF: uncertainty factor 不確実係数
***TEQ: TCDD 等価毒性値(4.7 節参照)として環境基準を算出

B

物質名	指針値	評価値算出のエンドポイント	種	model(UR[/(mg/m^3)], RL) NOAEL または LOAEL(UF)
アクリロニトリル	2 μg/m^3	慢性影響(自覚症状,肝障害等)データの総合判断	ヒト	NOAEL 1 mg/m^3 (UF 500:総合的係数,曝露時間換算含む)
塩化ビニルモノマー	10 μg/m^3	がん (肝・胆道系がん)	ヒト	平均相対リスクモデル(総合的判断)(UR 1.0×10^{-6}, RL 10^{-5})
水銀(蒸気)	0.04 μg Hg/m^3	神経影響	ヒト	LOAEL 20 μg/m^3(UF 500:総合的係数,曝露時間換算含む)
ニッケル化合物	0.025 μg Ni/m^3	がん (肺・鼻腔がん)	ヒト	平均相対リスクモデル (UR 3.8×10^{-4}, RL 10^{-5})
クロロホルム	18 μg/m^3	がん(腎がん)	マウス	NOAEL 25 mg/m^3(UF 250)
		鼻腔影響	マウス	LOAEL 25 mg/m^3(UF 250)
1,2-ジクロロエタン	1.6 μg/m^3	がん(乳腺腫瘍)	ラット	数理モデル(Multistage model) (UR 6.3×10^{-6}, RL 10^{-5})
1,3-ブタジエン	2.5 μg/m^3	がん(白血病)	ヒト	平均相対リスクモデル (UR 4.0×10^{-6}, RL 10^{-5})
ヒ素およびその化合物	6.0 ng-As/m^3	がん(肺がん)	ヒト	平均相対リスクモデル (UR 1.7×10^{-3}, RL 10^{-5})

いる.2010 年時点で 23 物質が優先取組物質に指定されているが,いまだ目標の値が設定されていないアセトアルデヒド,酸化エチレン,ベリリウム,ベンゾ[a]ピレン,ホルムアルデヒド,マンガン,三価クロム,塩化メチル,六価クロム,トルエンについては,順次環境基準あるいは指針値が設定されることになっている.

これら環境基準や指針値が設定されている物質の特徴は,環境モニタリングのための測定法が指定されていることである.大気汚染物質の環境基準・指針値の達成を確認するための大気環境モニタリングは,国および地方公共団体により道路沿道,発生源周辺をはじ

B 指針値

発がん性の閾値に関する判断	代謝過程, 感受性等に関するヒトと実験動物の差異の知見
なし	
あり	
あり	
(あり)	
明言せず（ヒトではなし？）	

発がん性の閾値に関する判断	代謝過程, 感受性等に関するヒトと実験動物の差異の知見
明言せず（ヒトに対する遺伝子障害性は不明確）	毒性代謝物解毒機構に種差あり
なし	疫学研究と動物実験におけるURのオーダーがほぼ一致（肝血管肉腫）
発がん性証拠なし, 毒性の閾値はあり	
明言していないが, なしとして評価している	ヒトの方が発がん性明確
あり	
なし	
なし	代謝・発がんメカニズムの違いの明確な知見なし, エポキシド生成能の種差あり
なし	無機ヒ素化合物のメチル化代謝能に種差あり, ヒトの代謝能は実験動物に比し低い

めとした都市部を中心に全国でおおむね300–400の測定地点で行なわれている[4]. 2010年の時点で環境基準・指針値を達成していない測定地点は全国で数地点であり, 排出削減の効果が認められている.

6.1.4　大気の環境基準・指針値設定のリスク評価

環境基準や指針値を設定する際の健康リスク評価は, 表6.1.1に示すように, 従来はヒトの健康影響の知見（疫学研究の知見）に基づいて行なわれてきた. 多くの化学物質について動物実験の知見が得られているのに, ヒトの知見に基づいて環境基準・指針値が設定されてきたのは, 疫学データはヒトから直接得られるデータであることから重要性が高い[5], との考え方に従ったものである.

ヒトの知見を基にしたリスク評価では, 発がん以外の健康影響（神経影響など）が観察される場合, 作業環境などでの曝露濃度を推定し, 影響が観察されない濃度（NOAEL）を求めて, その濃度をヒトの個体差や曝露期間の違いを考慮した係数（不確実係数など）で除した値を算出し, この値を基に, ヒトで健康影響が発現しないと推定される濃度として環境基準や指針値が設定されている.

しかし発がん性に関しては, 他の毒性の評価と異なり, 曝露濃度が低い場合にも曝露量に応じてがんの発症確率は上昇するという考えのもとにリスクを評価している. これは, 閾値が存在しない用量−反応関係を示すと考えられている放射線による発がんの考え方を化学物質による発がんにも適用したものであり, また, 直接DNAに作用して発がんの原因の1つである遺伝子突然変異を誘導する化学物質の作用には閾値が存在しないと考えられてきたことなどもその根拠としてあげられる. 発がんのリスク評価では, 発がん率の増加がみられた作業環境などでの曝露濃度を推定し, 対照集団（非曝露集団）に比べて上昇した過剰がん発症率を, 曝露濃度で除し

てユニットリスク (unit risk: 単位曝露濃度当たりのリスクのこと．単位は$/(\mu g/m^3)$) を求める（表6.1.1参照）．このユニットリスクに生涯平均曝露濃度を掛けた値は生涯発がん確率となる．わが国の大気環境行政において環境発がんリスクを評価する場合，疫学的に観察がほとんど不可能と考えられる100,000人に1人の発がん率増加（10^{-5}リスクレベル）に相当する曝露濃度を算出して，これを基に環境基準や指針値が設定されている．

しかしながら，多くの疫学研究の知見は作業環境での化学物質の吸入曝露による健康影響として得られたものである．作業環境の改善が国際的にも進み，化学物質の高濃度曝露が発生しにくい状況をふまえると，今後，ヒトでの健康影響の知見が得にくいことが予想される．そこで，ラットやマウスなど実験動物に対する吸入曝露実験によって得られた有害性の曝露濃度−反応関係の解析に基づく環境基準・指針値の設定が進められており，すでに，クロロホルムと1,2−ジクロロエタンの指針値は，マウスやラットの吸入曝露実験データを用いたリスク評価に基づき設定されている（表6.1.1参照）．

6.1.5　動物実験のデータに基づいたリスク評価

（1）一般毒性の場合

ラットやマウスなどの実験動物を用いた毒性試験におけるNOAELの曝露濃度でヒトに影響が現れない保証はまったくない．そこで，ヒトでも確実に影響が現れない濃度を推測したいという要請から，NOAELを不確実係数で除して参照濃度（用量）(reference concentration, RfC（〜dose：RfD）) と呼ばれる濃度を算出することが行なわれている．

$$RfC = NOAEL/不確実係数（UF）$$

動物実験からのリスク評価の場合，UFとして，実験動物より感受性が高い可能性（種差）を考慮した係数（多くの場合10），ヒトの感受性の個人差（個体差）を考慮した係数（最大10）などいくつかの係数を掛け合わせた値が採用されている．指針値はこのRfCを基に設定されるが，クロロホルムの場合，鼻腔影響のデータからはNOAELが推定できず，LOAELしか得られていないため，LOAELからNOAELへの外挿を想定した不確実係数も含め，係数積250でLOAELを除した値を基に指針値が設定されている．

（2）発がん性の場合

実験動物への生涯曝露実験から得られた曝露濃度と発がん率との関係に，Multistageモデルなど適切な数理モデルを当てはめて，10%の発がん率上昇をもたらす濃度（BMC_{10}：10%ベンチマーク濃度）を求める．さらにより安全性を確保する立場から，10%ベンチマーク濃度の95%信頼下限値（$BMCL_{10}$）を算出する（1.3節参照）．この値は通常，動物実験における断続曝露の濃度から求めた値であるので，これを連続曝露の平均濃度に換算し，さらにヒトの同等濃度に変換する．$BMCL_{10}$以下の濃度では，曝露濃度と発がん率の上昇の関係は，線形であるとみなし，単位濃度当たりの発がん率の上昇を求めることに

より，ユニットリスク（$=0.1/\text{BMCL}_{10}$；ヒト同等濃度におけるBMCL_{10}）を算出する．

動物実験知見に基づくリスク評価でも疫学知見の場合と同様に，

$$10^{-5}\text{リスクを与える生涯曝露濃度}=10^{-5}/\text{ユニットリスク}$$

として10^{-5}のリスクに相当する濃度が算出される．1,2-ジクロロエタンの場合，ラットの乳腺腫瘍発症率からユニットリスクを$6.3\times10^{-6}/(\mu\text{g/m}^3)$，$10^{-5}$リスクに相当する生涯曝露濃度を$1.6\,\mu\text{g/m}^3$と算出している[6]．ただし，遺伝毒性がないか，あるいはその遺伝毒性が発がん性と関係しない化学物質の発がんでは，ユニットリスクの算出によるのではなく，一般毒性と同じように，NOAELをUFで除してRfCを算出している．たとえば，クロロホルム曝露によるマウスの腎がんの知見に基づく指針値設定のためのリスク評価では，NOAELをUF 250で除してRfCが算出された．このRfCと前述のマウスの鼻腔影響の知見に基づくRfCは同じ値であり，この値に基づいてクロロホルムの指針値は設定された．

環境基準の効果についてさまざまな議論が行なわれているが，わが国が早期に環境基準を設定し，大気汚染の削減対策をとったことは，結果として社会が対策にかけるコストを低下させることに繋がったと評価されている[7]．環境基準の設定後，大気中のベンゼン濃度の低減効果が認められており[3]，今後とも，環境基準，指針値が化学物質管理に果たす役割は大きい．

引用文献

1) WHO (1999) Environmental Health Criteria 210 PRINCIPLES FOR THE ASSESSMENT OF RISKS TO HUMAN HEALTH FROM EXPOSURE TO CHEMICALS: http://www.pic.int/Portals/5/secEdoc/Environmental%20Health%20Criteria%20210.pdf
2) 環境省．PRTRインフォメーション広場 http://www.env.go.jp/chemi/prtr/result/index.html
3) 環境省．大気汚染に係る環境基準 http://www.env.go.jp/kijun/taiki.html
4) 環境省．平成22年度 大気汚染状況について（有害大気汚染物質モニタリング調査結果報告）http://www.env.go.jp/air/osen/monitoring/mon_h22/index.html
5) 環境省水・大気環境局（2006）今後の有害大気汚染物質対策のあり方について（第八次答申）http://www.env.go.jp/air/kijun/toshin/08-1.pdf
6) 松本理・青木康展（2006）『大気環境学会誌』41, 196–208．
7) 日本の大気汚染経験検討委員会（1997）『日本の大気汚染経験』公害健康被害補償予防協会．

| 6.2 | リスクコミュニケーションの現場から——メチル水銀を例に | 佐藤　洋 |

　平成15（2003）年6月は，私にとって忘れがたい．厚生労働省から「水銀を含有する魚介類等の摂食に関する注意事項」が発せられ，その結果社会に少なからぬ影響（混乱というべきかもしれない）を与え，また自分自身もその渦中に巻き込まれたからである．食の安全と安心に関するリスクコミュニケーションを考えるうえでも重要な出来事であったと思われる．その時期をふりかえり，食の安全・安心に関わるメッセージを発する際に考慮するべきこと，リスクコミュニケーションはどうあったらよいかを考えてみたい．

6.2.1　開催された会議

　平成15年6月3日に開催された厚生労働省の薬事・食品衛生審議会食品衛生分科会乳肉水産食品・毒性合同部会の議題は「魚介類に含まれる水銀に関する安全確保について」であった．この月の10日から第61回JECFA（Joint FAO/WHO Expert Committee on Food Additives）がローマで開催され，そこでメチル水銀の耐容摂取量が議論されることになっていた．また，食品安全基本法が施行され，翌7月に内閣府食品安全委員会が設置される直前であった．

　この合同部会に私は参考人のひとりとして，国立水俣病総合研究センターの坂本峰至先生，当時独立行政法人国立健康・栄養研究所の吉池信男先生らとともに出席を要請された．私の役目は，メチル水銀胎児期曝露のコホート調査を紹介することであった．

　上記合同部会の様子を議事録[1]に基づいてふりかえってみる．

（1）わが国の現状

　まず，わが国の現状について事務局からの説明があった．

　昭和48年に厚生省から各都道府県に「魚介類中の水銀の暫定的規制値について」が通知され，「水銀の暫定的規制値は総水銀として0.4 ppmとし，参考としてメチル水銀0.3 ppmとした．ただし，この暫定的規制値は，マグロ類（マグロ，カジキおよびカツオ）および内水面水域の河川産の魚介類については適用しないものである．」さらに，「この暫定的規制値は正しい運用によって一般的には十分な安全性が確保されるものであるが，妊婦および乳幼児に対しては，各方面の魚介類の調査結果と食生活の実態を考慮のうえ適切な食事指導にあたられたい．また，マグロ類その他の魚介類を多食する者についても食生活の適正な指導を行なわれたい」という記載もある．

　次にわが国で食べられている魚介類の水銀濃度の調査結果が紹介された．

　日本で主に食べられているマグロ類のメチル水銀は，インドマグロでは平均値が1.08 ppm，キハダマグロ0.24 ppm，メバチマグロ0.96 ppm，本マグロ0.99 ppmで，キハダ

マグロで比較的低く，それ以外の魚種ではおおむね平均1ppmというレベルであった．マグロ以外の魚種では，ほとんど暫定的規制値を下回っている．ただし，深海性のキンメダイでは暫定的規制値以上であった．

鯨類についても調査結果が紹介され，魚を食べるハクジラ類に属するツチクジラ，バンドウイルカ，イシイルカ，コビレゴンドウ，マッコウクジラは暫定的規制値を超えるものがみられ，一方，プランクトンを主に食べるヒゲクジラ類に属するミンククジラ，ニタリクジラの水銀濃度は低いレベルであった．

（2） メチル水銀の影響

さらに各国の規制の現状などの説明のあった後に，メチル水銀の人体内での代謝や毒性，とくに胎児期曝露の生後の影響について，坂本参考人や私から説明した．また，WHOのEnvironmental Health Criteria 101等も紹介され，母親の妊娠中の毛髪中水銀濃度が10ppm程度を超えた場合に，胎児に対するリスクがあり得ることが共通認識となった．ただし，その影響は深刻なものでなく，詳細な神経・発達検査や電気生理学的な検査によってはじめて観察されるような軽微なものであることも了解された．

（3） 胎児を守る曝露管理

次に胎児期曝露，すなわち妊婦のメチル水銀摂取が懸念されることから，曝露管理のためにどのようにコントロールすれば良いのかが議論された．

まず，事務局から国民栄養調査による各種魚介類等の平均的な摂食量と各魚種等の水銀濃度から摂食頻度ごとのメチル水銀の曝露量のシミュレーションが以下のように示された．

すなわち，トータルダイエットスタディによる総水銀1日摂取量は，平均$8.4\,\mu g$/人である．仮にすべてメチル水銀であると仮定した場合，わが国の暫定的摂取量限度やJECFAの週間耐容摂取量（$0.17\,mg$/人あるいは$24\,\mu g$/人/日）と比較すると35%程度である．魚以外の食品から摂取する総水銀量（$8.4\,\mu g \times 12.4\%$）を引くと$23.0\,\mu g$/人/日が，基準を超えない量になる．一方，$8.4\,\mu g$を引いた$15.6\,\mu g$/人/日は，通常の生活で摂取している魚介類からの水銀を別にして，さらに魚介類から摂取しても基準を超えない量になる．国民栄養調査の摂食量に各魚種の水銀濃度を掛け，喫食頻度（毎日，週に6回から1回，それ以下）ごとに水銀摂取量を計算し，上記の基準を超えない量と比較した．鯨類についても同様の計算をした（表6.2.1参照）．

この計算結果の表をみながら，喫食量の分布や魚介類の食べ方，注意勧告の出し方，食事指導のあり方等々のさまざまな議論があった．議論の結果を当日中に何らかのかたちで出すのか，もっと食事指導の仕方等を議論してから出した方が良いのか，意見は集約されたとはいいがたかった．しかし，ここまで（魚種を特定して喫食頻度によっては基準を超えることもあると）議論したまま結論を出さないと，かえって混乱を来すことになるとの事務局側の考え方もあり，注意事項案を作成してさらに議論することになった．

表 6.2.1 国民栄養調査による魚種ごとの摂食量と総水銀濃度から算定したメチル水銀摂取量（文献1から作成）

魚　種	摂食者平均(g/日)	摂食者数(38,849人中)	水銀濃度(μg/g)	メチル水銀摂取量 μg/日						
				毎日	6回/週	5回/週	4回/週	3回/週	2回/週	1回/週
メカジキ	65.3	210	0.71	46.49	39.85	33.21	26.57	19.93	13.28	6.64
キンメダイ	76.8	264	0.58	44.37	38.03	31.69	25.35	19.01	12.68	6.34
サメ	60.1	18	0.98	58.66	50.28	41.90	33.52	25.14	16.76	8.38
ツチクジラ	88.2	24	0.70	61.74	52.92	44.10	35.28	26.46	17.64	8.82
バンドウイルカ	88.2	24	6.60	582.12	498.96	415.80	332.64	249.48	166.32	83.16
コビレゴンドウ	88.2	24	1.50	132.30	113.40	94.50	75.60	56.70	37.80	18.90
マッコウクジラ	88.2	24	0.70	61.74	52.92	44.10	35.28	26.46	17.64	8.82

注意事項の対象となった魚種等を示した．
黒太線右では水銀摂取量が 15.6 μg/人以下になる．
バンドウイルカは，5 週に 1 回でも 15.6 μg/人を超える．
コビレゴンドウは他のクジラとともに週 1 回以下とされた．

　注意事項の内容は，1 日当たりの摂食量を約 60–90 g として，魚の水銀濃度と喫食頻度から水銀の摂取量が 15.6 μg/人/日を超える魚種と，そうならないような喫食頻度を示すものであった．上述の国民栄養調査で極端に摂食人数が少ないものを除き，「バンドウイルカについては，1 回 60–80 g として 2 カ月に 1 回以下，ツチクジラ，コビレゴンドウ，マッコウクジラおよびサメ（筋肉）については，1 回 60–80 g として週に 1 回以下にすることが望ましい．また，メカジキ，キンメダイについては，1 回 60–80 g として週に 2 回以下にすることが望ましい」とするものであった．

　これをめぐって，マグロは 1 回の喫食量が少ないものの，調査では約 38,000 人のうち 1 万人以上が食べているので，何かコメントすべきとの意見が出された．水銀濃度が高いバンドウイルカは加工品として食べられているようで，消費者にとって認識は困難ではないか，との疑問も呈された．授乳中の母親への注意については，哺乳による曝露はほとんどないと考えられているので必要ないとの意見も出された．また，注意の対象に乳児や幼児を入れるのかについての議論もあった．他にも風評被害を招かないように注意すべきとの意見もあった．その結果「妊娠している方又はその可能性のある方」を対象として，上記の魚介類等の摂食量を頻度で抑え，対象とした人以外は特にこれまでの食生活で問題ないことを記すことになった．

　それを「薬事・食品衛生審議会食品衛生分科会乳肉水産食品・毒性合同部会（平成 15 年 6 月 3 日開催）の検討結果概要等について」および「水銀を含有する魚介類等の摂食に関する注意事項」で発表した[2]．

6.2.2　会議後の報道——キンメダイの切り身

　長い会議に疲れて宿泊先の部屋でテレビをみていた私の目にキンメダイの切り身のクローズアップ画像と「妊婦はキンメダイを週に 2 回以上食べてはいけない」とのナレーションが飛び込んできた．その夜の NHK ニュースのトップでの報道であった．それをみて，

大きな騒ぎになるのではと心配した．翌日の朝刊も，1面で伝える社が多かった．
　胎児への影響が懸念されていたため，妊婦が対象であることは報道されていたが，喫食頻度の制限が強く認識され，魚食を避ける行動をとる人々が多かった．とくに名指しされた魚のうちキンメダイは浜値が下がり，漁業者からは風評被害であるとの声も出てきた．
　これに対して厚生労働省は，6月5日に"平成15年6月3日に公表した「水銀を含有する魚介類等の摂食に関する注意事項」について（正しい理解のために）"[3]を発出し，さらに6月13日には，"平成15年6月3日に公表した「水銀を含有する魚介類等の摂食に関する注意事項」について（Q＆A）"[4]を出した．
　テレビや新聞のみならず週刊誌等でも報道され，大きな騒ぎはほぼ2週間続いた．その間，新聞等の電話取材やテレビ局のカメラ取材をいくつか受けて，背景や現実的な意味等を話したが，騒ぎはおさまらなかった．

6.2.3 「生活ほっとモーニング」

　そうこうしているうちに，NHKから「水銀を含有する魚介類等の摂食に関する注意事項」を正確に伝える番組をつくるのに協力を求められた．「生活ほっとモーニング」というテレビ番組である．制作スタッフの質問に答えるかたちで何度かシナリオづくりに協力しているうちに，責任上出演することになってしまった．
　ゲストは，雪印乳業社外取締役の日和佐信子さんと断乳したばかりの三井ゆりさんであった．日和佐さんは，開示は良かったが，説明不足で，胎児にどのような影響があるかを述べていないところが問題だとした．三井さんは，直前の短い打ち合わせだけで，的確な質問やコメントを発してさすがにタレントだと感心した．冷や汗か，ライトのせいなのか汗をかきながらも生放送を終えた．
　この番組の放映を機に，魚食を避ける行動はおさまりをみせたといわれている．これまでの厚生労働省の発表やマスコミの報道とは異なり，かなりていねいに説明したためと考えられる．これを指摘しているのが，安井至先生（当時国連大学副学長）の市民のための環境学ガイド[5]である．2003年版「キンメダイの環境コミュニケーション（06.22.2003）」をもとに記述してみたい．

6.2.4 キンメダイの環境コミュニケーション

　そのホームページ（HP）では，6月19日の番組でのこの問題の取り上げ方は，ほぼ完璧ともいえると評価した．実際にアンケートをとり，疑問をまとめ，それに答えるかたちで番組が作成されたからであった．

妊婦について：
　(1) なぜ妊婦なのか？
　(2) どんな影響があるのか？
　(3) どうして今発表なの？
　(4) 妊娠中に食べたがどうなの？
　(5) 水銀は体に蓄積するの？
　(6) 授乳中はどうなの？
魚について：
　(7) どうして魚に水銀があるの？
　(8) 他の魚はどうなの？

(9) なぜ特定の魚だけなの？	(13) 海草や貝はどうなの？
(10) 魚の水銀量は増えているの？	その他：
(11) 国はどんな調査をしたの？	(14) 水銀を取り除く調理法はあるの？
(12) 産地で水銀の量は違うの？	(15) 漁業への影響は？

　視聴者にとってみれば，どんな影響があるのかや，なぜ妊婦なのかは，大きな疑問だと思われる．番組では，次のようなことが紹介された：胎児の脳にまでメチル水銀が到達し影響が考えられるが，重い障害ではない．研究結果の例としては，ハクジラを食べているフェロー諸島での調査で妊娠中に水銀の曝露をより多く受けた児童では，音を聞いたときの脳内の処理速度がミリ秒オーダー以下で遅くなるが，実生活で何かに影響するということはない．しかし，これに対して水銀の影響はないとする研究結果（セイシェル共和国の調査）もあり，まだ決着は付いていない．

　これについて，説明を担当するアナウンサーがパネル等を用いて述べ，その後司会がゲストに確認するというようなやり方であった．

　一方，厚生労働省も上述のようにＱ＆Ａ[4)]を6月13日に出している．質問の内容はNHKのものと大差がないようだがやや堅く，回答は比較的素っ気ないというかあっさりしたものであった．たとえば，「一部の魚介類等では食物連鎖等によりメチル水銀が蓄積することにより，胎児に影響を及ぼすおそれがあるレベルの水銀を含有していることから，妊娠している方等については，魚介類等の摂食について，次のことに注意することが望ましいと考えています．（問2への回答）」と間接的に答えているだけであった．

　(7)の問いに対しては，NHKの番組では，「水銀は地球のどこにでもあり，一部が微生物の働きでメチル化して海水の中にある」と説明し，それに追加するかたちで，(9)の問いに対して，「メチル水銀を摂取した小型魚をさらに大型魚が食べる．したがって，大型魚には比較的多い水銀が見つかる」としている．

　(14)の問いは，厚生労働省のＱ＆Ａ[4)]にはないが，主婦としてはぜひ知りたいところであろう．回答は，残念ながら，メチル水銀はタンパク質と結合していると考えられており，調理によって減少することはない，である．

　厚生労働省の発表の問題点として，主に以下が考えられると「キンメダイの環境コミュニケーション」はまとめている．

　1）　メチル水銀の起源を説明していなかった．
　2）　リスクコミュニケーションのために必要な情報を厚生労働省が発表して，それを（わかりやすいかたちで：筆者追加）新聞が掲載し，テレビが放映するということに期待するという情報伝達の方法論が破綻しているのではないか．
　3）　厚生労働省のＱ＆Ａは6月13日に発表されているが，どうして6月3日に同時発表ができなかったのだろうか．

　さらに今後にむけての改善点としては，以下のような提案がなされている．

　1）　報道（発表：筆者追加）資料と同時に，Ｑ＆Ａを作ってHPに掲載する．

2) お役所用語と自己都合的主張が気になるので，最終原稿は外注して作ってもらうこと．

3) テレビの番組を役所が自作するのは難しいだろうが，あんな番組の制作を依頼できれば，まず大丈夫なのではないだろうか．

これらの妥当性や可能性は個別に考える必要はあるが，大きな影響をおよぼしそうな規制や基準を提案するときには，理解されるためにさまざまな努力をしなければいけないことは，私も同意する．

6.2.5 ふりかえって考えると

ごく特殊な例かもしれないが，以下の点が重要と思われる．
(1) 決定の際には議論を尽くすこと
(2) 基準を設定する背景や理由をわかりやすく示すこと
(3) 基準となる数字の根拠をわかりやすく示すこと
(4) 五月雨式に情報を出さないこと
(5) マスコミがわかりやすく伝えてくれると期待はしないこと

(1) から (4) に関しては，説明を必要としないであろう．ただし，複数回の審議等で決定をすることは，場合によると五月雨式に情報を出すことにもなりかねない．そのときは審議等各回毎に部分的なテーマを決めてその結論を導きだしておくことが必要であろう．そのためには，初回会合で，問題の全体像が理解できるような提示が必要である．

(5) については，マスコミの報道が正確で的を射たものであっても，第一報では理解されない場合もあることを考えておくべきであるということである．後になって科学欄等で詳細に説明されればわかることでも，短い報道では理解しにくいこともあろう．したがって，Q＆A等を素早く用意して配布（あるいはHPにアップ）するような対応が求められる．

いずれにしても，広く理解を得ることはさまざまな点で困難なことが多いが，できるだけわかりやすい説明をすることはもちろんのこと，タイミングや情報の出し方にも十分な注意が必要で，受け取る側に立った想像力が必要であろう．その後，ご承知のように食品安全委員会がリスク評価を行ない，ハイリスクグループを胎児（対象集団は妊娠している方または妊娠している可能性のある方）とした耐容週間摂取量 $2\,\mu g/kg$ 体重を答申した（平成17年8月4日）．さらに厚労省から「妊婦への魚介類の摂食と水銀に関する注意事項の見直しについて（平成17年11月2日）」が発せられたが，このときは上記のような大きな騒ぎはなく，比較的落ち着いて受けとめられたと思っている．

引用文献
1) http://www.mhlw.go.jp/shingi/2003/06/txt/s0603-1.txt
2) http://www.mhlw.go.jp/shingi/2003/06/s0603-3.html
3) http://www.mhlw.go.jp/topics/2003/06/tp0605-1.html
4) http://www.mhlw.go.jp/topics/2003/06/tp0613-1.html
5) http://www.yasuienv.net

略語一覧

9cRA：9-cis retinoic acid　125
ABC：ATP binding cassette　24
ADI：acceptable daily intake　17
ADME：Absorption, Distribution, Metabolism, Excretion　9
Ago2：argonaute 2　53
AhR：aryl hydrocarbon receptor　10, 30, 56, 138
ALA-D：aminolevulinic acid dehydratase　132, 135
AMPA：α-amino-3-hydroxy-5-methyl-4-isoxazole-propionate　128
AP-1：activator protein-1　60
APAP：acetaminophen, N-Acetyl-p-aminophenol　28, 31, 55, 79, 85
APCI：atmospheric pressure chemical ionization　95
AQP：aquaporin　113
AR：androgen receptor　124
ARE：antioxidant responsive element　31
ARNT：AhR nuclear translocator　56
As(III)：inorganic arsenite　113
As(V)：inorganic arsenate　113
AS3MT：arsenic (3+ oxidation state) methyltransferase　114, 159
ASK1：apoptosis signal-regulating kinase 1　65
ATF4：activating transcription factor 4　60
ATF6：activating transcription factor 6　59, 60
BIR：baculovirus IAP repeat　66
BMC：benchmark concentration　184
BMCL：lower confidence limit of BMC　184
BMD：benchmark dose　15
BMDL：lower confidence limit of BMD　14
BMI：body mass index　159
CHOP：C/EBP homologous protein　60
CNT：carbon nanotubes　144
COX-2：cyclooxygenase-2　139
DAG：diacylglycerol　11
DBT：dibutyltin　123
DEP：diesel exhaust particle　142
DISC：death-inducing signaling complex　67
DMA(V)：dimethylarsinic acid　114

DMT-1：divalent metal transporter 1　119
DNMT：DNA methyltransferase　49
DPT：diphenyltin　123
EFSA：European Food Safety Authority　15, 159
eIF2α：eukaryotic initiation factor 2α　60
EpRE：electrophile responsive element　31
ER：estrogen receptor　10, 30, 124
ER：endoplasmic reticulum　59
ERAD：endoplasmic reticulum (ER)-associated degradation　64
ESI：electrospray ionization　95
FAO：Food and Agriculture Organization　148
FC：fold change　104
FDR：false discovery rate　106
G6PDX：glucose 6-phosphate dehydrogenase　31
GCL：γ-glutamyl cysteine synthetase (ligase)　31, 164
GCS：γ-glutamyl cysteine synthetase (ligase)　87
GPx：glutathione peroxidase　31, 34, 115
GREI：gamma-ray emission imaging　90
GRP78：glucose-regulated protein 78　60
GSEA：gene set enrichment analysis　104
GSH：glutathione　42, 83, 84, 87, 110, 114
GST：glutathione S-transferase　29, 31, 32, 114, 159, 164
HIF-1α：hypoxia-inducible factor-1α　30, 56, 65
HNF4α：hepatocyte nuclear factor 4α　55
HO-1：heme oxygenase-1　31, 115
HQ：hazard quotient　18
IAP：inhibitor of apoptosis protein　66
IARC：International Agency for Research on Cancer　41, 51, 116, 117, 137, 141
ICP-MS：inductively coupled plasma mass spectrometry　93
IMPC：International Mouse Phenotyping Consortium　98
imposex：imposed sexual organs　122
IRE1：inositol requiring kinase 1　59
ISO：International Organization for Standardization　148
JECFA：Joint FAO/WHO Expert Committee on

Food Additives　186
JNK：c-Jun N-terminal kinase　48, 60, 62, 65, 70
Keap1：Kelch-like ECH-associated protein 1　30, 33, 41, 80, 82, 112
LOAEL：lowest observed adverse effect level　5, 14, 182, 184
LTP：long-term potentiation　129, 134
LTR：long terminal repeat　51
MAP キナーゼ：mitogen-activated protein kinase　60, 65
MARCO：macrophage receptor with collageneous structure　147
MBT：monobutyltin　123
ME1：malic enzyme　31
miRNA：microRNA　53
MMA(III)：monomethylarsonous acid　114, 159
MMA(V)：monomethylarsonate　114, 159
MOE：margin of exposure　14
MPT：monophenyltin　123
MRE：metal regulatory element　45
MRI：magnetic resonance imaging　89
MRP：multi-drug resistance-associated proteins　29, 31, 32, 114, 164
MT：metallothionein　12, 96
MTF1：metal responsive transcription factor 1　44
mTOR：mammalian target of rapamycin　68
NAC：N-acetyl-L-cysteine　29, 34
NAPQI：N-Acetyl-p-benzoquinone imine　85
NMDA：N-methyl-D-aspartate　128, 135
NOAEL：no observed adverse effect level　5, 14, 182–184
NPAH：polycyclic aromatic hydrocarbon　141
NQO1：NAD(P)H quinone oxidoreductase　31, 142
Nrf2：NF-E2-related factor 2　30, 33, 41, 80, 112, 115, 164
OECD：Organisation for Economic Co-operation and Development　98, 148
P450, CYP：cytochrome P450　54
PAH：polycyclic aromatic hydrocarbon　140
PAHQ：polycyclic aromatic hydrocarbon quinone　142, 143
PCB：polychlorinated biphenyl　7, 136, 173
PCDDs：polychlorinated dibenzo-p-dioxins　136
PCDFs：polychlorinated dibenzofurans　136
PD：pharmacodynamics　9
PDI：protein disulfide isomerase　60

PERK：PKR-like endoplasmic reticulum (ER) kinase　59
PET：positron emission tomography　89
PK：pharmacokinetics　9
PKC：proteinkinase C　11, 133
POPs：persistent organic pollutants　136
PPAR：peroxisome proliferator-activated receptor　125
PRTR：pollutant release and transfer register　180
PUFA：polyunsaturated fatty acid　174
PXR：pregnane X receptor　55
Prx：peroxiredoxin　31, 34, 115
RISC：RNA-induced silencing complex　53
ROS：reactive oxygen species　29, 34, 70, 115, 142
RXR：retinoid X receptor　125
RfC：reference concentration　184
RfD：reference dose　17, 172, 184
SLC：solute carrier　24
sMaf：small Maf　31
SOD：superoxide dismutase　11, 34, 84, 96, 112
SPECT：single-photon-emission computed tomography　89
SPM：suspended particulate matter　140
TBT：tributyltin　122
TBTO：tributyltin oxide　122
TCDD：tetrachlorodibenzo-p-dioxin　136
TChT：tricyclohexyltin　123
TD：toxicodynamics　8, 17
TDI：tolerable daily intake　14
TEF：toxic equivalency factor　136
TEQ：toxic equivalents　136, 182
TET：triethyltin　123
TK：toxicokinetics　8, 17
TMT：trimethyltin　123
TOT：trioctyltin　123
TPT：triphenyltin　122
TPrT：tripropyltin　123
TRAF：TNF receptor-associated facctor　65
TRBP：tar-RNA-binding proteins　53
Trr：thioredoxin reductase　35
Trx：thioredoxin　31, 65
TrxR：thioredoxin reductase　31, 115
UF：uncertainty factor　6, 17, 182, 184
UGT：UDP-glucuronic acid transferase　28, 31
ULK：Unc-51-like kinase　69
UNEP：United Nations Environment Programme　170

UNIDO：United Nations Industrial Development Organization　168
UPR：unfolded protein response　59, 70, 118
USP：ultraspiracle　125
UTR：untranslated region　53
VSD：virtually safe dose　19
XBP1：X-box binding protein 1　60
ZIP：Zrt, Irt-related protein　120

索引

ABC

ABC トランスポーター　24
Ames 試験　141
ASK1　65
black foot disease（烏脚病）　116, 159
BMI　159
COX-2　139
CYP1A1　56, 138
CYB1A2　138
CYP1B1　54, 138
CYP2E1　55
CYP3A4　55
DNA マイクロアレイ　75, 103, 118, 119
DOHaD　49
FC 値　104
FC 法　104
Flavor Map 試験　99
GSEA　104
JNK　48, 60, 62, 65, 70
Keap1　30, 33, 41, 80, 82, 112
Keap1/Nrf2 システム　41, 56, 70, 115
MAP キナーゼ　60, 65
Menkes 病　96
microRNA　50, 53
Morris 水迷路　99
NADPH オキシダーゼ　35, 36, 115
NAD(P)H：キノン酸化還元酵素 (NQO1)　31, 142
NF-κB　30
Nrf2　30, 33, 41, 80, 112, 115, 164
N-メチル-D-アスパラギン酸受容体（NMDA）　128, 135
p53　33, 67, 70, 118
p62　69, 70
PCB　7, 136, 173
PCDD　136
PCDF　136
PGE$_2$　139
pK_a 値　40, 43, 80
SLC トランスポーター　24, 26
superoxide dismutase　112
S-アリール化　42, 82
S-トランスアリール化　42, 83

TCDD　136
Ube2d ファミリー遺伝子　118

ア行

亜鉛（Zn）　26, 27, 44, 61, 92, 127
アクアポリン（AQP）　113, 138
アスペクト比　146
アスベスト　144, 147
アセトアミノフェン（APAP）　28, 31, 55, 79, 85
アフラトキシン　32
アポトーシス　41, 60, 65, 66, 70, 111, 117
δアミノレブリン酸脱水酵素（ALA-D）　132, 135
アミロイドβタンパク質　130
アルツハイマー病　30, 57, 130
アロマターゼ　7, 124
アロマターゼ酵素阻害説　124
安全係数（SF）　17
アンドロゲン受容体（AR）　124
閾値　6, 7, 14, 18, 183
イタイイタイ病　117
一日許容摂取量（ADI）　17, 123
一酸化炭素（CO）　11, 31
一酸化窒素（NO）　66, 116, 133, 155, 162
遺伝子多型　114, 121, 135, 158
イノシトール三リン酸（IP$_3$）　111, 128
疫学　152
エストロゲン　40, 54
エストロゲン受容体（ER）　30, 124
エピジェネティクス　49, 57, 115, 120
エンリッチメントスコア　105
欧州食品安全機関（EFSA）　15, 159
オッズ比　155
オートファジー　43, 59, 66, 68
オフタルミン酸　87

カ行

概日リズム　38
介入疫学研究　155
海馬　99, 127, 134
化学形態別分析　93

化学物質の審査及び製造等の規則に関する法律（化審法）　122
化学物質排出移動量届出制度（PRTR）　180
核内受容体　54, 125
核内封入体　133
過酸化水素　29, 34, 35, 37, 115
カスパーゼ　66, 71, 118
カタラーゼ　34, 36
活性酸素種（ROS）　29, 34, 70, 115, 142
カドミウム（Cd）　12, 26, 27, 44, 45, 47, 50, 56, 61, 70, 80, 83, 89, 117, 142
カーボンナノチューブ　144
カルシウムイオン（Ca^{2+}）　61, 111, 118, 127, 142
カルシウムチャネル　112, 119, 128, 131
環境基準　181, 183
記述疫学　152
キャピラリー電気泳動-質量分析計（CE-MS）　84
凝集体　146
銀（Ag）　27, 45
近位尿細管　118, 120, 169
金鉱山　166
金属応答配列（MRE）　45
グアニン　11, 29
グルクロン酸　28, 85
グルココルチコイド　129
グルタチオン（GSH）　29, 42, 83, 84, 87, 110, 114, 142, 164
グルタチオン S-転移酸素（GST）　29, 31, 32, 114, 159, 164
グルタチオンペルオキシダーゼ（GPx）　31, 34, 36, 115
グルタミン酸　127
グルタミン酸作動性　127, 134
γ-グルタミンシステイン合成酵素（GCL, GCS）　31, 87, 164
ケミカルバイオロジー　79
検査者間バイアス　174
高次脳機能　98
行動柔軟性　100
酵母　37, 75
交絡因子　174

国際がん研究機関（IARC） 41, 51, 116, 117, 137, 141
コプロポルフィリン 132
コホート研究 156, 186

サ行

最小毒性量（LOAEL） 5, 14, 182, 184
細胞膜輸送 117
酸化ストレス 30, 31, 35, 37, 40, 56, 65, 70, 80, 84, 89, 112, 115, 133, 142, 163
酸化チタン 144
参照濃度（用量）（RfC, RfD） 17, 172, 184
視床下部－下垂体－副腎皮質（HPA）系 129
指針値 181, 183
システイン 29, 35, 36, 39, 40, 45, 46, 61, 63, 80, 86, 110
ジスルフィド 35
ジスルフィド結合 29, 35, 37, 39, 40
実質安全量（VSD） 19
シトクロム P450 29, 32, 54, 79, 85, 142, 143
シナプス小胞 127
ジニトロピレン（DNP） 141
3,6-ジニトロベンゾ[e]ピレン 141
ジフェニルスズ（DPT） 123
ジブチルスズ（DBT） 123
ジメチルヒ素（DMA） 114
自閉症モデルマウス 101
社会性 101
従属変数 154
集団型全自動行動試験装置 Intellicage 101
絨毛性ゴナドトロピン 124
出芽酵母 35, 36, 75
出生コホート研究 171
小胞体 59
小胞体ストレス 59, 64, 70, 118
初回通過効果 9
ジンクフィンガー 46
神経細胞死 128
親電子物質 39-41, 61, 80, 84, 85
腎毒性 117
水銀（Hg） 45, 50, 166, 182, 186
水銀アマルガム法 166
水銀鉱山 166
水銀蒸気 167
水銀中毒 168
17β-水酸化ステロイド脱水素酵素 124
水貿症 136

スタントン仮説 147
スーパーオキシド 29, 34
スーパーオキシドジスムターゼ（SOD） 30, 34, 84, 96, 142
スペシエーション 93
スルフィレドキシン（Srx） 36
スルフィン酸（-SO$_2$H） 29, 36
スルフェン酸（-SOH） 29, 35
スルフォラファン 32, 164
スルフォン酸（-SO$_3$H） 29, 36
スロープファクター 180
セイシェル共和国 171, 190
生物学的モニタリング 153, 155
ゼータ電位 148
センサータンパク質 40, 80
前頭前野 102

タ行

ダイオキシン 50, 56, 102, 136
ダイオキシン類 10, 136, 182
大気汚染物質 180, 181
大気環境モニタリング 182
胎児期曝露 186
耐容一日摂取量（TDI） 17, 182, 186
対連合学習 99
多環芳香族炭化水素（PAH） 54, 56, 140
多環芳香族炭化水素キノン体（PAHQ） 80, 142, 143, 165
多剤耐性関連タンパク質（MRP） 29, 31, 32, 114, 164
脱ユビキチン化酵素 64
チオール基 29, 39, 40, 45, 80
チオレドキシン（Trx） 31, 35, 37, 65, 80, 81
チオレドキシン還元酵素（TrxR, Trr） 31, 35, 65, 115, 163
腸肝循環 9, 110
長期増強（LTP） 129, 134
低酸素誘導因子（HIF-1α） 30, 56, 65
ディーゼル排気 56, 141, 142
低用量効果 6
鉄（Fe） 26, 89, 135
転写因子 30, 37, 41, 44, 54, 60, 138, 164
銅（Cu） 27, 45, 95, 96
同素体 145
動的光散乱 148
トキシコキネティクス（TK） 8, 17
トキシコゲノミクス 57, 103, 117
トキシコダイナミクス（TD） 8, 17

毒性等価係数（TEF） 136
毒性等量（TEQ） 136, 182
トランスポーター 9, 24, 31, 32, 89, 96, 113, 128, 131, 138, 164
トリエチルスズ（TET） 123
トリオクチルスズ（TOT） 123
トリシクロヘキシルスズ（TChT） 123
トリフェニルスズ（TPT） 122
トリブチルスズ（TBT） 122
トリブチルスズオキシド（TBTO） 122
トリプロピルスズ（TPrT） 123
トリメチルスズ（TMT） 123

ナ行

内閣府食品安全委員会 186
内分泌かく乱化学物質 6, 7
内分泌かく乱作用 124
ナノ銀 144
ナノトキシコロジー 148
ナノ物質 144
1,2-ナフトキノン（1,2-NQ） 39, 40, 81, 83, 143
鉛（Pb） 6, 45, 50, 61, 62, 80, 83, 132, 173, 175
ニトロソアミン 56
ニトロ多環芳香族炭化水素（NPAH） 141, 142
3-ニトロベンズアントロン 141
尿細管機能障害 117
認知症 130
ネクローシス 66, 71, 111, 117
ネクロプトーシス 66
ノックアウトマウス 98, 115, 119, 120, 129, 138

ハ行

バイオマーカー 57, 84, 132
肺胞マクロファージ 146
曝露管理 187
曝露指標 153, 172
曝露マージン（MOE） 18
ハザード 4, 13
ハザード比（HQ） 18
発達神経毒性試験 98
ハンター・ラッセル症候群 109
微小粒子状物質（PM$_{2.5}$） 140, 181
ヒスチジン 27, 46, 81, 83
ビスフェノール A 51
ヒ素（As） 50, 57, 95, 113, 152, 156, 157, 162, 175, 182
　無機五価ヒ素（As(V)） 113, 163
　無機三価ヒ素（As(III）） 113

索引——197

ヒ素メチル基転移酵素（AS3MT）　114, 159
必須微量元素　26, 44
比表面積　144
ビンクロゾリン　51
フィールド疫学調査　152
風土病　152
風評被害　188
フェロー諸島　171, 190
フォールディング　37, 58, 64, 70
不確実係数（UF）　6, 17, 182-184
不完全貪食　147
複数分子同時イメージング装置（GREI）　90
浮遊粒子状物質（SPM）　140
フラーレン　144
プロテアソーム　30, 63
プロテインチロシン脱リン酸化酵素（PTP）　36, 41, 82
分子イメージング　89
分子シャペロン　37, 58
分析疫学　152
米国科学アカデミー研究評価委員会　171
ヘム合成　132
ヘム酸素添加酵素-1（HO-1）　31, 115
ペルオキシレドキシン（Prx）　31, 34, 80, 82, 115
変異原性　141
ベンゾ[a]ピレン　56, 79, 140, 141, 182
ベンチマークドーズ（BMD）　15
ベンチマーク濃度（BMC）　184
芳香族炭化水素受容体（AhR）　10, 30, 56, 138
ホルミシス　7

マ行

マルチトレーサー法　90
マンガン（Mn）　26, 182
ミトコンドリア　29, 38, 68, 70, 112, 118, 133
水俣条約　170
水俣病　109, 166, 171
無毒性量（NOAEL）　5, 14, 182-184
メタボローム　84
メタロチオネイン　12, 44, 89, 96, 117, 120, 129
メタロミクス　95
メチル水銀　5, 12, 25, 61, 80, 82, 109, 165, 166, 169, 171, 186
メチル化　33, 49, 51, 57, 114, 115, 120
毛髪中水銀　5, 111, 167, 172, 187
モノフェニルスズ（MPT）　123
モノブチルスズ（MBT）　123
モノメチルヒ素（MMA）　114, 159

ヤ行

薬物代謝酵素　141
有機スズ　122
優先取組物質　181
誘導結合プラズマ質量分析法（ICP-MS）　93
ユニットリスク　180, 182, 184
ユビキチン　30, 63, 69, 118
ユビキチン転移酵素　63, 118
ユビキチン・プロテアソームシステム　30, 63, 118
ユビキチンリガーゼ　30, 63
用量−影響関係　5
用量−反応関係　4, 13, 159, 183

ラ行

リシン　43, 49, 63, 67, 81, 83
リスクコミュニケーション　13, 175, 186, 190
リスク評価　4, 13, 171, 180, 183
リスク分析（リスクアナリシス）　13
レドックスサイクル　35, 142

執筆者一覧

編者（五十音順）

熊谷嘉人	筑波大学医学医療系教授	（3.2, 5.3節）
姫野誠一郎	徳島文理大学薬学部教授	（1.1節）
渡辺知保	東京大学大学院医学系研究科教授	（1.2, 5.2節）

執筆者（執筆順）

古澤　華	東京大学大学院医学系研究科助教	（1.2節）
亀尾聡美	群馬大学大学院医学系研究科助教	（1.3節）
神戸大朋	京都大学大学院生命科学研究科准教授	（2.1節）
田口恵子	東北大学加齢医学研究所助教	（2.2節）
久下周佐	東北薬科大学環境衛生学系教授	（2.3節）
岩井健太	東北薬科大学環境衛生学系助教	（2.3節）
安孫子ユミ	筑波大学医学医療系博士研究員	（2.4節）
木村朋紀	摂南大学薬学部准教授	（2.5節）
鈴木武博	国立環境研究所環境健康研究センター分子毒性機構研究室研究員	（2.6節）
野原恵子	国立環境研究所環境健康研究センター分子毒性機構研究室室長	（2.6節）
中島美紀	金沢大学医薬保健研究域薬学系准教授	（2.7節）
新開泰弘	筑波大学医学医療系助教	（2.8節）
黄　基旭	東北大学大学院薬学研究科講師	（2.9, 4.1節）
藤井重元	熊本大学大学院生命科学研究部助教	（2.10節）
高橋　勉	東北大学大学院薬学研究科助教	（3.1節）
曽我朋義	慶應義塾大学先端生命科学研究所教授	（3.3節）
谷口将済	理化学研究所リサーチ・アソシエイト（岡山大学）	（3.4節）
榎本秀一	岡山大学大学院医歯薬学総合研究科教授	（3.4節）
小椋康光	昭和薬科大学薬学部教授	（3.5節）
掛山正心	長崎大学大学院医歯薬学総合研究科准教授	（3.6節）
大橋　順	筑波大学医学医療系准教授	（3.7節）
永沼　章	東北大学大学院薬学研究科教授	（4.1節）
角　大悟	徳島文理大学薬学部准教授	（4.2節）
佐藤雅彦	愛知学院大学薬学部教授	（4.3節）
中西　剛	岐阜薬科大学薬学科准教授	（4.4節）
武田厚司	静岡県立大学薬学部教授	（4.5節）
吉永　淳	東京大学大学院新領域創成科学研究科准教授	（4.6節）
吉岡　亘	東京薬科大学薬学部助教	（4.7節）

鳥羽　陽	金沢大学医薬保健研究域薬学系准教授	（4.8節）
平野靖史郎	国立環境研究所環境リスク研究センター健康リスク研究室室長	（4.9節）
吉田貴彦	旭川医科大学健康科学講座教授	（5.1節）
吉田　稔	八戸学院大学人間健康学部教授	（5.4節）
村田勝敬	秋田大学大学院医学系研究科教授	（5.5節）
青木康展	国立環境研究所環境リスク研究センター環境リスク研究推進室室長	（6.1節）
松本　理	国立環境研究所環境リスク研究センター環境リスク研究推進室主任研究員	（6.1節）
佐藤　洋	東北大学名誉教授，内閣府食品安全委員会	（6.2節）

毒性の科学　分子・細胞から人間集団まで

2014年2月28日　初　版

[検印廃止]

編　者　熊谷嘉人・姫野誠一郎・渡辺知保

発行所　一般財団法人　東京大学出版会

代表者　渡辺　浩

153-0041　東京都目黒区駒場 4-5-29
電話 03-6407-1069　FAX 03-6407-1991
振替 00160-6-59964

印刷所　株式会社三秀舎
製本所　矢嶋製本株式会社

© 2014 Yoshito Kumagai *et al.*
ISBN 978-4-13-062410-7　Printed in Japan

[JCOPY]〈(社)出版者著作権管理機構 委託出版物〉
本書の無断複写は著作権法上での例外を除き禁じられています．複写される場合は，そのつど事前に，(社)出版者著作権管理機構（電話 03-3513-6969，FAX 03-3513-6979，e-mail : info@jcopy.or.jp) の許諾を得てください．

人類生態学［第2版］	大塚・河辺・高坂・渡辺・阿部	A5判・240頁・2100円
熱帯林の人類生態学 ギデラの暮らし・伝統文化・自然環境	河辺俊雄	A5判・228頁・6400円
姉というハビトゥス 女児死亡の人口人類学的民族誌	小谷真吾	A5判・216頁・6500円
医薬品情報学［第3版補訂版］	山崎幹夫監修／望月眞弓・武立啓子編集代表	B5判・288頁・4200円
薬を育てる　薬を学ぶ	澤田康文	4/6判・224頁・2000円

ここに表記された価格は本体価格です．ご購入の際には消費税が加算されますのでご了承ください．